Raphael M. Bonelli

Frauen brauchen Männer (und umgekehrt)

Raphael M. Bonelli

Frauen brauchen Männer (und umgekehrt)

Couchgeschichten eines Wiener Psychiaters

KÖSEL

MIX
Papier | Fördert gute Waldnutzung
FSC® C014496

Penguin Random House Verlagsgruppe FSC® N001967

4. Auflage 2024

Neumarkter Str. 28, 81673 München
Umschlag: Weiss Werkstatt München
unter Verwendung eines Bildes von Monkey Business Images
Umschlagmotiv: © LoveDesignShop / Shutterstock.com
Redaktion: Markus Reder
Satz: Vornehm Mediengestaltung GmbH, München
Druck und Bindung: GGP Media GmbH, Pößneck
Printed in Germany
ISBN 978-3-466-34687-5
www.koesel.de

Inhalt

Gewidmet meiner Frau Victoria

… weil sie mich zu einem besseren Menschen gemacht hat.

Abschnitt I

Der unbewusste Eros

1

Was *Shades of Grey* offenbart

Psychiater haben eine faszinierende Perspektive auf den Menschen. Sie blicken auch ganz anders auf die Partnerschaft zwischen Mann und Frau als das strenge, fordernde und oft urteilende Auge der Öffentlichkeit. Moderne therapeutische Beziehungen sind nicht nur verständnisvoll und geduldig, sondern auch staunend, neugierig, mitunter augenzwinkernd und humorvoll – jedenfalls niemals verurteilend oder wertend. In diesem angenehmen Klima kommt viel Unausgesprochenes zum Vorschein, das man öffentlich nicht zu bekennen wagte. Welcher Nervenarzt hat noch nie den Satz gehört: »*Das habe ich noch niemandem erzählt …*«? Sigmund Freud hat auf diese Weise viel von seinen Patienten gelernt und auf seinen akribisch recherchierten und penibel beschriebenen (anonymisierten) Patientengeschichten seine gesamte Lehre aufgebaut. Festes Wissen der Psychiatrie ist jedenfalls: Die äußere Fassade der Menschen entspricht nicht unbedingt ihrem Inneren, die Menschen ticken tief drinnen nicht immer so, wie es von ihnen gesellschaftlich erwartet wird.

Freud konnte aber auch ein Lied davon singen, dass das öffentliche Aussprechen dieser Diskrepanz einem Tabubruch gleicht und zu massiven Anfeindungen führen kann: Die Gesellschaft fühlt sich auf den Schlips getreten. Freuds hartnäckige Aufdeckung des seelischen Innenlebens gegen den Widerstand der Sittlichkeitsvorstellungen des 19. Jahrhunderts hat ihren festen Platz in der Geschichte. Das Unbewusste bricht sich gerade dort eine Bahn, wo es vom intellektuellen Überbau – nach Freud das Über-Ich – besonders massiv bedrängt wird. Auf der Couch wird das recht schnell offenbar. Mit unbändiger Kraft entledigt sich das geknechtete Es des moralinbeengten Korsetts. Der Psychiater kommt oft erst fünf vor Zwölf ins Spiel, wenn die Fassade schon bröckelt und Wasser durch die Ritzen und Schlitze der künstlich angelegten Staumauer spritzt. Nehmen wir zum Beispiel Frau Ü.:

Fall 1: Der Arsch mit dem Sex-Appeal

Frau Denise Ü. ist seit zehn Jahren mit dem gleichaltrigen Büroangestellten Michael zusammen. »*Er ist ein sehr guter Mensch. Aber ich begehre ihn nicht mehr. Wir haben eine freundschaftliche Basis, aber ich will nicht mehr. Seit Monaten haben wir keinen Sex. Vor zehn Jahren war alles anders. Aber da waren wir auch 22. Wir haben keine Kinder – das habe ich immer hinausgezögert.*«

Dann wird sie leiser: »*Ich habe seit zwei Jahren eine Affäre mit meinem Ex-Freund Klaus. Der ist verheiratet und hat zwei Kinder, drei und fünf Jahre alt. Wir verstehen uns gar nicht, aber es gibt eine immense körperliche Anziehung: Er braucht mich nur anzufassen, und ich bin erregt. Was er alles mit mir macht, ist schlichtweg atemberaubend. Er hat mich total in der Hand.*

Ich habe meinem Lebensgefährten gesagt, dass ich eine Auszeit brauche. Deswegen ist er vor drei Wochen zu seiner Schwester gezogen. Michael tut mir sehr leid. Er liebt mich sehr und ist zu allem bereit. Es fehlt mir, Dinge mit ihm gemeinsam zu unternehmen.

Mit Klaus streite ich oft. Er ist ein richtiger Macho und

seine Frau schluckt alles runter. Ich lasse mir das nicht gefallen. Wir haben deswegen schon öfter Schluss gemacht. Meine zwei besten Freundinnen habe ich eingeweiht: sie raten mir dringend von Klaus ab. Er ist ein Arsch – aber er hat Sex-Appeal. Leider …

Michael hingegen ist sehr wertschätzend. Ich kann mich nach zehn Jahren nicht beklagen. Aber er ist leider zu wenig männlich. Er kann nicht auf den Tisch hauen. Vielleicht brauche ich das. In unserer Partnerschaft bin ich die Dominante – ich sag, wo es langgeht. Das ist furchtbar.

Seit zwei Tagen bin ich jetzt wieder von Klaus getrennt. Er ist nach zwei Wochen mit mir wieder zu seiner Frau zurückgegangen, angeblich weil seine Kinder fragen, wann er wiederkommt. Er sagt, er braucht noch Zeit. Er hat mich schon so verletzt: wie er mit mir redet, wie er mit mir umgeht. Das ist respektlos. Er ist ein unglaublich negativer und unglücklicher Mensch. Er unternimmt nie etwas mit seiner Frau, ist immer alleine unterwegs.

Mit Michael habe ich im Grunde ein Superleben, es fehlt uns nur mehr ein Kind. Viele Freunde beneiden uns wegen unserer harmonischen Beziehung.«

Erstaunlich, dass Frau Ü. von Klaus nicht lassen kann, obwohl er sie so schlecht behandelt. Ihre irrationale, völlig unvernünftige Handlungsweise ist ihr durchaus bewusst. Trotzdem ändert sie es nicht. Wir Menschen sind so. Häufig finden Psychiater Menschen in Beziehungen vor, die ihnen nicht guttun. Der einzige Schutz vor vollständigem Kontrollverlust ist für Denise, dass sie im Grunde in einer glücklichen Partnerschaft lebt. Ihre Bauchgefühle, mit denen es sie zu Klaus hinzieht, stehen im krassen Gegensatz zur Einsicht ihrer Vernunft, dass der fremde Mann kein guter ist. Frau Ü. widersetzt sich zwar Klaus'

Grobheit scheinbar und streitet viel mit ihm, aber es zieht sie dann doch magnetisch zum Aggressor zurück. Ihr Lebensgefährte Michael ist nach ihrer Beschreibung ein guter Mensch und idealer Partner … wenn er ihr nicht ein wenig fad und vor allem zu wenig männlich wäre.

Psychiater haben – wenn sie ihr Handwerk verstehen – die Fähigkeit, das Unbewusste unter kontrollierten Bedingungen freizulegen. Dann betrachten sie gemeinsam mit dem Klienten diese Urkräfte behutsam, manchmal schmunzelnd, manchmal kopfschüttelnd staunend, von allen Seiten. Ohne, dass dabei Schaden entsteht. Das hat Denise jetzt vor sich. In der geschützten Umgebung der Therapie kann der Patient seine reflexive Kraft einsetzen, um die lange verdrängten, nunmehr bewusst gewordenen Impulse, Triebe und Intuitionen zu analysieren und zu bewerten – und dann eine freie Entscheidung zu treffen.

Verdrängung und gesellschaftliche Moralisierung hingegen machen immer unfrei. Bei diesem Prozess ist die *»therapeutische Abstinenz«* – also die betonte Zurückhaltung der eigenen Weltanschauung des Therapeuten oder gar eines moralischen Zeigefingers – von eminenter Wichtigkeit für den Therapieerfolg. Denn jegliches Moralisieren macht das Fenster zum Unbewussten wieder zu, und das Über-Ich mit seinen langweiligen 0815-Weisheiten und seinem stromlinienförmigen Mitläufertum gewinnt wieder Überhand.

Christian Grey und das kollektive Unbewusste

Wenn lange Unterdrücktes auf der Therapiecouch das Licht der Welt erblickt, ist das ein klein wenig wie eine Geburt. Manchmal vollzieht sie sich auch in aller Öffentlichkeit. Das kann dann vonstatten gehen, wenn Menschen sich unbeobachtet fühlen und keine Maßregelung befürchten müssen. Ein gutes Beispiel ist der Büchermarkt. Es gibt scheinbar nichts Harmloseres als den Kauf eines Buches. Aber durch den Run auf gewisse Titel gibt die Gesellschaft auch Auskunft über ihr *kollektives Unbewusstes* (wie der Freud-Schüler Carl Gustav Jung es nannte), in der Regel wider Willen. Die *Spiegel*-Bestsellerliste ist so zweifelsohne ein Fenster ins geheimnisvolle Innere, an dem Freud seine Freude gehabt hätte.

Ein besonderes Zeitgeistphänomen ist hier der Roman *Shades of Grey* der britischen Angestellten Erika Leonard alias E. L. James. In der 1200-Seiten-Trilogie macht ein 27-jähriger narzisstischer Millionär namens Christian Grey mit der 21-jährigen Literaturstudentin Anastasia Steele buchstäblich, was er will. Seitenlang wird die junge Frau gefesselt und ausgepeitscht, es werden ihr die Augen verbunden, die Kontrolle und Souveränität über sich und ihren Körper entzogen. Herr Grey ist nämlich ein sexueller Sadist, egoistisch, rücksichtslos, frauenfeindlich und machistisch bis zum Anschlag. Frau Steele findet es irgendwie toll, wenn er so grob und »männlich« mit ihr umspringt und sie sich – pointiert formuliert – unterwerfen »darf«. Die Story erinnert entfernt an die Spielchen, die Denise und Klaus so treiben. Im Roman kommt hinzu, dass Herr Grey eine atemberaubend schöne Wohnung in einem imposanten Wolkenkratzer hat, ein paar Helikopter und Flugzeuge besitzt und mächtiger Gebieter über ein großes Firmen-Imperium ist. Sicher auch ganz nett. Der Roman ist aus mehreren Gründen nicht bemerkenswert, aber sein wirtschaftlicher Erfolg ist es dafür umso mehr: Weltweit wurden mehr als 125 Millionen Exemplare verkauft.

Die Dimensionen der Rezeption waren natürlich sehr schnell Objekt akribischer wissenschaftlicher Studien. So waren die Leser der Trilogie nach Forschungsergebnissen der Psychologin Amy Bonomi von der Michigan State University überraschenderweise nicht sexistische, alte, frustrierte weiße Männer mit hässlichem Äußeren und schmutzigen Fantasien, sondern großteils – junge Frauen! Diese Wirklichkeit wurde zwar irgendwie öffentlich rezipiert, aber im Kontext unserer gegenwärtigen gesellschaftlichen Diskussion kaum interpretiert: Was finden moderne Frauen des 21. Jahrhunderts eigentlich daran, wenn chauvinistische Männer mit ihnen tun, was sie (nämlich die Männer!) wollen? Noch dazu, wenn es *»angry white men«* sind, wie sie der US-amerikanische Soziologe Michael Kimmel so treffend beschreibt!

Die US-Presse erfand für den Roman den klingenden Begriff *»Mommy porn – Fantasie-Exzesse von Frauen für Frauen geschrieben«*. Aber die psychoanalytisch bedeutsame Frage wird damit erst recht zugespitzt statt entschärft: Wieso schreiben Frauen (!) für Frauen eigentlich solche Erniedrigungen, und was ist daran für das Opfer bitteschön auch noch erregend? Die israelische Kultursoziologin Eva Illouz meint, der Verkaufserfolg sei auf die detailverliebte Beschreibung männlicher Dominanz und weiblicher Unterwerfung gegründet. Sie vermutet, dass moderne Beziehungen von Unsicherheit der Geschlechtsidentitäten geprägt sind und das Buch ein Weg zur *»Restabilisierung von Geschlechterrollen«* sei. Diese Fährte sollten wir aufnehmen.

Das *Time-Magazine* erklärte E. L. James 2012 jedenfalls zu einer der 100 einflussreichsten Personen der Welt. In der Tat könnte sie eine geheimnisvolle Seite der weiblichen Seele aufgedeckt haben: immer noch besser ein narzisstischer, machistischer Sadist als ein überempfindliches Weichei. Hauptsache er ist reich, mächtig und berühmt. Simone de Beauvoir würde sich im Grab umdrehen. Oder auch nicht: Der reale Jean-Paul Sartre war im Grunde nicht viel besser als der fiktive Christian Grey, wie man in den *Memoiren eines getäuschten Mädchens* anschaulich nachlesen kann. Wenn man sich aber durch die ganzen 1200 Seiten von *Shades of Grey* quält, dann erfährt man, dass die Geschichte am Ende doch nur ein biederes Aschenputtelmärchen ist: Das seelengute, naive, jungfräuliche (wirklich!) arme Mädchen vom Lande heilt durch ihre selbstlose, aufopferungsvolle Liebe den verwunschenen Prinzen – der natürlich in der Kindheit ganz gemein von den bösen, bösen Eltern traumatisiert wurde und gar nichts dafür kann. Der Prinz wird durch ihre Hingabe entzückend lieb zu ihr, und am Ende heiraten sie natürlich. Und wenn sie nicht gestorben sind, dann leben sie noch heute.

Fall 2: Was Frauen wollen

Die 31-jährige Tanja A. berichtet über ihre Partnerschaft: *»Ich hatte früher mehr sexuelles Interesse als er. Das kann daran liegen, dass ich fünf Jahre jünger bin. Ich wollte täglich Sex, er nur ein- bis zweimal pro Woche. In der Zwischenzeit hat sich das auf zweimal pro Monat eingependelt. Das ist jetzt für mich o. k., wir sind ja schon acht Jahre zusammen. Der Sex ist, wenn er dann mal stattfindet, erfüllend und harmonisch. Er überrascht mich mit neuen Ideen, das mag ich sehr. Anfangs war er da sehr passiv und scheu, und ich war experimentierfreudig. Das hat ihn in Panik versetzt. Ich habe ihn überrollt. Jetzt habe ich ihm die Führung überlassen, weil er das braucht. Eigentlich war ich nur deswegen experimentierfreudig, weil er das nicht war.*

Ich habe Shades of Grey *gelesen und dann auch alle drei Teile* Fifty Shades of Grey *gesehen: Das ist natürlich total super für eine Frau. Ein echter Frauentraum: dass er seine sexuellen Fantasien an mir auslebt. Nur an mir, nicht an anderen Frauen.*

Ich brauche schon Führung. Ein Macho oder ein Möchtegern ist ein No-Go, aber wenn einer selbstbewusst und intelligent ist, das ist wahnsinnig attraktiv für mich. Das hat mein Freund an und für sich alles, aber er beklagt sich relativ häufig über seinen Chef, die Arbeitsbedingungen, die Kollegen und so weiter … Unter uns: sein Jammern ist verdammt unsexy.«

Die Millennials und ihr Liebesleben

Inzwischen ist nach den epochalen Entdeckungen Freuds ein langes Jahrhundert vergangen. Seine Erkenntnis, dass das Unbewusste sich auf lange Sicht den rigiden Moralvorstellungen einer Zeit entwindet, hat aber nichts an Brisanz verloren. Psychiater in Tuchfühlung mit dem Unbewussten sind deswegen vom Welterfolg von *Shades of Grey* weniger überrascht als der Mann und die Frau von der Straße, haben sie doch schon lange Fälle wie Denise Ü. oder Tanja A. in der Praxis, bei denen sich das Unbewusste in ähnlicher Weise offenbart. Die neue Generation der unter 40-Jährigen begibt sich häufiger in Psychotherapie als die Generationen davor. Man nennt sie die Millennials – zu deutsch »die Jahrtausender«. Sie wurden zwischen 1980 und 1999 geboren, waren um die Jahrtausendwende jung und sind mit 9/11 großgeworden – so wie die 68er um dieses magische Jahr ihre wilde Zeit hatten und mit dem Vietnamkrieg aufgewachsen sind.

Millennials sind – wie viele in diesem Buch beschriebene Patienten – emanzipiert, gelten als gut ausgebildet, oft mit Hochschulabschluss, und klettern mit großer Selbstverständlichkeit geschlechtsunabhängig die Karriereleiter hoch. Sie sind oft polyglott und jobben auf der ganzen Welt. Familie und Kinder haben sie statistisch gesehen weniger, überraschend viele sind partner- und kinderlos. Man sagt ihnen auch nach, dass sie narzisstisch und selbsteingenommen sind. Die Psychologin und wohl bekannteste Millennials-Forscherin Jean Twenge von der San Diego State University nennt sie gar die »*Generation Me*«. Ihr Bestseller über die Millennials trägt den programmatischen Titel *Why Today's Young Americans Are More Confident, Assertive, Entitled – and More Miserable Than Ever Before.* Darin erklärt sie mithilfe überzeugender empirischer Studien, warum Millennials eben selbstbewusster, durchsetzungsfähiger und ehrgeiziger sind – aber auch unglücklicher als alle Generationen davor. Da hat Twenge recht:

Fall 3: Der Verzweifelte

Der Südtiroler Reinhard P., 34 Jahre alt, kommt zum Psychiater, weil er nicht mehr schlafen kann, einen ganz starken Herzschlag verspürt, keine Entscheidungen mehr treffen kann und insgesamt nicht mehr der Alte ist. Eine Hypnosetherapie zeigte auch nicht den Erfolg, den er sich davon erhofft hatte. Er sei acht Jahre lang ein äußerst erfolgreicher Geschäftsmann in London gewesen, berichtet er. Aus Liebe zu seiner Verlobten Sophie sei er vor einem halben Jahr nach Mailand gegangen. Keiner seiner Kollegen hätte diese Entscheidung verstanden. Dort nahm er einen relativ uninteressanten Job an, um mit Sophie eine Familie zu gründen und mehr Zeit für die Liebe zu haben.

Aber seine Verlobte sei im Moment in Frankfurt und mache keine Anstalten, nach Mailand zu ziehen, obwohl sie von dort stamme. »*Seit ich bei der schrecklichen Mailänder Firma begonnen habe, führe ich kein Leben mehr. Ich habe mich aus rein emotionalen Gründen für diese Firma ent-*

schieden: ich wollte zur Familiengründung immer nach Mailand – in die Stadt von Sophie. Ich suche schon andere Jobs, habe aber Angst, Italien zu verlassen und damit Sophie zu verlieren. Beruflich habe ich die letzten zwei Monate ehrlich gesagt verschissen. Das ist es wert, wenn nur die Ehe klappen würde. Aber unsere Beziehung ist in der Krise.«

Mit Sophie sei er seit acht Jahren zusammen – und diese Beziehung sei leider immer eine Fernbeziehung gewesen. Seit zwei Jahren seien sie verlobt, in zehn Monaten wollten sie eigentlich heiraten. *»Aber wir schieben seit zwei Jahren die Hochzeit vor uns her, weil wir warten wollen, bis alles passt. Aber es passt nie. Sophie ist ein Einzelkind, ehrgeizig und sie ›braucht‹ Karriere. Ihre Mutter ist geschieden seit Sophie ein kleines Kind war. Ihr Rat an ihre Tochter: Sei immer selbstständig, vertraue nie einem Mann. Das hat Sophie immer mehr verinnerlich – am Anfang unserer Beziehung war das noch nicht so. Meine Gefühle für sie sind in der Krise verschwunden – und das merkt sie.*

Ich verrecke in Mailand, vor allem wenn ich alleine bin. Ich warte, aber Sophie gibt kein Signal zu kommen. Sie sagt, jetzt muss sie erst einmal Karriere machen. Wenn sie nicht kommt, muss ich weg aus Mailand, weil ich beruflich vor die Hunde gehe. Aber sie hilft mir nicht bei der Entscheidungsfindung. Es geht um den Ort meines nächsten Jobs – ich will in ihrer Nähe sein! Sie sagt immer nur: ›Das musst Du selber wissen, Du musst alleine entscheiden, das geht mich nichts an. Hör auf zu flennen!‹ Diese Kälte macht mich fertig! Wir müssen doch gemeinsam entscheiden, wo wir unsere Familie gründen!«

Irgendwo ist der Wurm drin zwischen Reinhard und Sophie, es ist für den Anfang nicht leicht zu benennen. Er zeigt jedenfalls wenig Entschlossenheit, sie viel. Reinhard wirkt wehleidig und es scheint, dass er ihr auf die Nerven geht mit seinem »Flennen«. Ihn wiederum stört offensichtlich, dass sie taff ist und ihr Ding durchzieht. Ja, Millennials sind in der Tat überproportional unglücklich. Insbesondere beim Thema Beziehung. Es scheint, als hätten Liebe, Eros und Erotik um die Jahrtausendwende einen Schwächeanfall erlitten. Partnerschaften sind brüchig geworden, die Eheschließungen haben sich seit den 1950er Jahren fast halbiert, die Scheidungen verdoppelt. Single-Haushalte boomen und die Partnerbörsen für anonyme Sexkontakte haben Hochbetrieb. Psychiater, Psychologen und Psychotherapeuten haben alle Hände voll zu tun, die Beziehungskisten der Millennials wieder notdürftig zusammenzuflicken. Das marode Liebesleben präsentiert sich dem Fachmann und der Fachfrau in einer bunten Vielfalt, die selbst schlaue Bücher nur mangelhaft abbilden. Da ist offensichtlich Sand im Getriebe.

Das Über-Ich der Millennials

Als Über-Ich bezeichnet Sigmund Freud jene psychische Struktur, in der soziale Normen, Werte, Gehorsam, Moral und das Gewissen angesiedelt sind. Es wird erst durch Erziehung mit Inhalten gefüllt und spiegelt damit die von außen an das Kind herangetragenen, verinnerlichten Werte der Gesellschaft, insbesondere der Eltern, wider. Dadurch ändert sich das Über-Ich von Generation zu Generation erheblich – je nachdem, welcher weltanschauliche Einfluss, welcher Zeitgeist gerade dominiert.

Durch die Herausbildung des Über-Ichs erwirbt der Mensch erst die Fähigkeit, sich gesellschaftlich angepasst zu verhalten und seine ursprünglichen Triebregungen zu kontrollieren – aber auch seine innere Wahrnehmung zu unterdrücken oder gar zu verdrängen. Ganz kleine Kinder haben noch kein Über-

Ich ausgebildet – deswegen tun sie auch nicht, was ihre Eltern von ihnen erwarten. Das Über-Ich ist bei Freud auch Träger des sogenannten »*Ichideals*«, welches das Ich zu seinem Streben anreizt und mit dem es sich vergleicht. Schuldgefühle tauchen auf, wenn die Gebote und Verbote des Über-Ichs nicht befolgt werden. Das Ichideal sollte dem Menschen helfen, sich zu optimieren – wie etwa das Ideal der Kardinaltugenden (Klugheit, Gerechtigkeit, Tapferkeit und Maß), deren Wert die positive Psychologie so schön herausgearbeitet hat.

Aber es gibt auch abstruse Ichideale, die utopisch sind, weil sie dem Inneren des Menschen widersprechen. Nicht jeder ist etwa zum Nobelpreis berufen. Solche künstlichen Ichideale sind dann ein lebenslanger Fremdkörper in der Seele, Anlass zu ständigem schlechten Gewissen. Nicht jeder bringt die intellektuelle Kraft auf, die Vorgaben des gesellschaftlichen Über-Ichs kritisch zu hinterfragen. Gerade die unreflektierten Teile des Über-Ichs sinken Freud zufolge mit der Zeit als Ichideal ins Unbewusste ab. Dieses Ichideal ist so für die Vernunft nicht mehr zugänglich – und damit nicht mehr überprüfbar. Es beeinflusst von dort aus ohne kognitive Kontrolle Handlungen und Lebenskonzepte. Der Inhalt des Ichideals ist also für die psychische Gesundheit und ein gelungenes Leben essenziell.

Fall 4: Gefühle zulassen

Herr David S., ein 35-jähriger Bankangestellter, kommt zum Psychiater, weil er nicht aufhören kann zu weinen. Er weine zwei bis fünf Stunden pro Tag wegen seiner verkorksten Kindheit und hoffe, dass das irgendwann wieder aufhöre. Seine Freundin hätte das jahrelang sehr belastet. Sie habe ihn vor kurzem verlassen. Sie fand sein dauerndes Weinen äußerst unmännlich. Jetzt müsse er noch mehr weinen. An manchen Tagen würde er sich sogar in der Bank krankmelden. Am Anfang wäre das Weinen irgendwie schön und erleichternd gewesen, aber das sei es schon länger nicht mehr. Der Psychiater fragt, ob er nicht versuchen könne, sich in der Situation abzulenken, die Traurigkeit weiterzuwinken und seinen Geist auf Wesentlicheres zu fokussieren. Dass er die Emotion der Traurigkeit zwar bewusst wahrnehme, dazu aber mit der Vernunft Stellung beziehe und dann mit dem Herzen entscheide, dass er eigentlich schon genug getrauert habe.

Darauf der Patient: *»Aber Herr Doktor! Ich habe Jahre gebraucht, um wieder weinen zu lernen. Ich hatte früher gar keinen Zugang zu meinen negativen Gefühlen, war immer gut drauf und habe nicht viel nachgedacht. Meine Mutter hat mir das Weinen verboten, hat gesagt, dass Buben nicht weinen dürfen. Deswegen habe ich jahrelang meine weiblichen Anteile weggeschoben! Aber mein Therapeut hat das als Wurzel all meiner Probleme entdeckt und gesagt, ich soll nicht ständig verdrängen, es muss alles raus und ich muss die Traurigkeit endlich zulassen. Wenn es genug ist, werde ich es spüren, denn dann hört das Weinen von selber auf. Das ist jetzt sieben Jahre her, und es kommt immer mehr Traurigkeit. Da muss ganz viel Unaufgearbeitetes in mir drinnen sein. Ich traue mich nicht, diese Traurigkeit zu verdrängen – ist das Verdrängen nicht ganz schändlich? Ich will jetzt nicht durch einen Fehler das alles kaputtmachen.«*

David geht auf die Suche nach seinen weiblichen Anteilen und wird fündig. Jetzt weint er seit sieben Jahren (was übrigens auch nicht typisch für eine Frau wäre). Der frühere Therapeut hat ihm die Idee in den Kopf gesetzt, dass man einen Impuls zum Weinen immer befolgen muss und keinesfalls verdrängen darf. David verinnerlicht das mit seinem Über-Ich und korrigiert sein Ichideal in Richtung eines »authentischen« Ichs, das zu seiner Traurigkeit und zu seinen weiblichen Anteilen steht. Das Unterdrücken des Weinens wird von nun an vom Ichideal streng verboten und mit Schuldgefühlen belegt. Die mechanische Vorstellung, dass »alles« raus muss und dann die Tränen von selbst versiegen, wird in der modernen Psychotherapie nicht mehr geteilt. Die Folge davon ist, dass David täglich zwei bis fünf Stunden weint, was die Beziehung dermaßen belastet, dass seine Freundin ihn schlussendlich verlässt. Zweifellos sind das Probleme, die noch vor wenigen Jahrzehnten sehr wenige Paare aufzulösen hatten.

Das Über-Ich der Millennials wurde durch ein völlig anderes soziales Milieu gefüttert als das der Generationen davor. Soziologen benennen zwei Phänomene, die augenscheinlich starken Einfluss auf das Paarungsverhalten des homo sapiens haben. Der erste signifikante Einfluss ist die Beziehung der Geschlechter: Millennials erlebten von klein auf die Auflösung der stereotypen Rollen und das Verschwimmen der männlichen und weiblichen Geschlechtsidentität. Niemals in der Geschichte ist dem soziologischen Auseinanderklaffen der Geschlechter, dem »*Gendergap*«, gesellschaftlich so intensiv zu Leibe gerückt worden wie seit ihrer Geburt. Ganze Regierungsprogramme versuchen, Mann und Frau überall gleichzustellen und Unterschiede auszumerzen. Seit dem Vertrag von Amsterdam von 1997 ist Gender-Mainstreaming ein erklärtes Ziel der Europäischen Union. *Girls' Days* und später auch *Boys' Days* versuchen, eine Symmetrie der freien Berufswahl der Millennials zu erreichen. Vielerorts sind bereits Zuschreibungen wie Mars und Venus gesellschaftlich geächtet. Das ist beachtlich, denn sie basieren auf dem wohl erfolgreichsten Psycho-Buch der 1990er Jahre: John Grays *Frauen sind anders. Männer auch.* Die Ergebnisse dieser Gesellschaftspolitik können sich sehen lassen: Eine gute Ausbildung und entsprechende Karriere sind für junge Frauen so selbstverständlich, dass es ihnen vielfach gar nicht mehr der Rede wert ist.

Der zweite prägende Einfluss auf das kollektive Über-Ich der Millennials ist das Internet. Sie sind die erste Generation, die nicht nur mit, sondern sogar im Internet aufgewachsen ist. Das musste deren Sicht auf Partnerschaft und Sexualität verändern. Der bekannte Frankfurter Sexualforscher und Psychiater Volkmar Sigusch nennt das den Schritt von der »*Paläosexualität*« zu den »*Neosexualitäten*«, die unter anderem Internet-, Portal- und Asexualität umfassen. Nach seinem Dafürhalten ist »*Sexualität nicht mehr die große Metapher des Rausches und der Revolution, sondern wird heute durch Medien und Kommerz weitgehend banalisiert.*« Zu Deutsch: Der Sex ist des Eros beraubt worden. Denn Sex bleibt im Ich stecken, Eros hingegen meint das Du. Das beschrieb übrigens der irische Schriftsteller und Literaturwissenschaftler C. S. Lewis bereits weit vor der Geburt der Millennials: »*Geschlechtliches Verlangen ohne Eros will ›es‹, will die Sache an sich; Eros will die geliebte Person. Ohne Eros ist sexuelles Verlangen wie jedes andere Verlangen eine Tatsache, die uns selbst betrifft. Innerhalb des Eros hat es eher mit der geliebten Person zu tun.*«

Die Millennials haben besseren und anonymeren Zugang zu allen sexuellen Informationen als die Generationen davor – inklusive eines breiten Angebots an Pornographie, die von ihnen auch signifikant mehr akzeptiert wird als von ihren Vorfahren. Apps wie Tinder und Online-Dating-Portale sollen die Partnersuche eigentlich leichter machen. Haben die Millennials deswegen dauernd hemmungslosen Sex, wie ängstliche Sittenwärter um die Jahrtausendwende befürchteten? Mitnichten!

Da sind unbewusste Liebestöter aktiv: In den *Archives of Sexual Behavior* konnte die oben erwähnte Jean Twenge 2017 zeigen, dass Millennials generell deutlich weniger sexuell aktiv sind als die Generation X oder gar die Babyboomer. Die Großelterngeneration, die 68er, die folgenreich die sexuelle Revolution durchgefochten haben, verstehen die Welt nicht mehr. Millennials haben laut dieser Untersuchung statistisch gesehen deutlich weniger Interesse an einer Partnerschaft. Und wenn sie in einer Partnerschaft leben, dann haben sie deutlich weniger Lust auf Sex. Millennials haben insgesamt deutlich weniger Geschlechtsverkehr als die Gleichaltrigen vor zehn, zwanzig, dreißig und vierzig Jahren. Das gilt in besonderem Maße für diejenigen Millennials mit einem Hochschulabschluss. Ihre Partnerschaften sind noch weniger stabil als bei den Generationen davor. Sex ohne Eros entwickelt sich zum Rohrkrepierer. Für Millennial wird er zunehmend unattraktiv. Eine davon ist Leonie Y.: brillant, fokussiert, auf dem Weg zur Spitze.

Fall 5: Andere Interessen

Leonie Y., eine 20-jährige Medizinstudentin, kommt wegen selbstdiagnostiziertem »Perfektionismus« zum Psychiater. *»Ich glaube, dass ich nur was wert bin, wenn ich leiste. Ich habe ein Buch über Perfektionismus gelesen: das bin ich! Ich hab auch in der Uni nur Einser und selten Zweier und habe in den zwölf Jahren Schule immer die Beurteilung ›ausgezeichneter Erfolg‹ bekommen. Ich war immer Klassenbeste. Ich habe geheult, wenn es mir bei einer Schularbeit schlecht gegangen ist und ich einen Zweier vermutet habe – meist war es dann eh ein Einser. Ich war für die meisten anderen die Überfrau, die immer Einser schreibt. Meine Mama ist auch Perfektionistin, von der habe ich das wahrscheinlich. Der Papa ist eher gemütlich. Mein Problem ist, dass ich vor Prüfungen so nervös werde, dass in den Tagen davor viele*

Teller und sonstige Gegenstände in meiner Wohnung zu Bruch gehen – bei meinen Wutanfällen. Im Moment kann ich darüber lachen … bis zur nächsten Prüfung. Manchmal habe ich Angst, dass ich komplett scheitern werde im Leben. Dann male ich mir aus, dass ich als drogensüchtige, obdachlose Prostituierte ende.«

Der Psychiater fragt das soziale Umfeld ab: *»Ich bin Einzelkind und lebe in Salzburg in einer Eigentumswohnung in der Innenstadt, die mir meine Eltern zur Matura geschenkt haben. Männer interessieren mich überhaupt nicht. Ich war noch nie verliebt, habe noch nie sexuelle Lust oder erotische Anziehung verspürt. Das brauch ich nicht. Die Beziehung zu meinem Körper ist neutral: ich möchte etwas weniger Hintern und weniger Schenkel, aber im Grunde ist er o.k. Ich genieße es schon, wenn man mich bewundert und mir nachschaut, wenn ich mich hergerichtet habe, aber mir ist einerlei, ob das Männer oder Frauen sind.*

Richtige Freunde habe ich nicht. Die engste Beziehung habe ich noch zu meinen Eltern in Wien. Wir telefonieren jeden Tag. Jetzt bin ich in Salzburg in der Gruppe der besten Studenten, aber ich ertrag es kaum, dass viele von denen besser sind als ich. Nicht unbedingt notenmäßig – aber die haben alle noch ein Sozialleben, auf das ich verzichtet habe. Ich merke, dass ich nichts zu erzählen habe außer den Prüfungsstoff. Ich weiß, das muss ich dringend ändern, sonst kann ich keinen beruflichen Erfolg haben.« Am Ende der Stunde wird vereinbart, dass sich Frau Y. sozial vernetzt, also dass sie Sozialkontakte zulässt.

Eine Woche später kommt sie schon mit einem Erfolg: der Professor hätte seine Studenten auf eine Vernissage eingeladen. Er sei nebenberuflich Maler und veranstalte regelmäßig Ausstellungen. *»Ein Studienkollege namens Kevin wollte da auch hingehen, also sind wir gemeinsam hin. Nach-*

her sind wir zusammen zurückgegangen, wir hatten zufällig die gleiche Richtung. Ich war hungrig, da sind wir dann in ein Lokal und haben gegessen und uns angeregt unterhalten. Es war angenehm: wir haben einen ähnlichen Humor. Er arbeitet bei McDonald's, um sich das Studium zu finanzieren. Außerdem ist er praktizierender Christ – das ist mir ganz fremd, da gab es auch einigen Gesprächsstoff. Insgesamt waren wir knapp vier Stunden zusammen, da wir uns auch die Ausstellung gemeinsam angeschaut haben.« Der Psychiater wird neugierig. Ob sich da vielleicht etwas entwickeln könnte? Leonie winkt lachend ab.

Ganz aufgeregt kommt sie in die nächste Stunde. *»Ich habe ein Problem.«* Kunstpause. *»Kevin steht auf mich.«* Ganz verwirrt sitzt sie auf der Couch und schaut den Psychiater ratlos an. *»Er läuft mir nach. Er wollte mit mir auf den Adventsmarkt – stellen Sie sich das vor! Ich habe vorgegeben, keine Zeit zu haben. Er hat mich stattdessen übermorgen zum Mittagessen eingeladen. Da habe ich zugesagt. Essen muss ich ohnehin, da verliere ich keine Zeit.«* Der Psychiater meint, eine Essenseinladung sei noch kein sicheres Zeichen dieser »bedrohlichen« Konstellation. Aber da lässt sich Leonie nicht beirren. *»Der steht auf mich. Das ist mir plötzlich sonnenklar! Aber ich will Single bleiben! Ich habe noch nie Gefühle für einen Mann gehabt. Ich verstehe gar nicht, was da zwischen Mann und Frau läuft. Ich habe das sogar im Internet recherchiert – ich verstehe es einfach nicht. Wenn ich eine Liebesszene im Kino sehe, dann finde ich das schon süß zwischen den beiden – aber nicht mich betreffend. Dieses Erotische verstehe ich nicht. Ich habe auch noch nie masturbiert. Alleine die Vorstellung finde ich ekelig.*

In der achten, neunten Schulstufe haben die anderen Mädels schon herumgeknutscht mit irgendwelchen Jungs, es war die Rede vom ›ersten Mal‹; alle fingen an mit Liebes-

dingen. Ich war in einer Mädchenschule, müssen Sie wissen. Zwei Mädchen zerstritten sich, weil sie auf denselben Typen gestanden sind. Da habe ich mich gefragt: irgendwas ist bei mir anders. Bin ich vielleicht homosexuell? Aber ich habe schnell erkannt: Nein, das schon gar nicht.

In Deutsch haben wir einen Porno angeschaut, in der zehnten Schulstufe. Wenn zwei Menschen Sex haben, ist das für mich, wie wenn zwei Schimpansen oder zwei Hunde das machen. Im Biologie-Wahlfach, bei einer anderen Lehrerin, haben wir einen Film über Sex gesehen mit sehr expliziten Szenen: das berührt mich soviel wie zwei Menschen, die miteinander Eis essen oder Joggen gehen – ich steh halt nicht drauf.«

Die Patientin zeigt dem Psychiater ihre Whatsapp-Unterhaltung mit Kevin. Es stellt sich heraus, dass sie 55 Minuten nonstop mit ihm kommuniziert hat. *»Ja, es war nett und ich hatte gerade Lernpause. Wieso nicht?*

Ich will mein Leben nur nicht verkomplizieren. Hab genug zu tun an der Uni. Für eine Partnerschaft habe ich null Zeit und null Interesse. Das können Sie mir glauben. Wie kann der Kerl nur auf solche Gedanken kommen – ich habe nichts derartiges gesagt!« Der Psychiater gibt zu bedenken, dass sie Kevin doch Signale setzt, wenn sie sich so lange mit ihm beschäftigt. Vier Stunden beim Kennenlernen, dann eine Stunde Whatsapp, übermorgen ein Mittagessen … Leonie erschrickt.

Dann schreibt sie eine Whatsapp-Nachricht: *»Lieber Kevin, ich möchte nur klarstellen, dass ich nicht an einer Partnerschaft mit Dir interessiert bin. Dieser Kontakt zwischen uns muss ein rein freundschaftlicher bleiben. MfG Leonie«*

Leonie Y. ist momentan asexuell. Asexualität bedeutet die fehlende sexuelle Anziehung gegenüber anderen Menschen, ein stark vermindertes Interesse an sexueller Stimulation und ein schwaches Verlangen nach Geschlechtsverkehr. Ob sie ihre Triebe verdrängt oder diese einfach fehlen, ist schwer zu sagen. Ihr Ichideal ist jedenfalls von klein auf scheuklappenartig auf Leistung eingestellt. Leidensdruck hat sie keinen. Sie ist stark damit beschäftig, an ihrer zukünftigen Karriere zu basteln und hat aufgrund dieser Fokussierung keine Augen für andere Aspekte des Lebens. Das Lebenskonzept von Leonie Y. mag radikal und eigenwillig wirken: nach neuen Forschungen über die Millennials ist das nicht mehr ungewöhnlich. Asexualität gilt heute als eine sexuelle Orientierung und ist keine Krankheit mehr. Sigusch sieht darin ein Zeitphänomen. Asexualität ist auch im öffentlichen Bewusstsein stark im Kommen – wie das lawinenartige Anwachsen der diesbezüglichen Zeitschriftenartikel seit 2015 bestätigt.

Wie alle diese zeitgeistigen Phänomene – *Shades of Grey*, Auflösung der Geschlechterrollen, erosbefreiter Sex und sexuelles Desinteresse – mit Über-Ich, Ichideal und dem Unbewussten zusammenhängen, ist Thema dieses Buches. Beginnen wir damit, zu analysieren, was es mit diesem geheimnisvollen Unbewussten auf sich hat.

2

Die Abgründe der Seele

Sigmund Freud hat das Unbewusste zwar nicht selbst entdeckt, aber wie ein Höhlenforscher immer tiefere Gänge im Inneren ausgeleuchtet. Er gilt zu Recht als Pionier der Seele. Von neidenden Kollegen wurde ihm manchmal Widersprüchlichkeit in seiner Kartographie angekreidet. Das ist vielleicht manchmal zutreffend. Doch in Wirklichkeit hat er in seinen Schriften nur versucht, die unterirdischen Falten der Seele präzise abzubilden, ohne Rücksicht auf eigene, bereits publizierte theoretische Konstrukte. Er beschreibt das Leben, wie er es antrifft. Deswegen hat sich sein Konzept trotz mancher Holprigkeiten bis ins 21. Jahrhundert gehalten. Es lässt sich auch ausgezeichnet auf die aktuellen Probleme der Millennials anwenden.

Fall 6: Nicht so ganz gelungen

Der 30-jährige Musiker Helmut G. kommt zum Psychiater. *»Das ist das erste Mal, dass ich so was mache – mit einem Seelenklempner. Mir geht es schlecht. Ich habe vor zwei Wochen meine zweite Trennung durchleben müssen. Mit Angelika war ich zwei Jahre zusammen, sie ist jetzt 36. Wir haben teilweise zusammengewohnt. Ich kann jetzt nicht mehr durchschlafen, wache um 3.00 Uhr auf und bin hellwach.*

Keine Chance, wieder einzuschlafen. Appetit habe ich auch nicht mehr – ich muss mich zum Essen zwingen.

Angelika hat einen 16-jährigen Sohn. Ihre Partnerschaften sind immer schiefgegangen. Man kann mit ihr nicht reden. Sie hat stundenlang am Computer gespielt. In unserer Beziehung ist sie immer seltener mitgegangen, wenn ich Konzerte gegeben habe. Aber sie war wahnsinnig eifersüchtig, was meine Frauenkontakte betraf. Sie hat ständig mein Handy durchforstet, um Frauen in meinem Leben zu entdecken.

Der Auslöser des Schlussmachens war mein 30. Geburtstag. Eine Frau hat angerufen – eine ehemalige Kollegin. Ich habe sie am Handy weggedrückt, um Angelika keinen Grund für eine Szene zu geben. Aber wie das Leben so spielt, sie hat gesehen, dass ich einen Anruf verheimlichen will. Sie hat mich vor allen angeschrien, dass ich sie belogen und betrogen habe … Wenn ich auf der Straße Frauen nachgeschaut habe – das ist doch das normalste der Welt, das macht jeder Mann! –, dann ist sie gleich aggressiv geworden.

Der Sex ist zwischen uns auch immer weniger geworden. Sie war da sehr kompliziert. Und unangenehm war auch, dass ihr Bub gleich neben ihrem Schlafzimmer sein Zimmer hatte. Er hat an der Türe geklopft, wenn wir seinem Geschmack nach zu laut waren. Das steigert nicht unbedingt die Erotik … Sie konnte wirklich nett sein – das ist aber immer weniger geworden. Ich habe sie finanziell unterstützt – ich weiß gar nicht, wie sie jetzt weitermacht. Na, vielleicht hat sie eh schon den Nächsten? Sie konnte aber auch sehr aggressiv sein – einmal hat sie mich sogar geschlagen! Ich durfte danach nicht einmal sagen, dass ich Schmerzen habe. Ich war früher oft alleine: das mag ich nicht. Deswegen lass ich mir viel gefallen. Das Problem war – glaub ich –, dass wir nie richtig über unsere Beziehung gesprochen haben.«

Helmut und Angelika haben wohl nicht so richtig harmoniert. Schwer zu sagen, wer daran mehr Anteil hatte. Gott sei Dank muss ein Psychiater nicht Richter sein. Viel von diesen Konflikten war für beide offensichtlich nicht wirklich aussprechbar. Es lag unausgesprochen zwischen ihnen. Diese unausgesprochenen Liebestöter, denen wir auf der Spur sind, sind bei den meisten Paaren im Unbewussten beheimatet. Freud beschreibt das Unbewusste 1916 in der Vorlesung zur Einführung in die Psychoanalyse: *»Es ist der dunkle, unzugängliche Teil unserer Persönlichkeit. Wir nähern uns dem Es mit Vergleichen, nennen es ein Chaos, einen Kessel voll brodelnder Erregungen.«* Wenn Freud selbst Vergleiche empfiehlt, dann verwenden wir zum besseren Verständnis das weltbekannte Bild der dunklen Mienen von Moria aus J. R. R. Tolkiens *Herr der Ringe:* ein prachtvolles, riesiges Grottensystem, bestehend aus Stollen, Schmieden, Gängen, Hallen und einer ganzen Stadt unter den drei mächtigen Bergen. Gefährlich und unheimlich. Tief unten ruht vielleicht ein unermesslicher Schatz, aber vielleicht auch das namenlose Grauen. Wer weiß?

Das Bewusstsein: der Hobbit im Hirn

Um das Unbewusste zu verstehen, müssen wir beim Bewussten beginnen. Denn Ersteres ist ja die bloße Negation von Letzterem. Das Bewusstsein gleicht einer Theaterbühne. Der international renommierte Kognitionswissenschaftler Michael Posner von der University of Oregon nannte es 1980 den *Scheinwerfer der Aufmerksamkeit* (spotlight of attention). Diese treffende Analogie ist in die Wissenschaftsgeschichte eingegangen: Der Mensch richtet einen hellen Lichtkegel auf gewisse Punkte seines Interesses. Diejenigen, die derart beleuchtet werden, betreten damit die Bühne des Bewusstseins. Alles rundherum bleibt im Dunkeln. Das Bild kommt ursprünglich aus der Philosophiegeschichte: Schon der französische Philosoph René Descartes formulierte, dass das Gehirn Bewusstsein erzeugt, indem es gewisse Informationen auswählt und auf einer inneren Leinwand abbildet, wo sie von einem »*Homunculus*«, so eine Art kleiner Hobbit (eine Metapher für die Seele), betrachtet werden.

Das Gehirn führt ständig eine Vielzahl von emotionalen und kognitiven Operationen durch, doch wir haben stets nur zu einem Bruchteil dieser Vorgänge bewussten Zugang – auf der Bühne des Theaters. Der große Rest läuft hinter der Bühne ab, unbewusst, hinter den Türen von Durin, wo das riesige Reich des Es, des Unbewussten beginnt.

Es umfasst drei Gebiete: gleich hinter der Bühne, »backstage« (1) das Vorbewusste, dahinter weitflächig und großräumig angelegt (2) das Unbewusste im engeren Sinn und schließlich, ganz tief unten und streng abgeriegelt (3) das Verdrängte (siehe Abbildung 1).

Hinter der Bühne: das Vorbewusste

Das Vorbewusste ist der Teil des Wahrnehmens und Wissens über sich, den der Mensch zwar momentan nicht präsent hat, den er sich aber jederzeit bewusst machen kann. Während man etwa liest, könnte man auch problemlos die sensorischen Empfindungen des Sitzens und die Hintergrundgeräusche wahrnehmen. Diese werden normalerweise aber ausgeblendet, weil man sich dann besser auf das Wesentliche konzentrieren kann. Was wesentlich ist, bestimmt der Mensch. Bei bestimmten psychischen Krankheiten (etwa der Manie) funktioniert diese Ausblendung (durch das Frontalhirn) nicht: dann ist man von jeder Kleinigkeit ablenkbar. Das Prinzip des Tinnitus ist zum

Teil auch darauf zurückzuführen: Ohrgeräusche sind zwar bei vielen Menschen da, aber sie beginnen sie erst dann wahrzunehmen, wenn sie darauf angesprochen werden (wenn also die Aufmerksamkeit dorthin gelenkt wird). Wichtig, damit etwas im Vorbewusstsein bleiben kann, ist die emotionale Neutralität. Je mehr mich der Tinnitus stört, umso mehr werde ich ihn bewusst wahrnehmen. Die eigene Geschlechtlichkeit ist in der Regel 95 Prozent des Tages vorbewusst. Das schließt durchaus nicht aus, dass diese Geschlechtlichkeit in Begegnungen mit dem anderen Geschlecht jederzeit blitzartig aktualisiert und einsetzen werden kann: bewusst oder unbewusst.

Der Blick des Bewusstseins fällt hauptsächlich dann auf die vorbewussten Bereiche, wenn diese Schwierigkeiten machen. Unser rechtes Bein ist uns normalerweise vorbewusst, wenn es aber beim Skifahren bricht, ist es plötzlich schmerzhaft bewusst. Genauso ist das mit der Psyche, die sich etwa bei Liebeskummer ins Rampenlicht drängt und die Aufmerksamkeit auf sich zieht. Dann kann man im schlimmsten Fall nicht einmal mehr arbeiten, weil das Restbewusstsein für die gestellten Aufgaben nicht mehr ausreicht.

Das Unbewusste im engeren Sinn

Das Unbewusste im engeren Sinn (in der Folge nur »Unbewusstes« genannt) ist durch das Bewusstsein nur mehr mit großer Mühe erreichbar. Und das nur unvollständig. Nichtsdestotrotz – oder gerade deswegen – kann es Denken und Handeln des Menschen aus dem Untergrund stark beeinflussen. Umso mehr, je stärker es aus dem Verborgenen agiert. Das Unbewusste wird aus zwei Zuflüssen gespeist: dem inneren Lebensprinzip und dem Ichideal, bestehend aus von außen kommenden, verinnerlichten Ideen aus dem Bereich des Über-

Ichs (siehe Kapitel 1). Das Lebensprinzip ist biologisch vorgegeben, das Ichideal ist gesellschaftsabhängig veränderlich.

Wenn das Ichideal dem Lebensprinzip – der inneren Wahrheit des Menschen – entspricht, führt das zu innerer Harmonie und Stimmigkeit. Wenn nicht, erzeugt die Widersprüchlichkeit eine seelische Disharmonie, mit der Freud viele Bücher gefüllt hat. So hat etwa der halbwüchsige Auto-Rowdy durch seine verhätschelnde Erziehung (von außen) das narzisstische Ichideal der eigenen Unverwundbarkeit verinnerlicht, das im Widerstreit mit seinem (angeborenen) Selbsterhaltungstrieb steht. Immer wieder hört man, dass letzterer unterlag.

Das biologisch angeborene Lebensprinzip ist auf Lebens-, Art- und Selbsterhaltung ausgelegt und äußert sich einerseits in Trieben und Instinkten (Selbsterhaltung), andererseits in einer leisen Intuition für den richtigen Umgang mit anderen (Arterhaltung): Jeder Mensch hat in sich ein Gefühl für Gerechtigkeit und ethisch gutes Handeln, das letztlich der Allgemeinheit (der Art) zugutekommt. Diese Intuition nannte der prominenteste aller Freudschüler Alfred Adler *Gemeinschaftsgefühl;* man könnte auch von Gewissen sprechen. Immanuel Kant bezeichnete es als *»das moralische Gesetz in mir«*, welches das Gemüt des großen Philosophen *»mit immer neuer und zunehmender Bewunderung und Ehrfurcht erfüllt, je öfter und anhaltender sich das Nachdenken damit beschäftigt«*. Je nach persönlicher Entscheidung ist dem Menschen die Selbst- oder die Arterhaltung wichtiger: hier spricht man von der je persönlichen ethischen Grundhaltung.

Fall 7: Keine ganz so gute Idee

Der 25-jährige Thomas Z. kommt zum Psychiater, weil seine gleichaltrige Freundin Nicole ihn unerwartet verlassen hat. Sie waren bereits acht Jahre zusammen. *»Sie ist extra wegen mir nach St. Pölten gekommen. Irgendwann kam mir der Gedanke: war es das? Gibt es noch mehr? Der Gedanke hat mich zunehmend belastet. Ich hatte Angst, irgendetwas zu verpassen und irgendwann am Lebensende etwas zu bereuen. Dann habe ich das Konzept der offenen Beziehung entdeckt. Ein Jahr lang habe ich darüber nachgedacht und das Gespräch mit Nicole vorbereitet. Sie war irritiert, fand im ersten Moment aber eine einseitige Öffnung o.k. Sie selbst wollte keine Erfahrungen sammeln. Wenig später fand sie es doch nicht o.k. Ich habe sie dann ein Jahr lang bearbeitet, habe ihr immer neue Gründe genannt, warum das für unsere Beziehung super wäre.*

Sie hat mich schlussendlich vor die Entscheidung gestellt: monogam oder gar nicht. Das habe ich wohl oder übel akzeptiert, aber sie hat mir nicht geglaubt. Daraufhin hat sie Schluss gemacht. Die Vorstellung, dass ich was mit anderen Frauen habe, konnte sie nur dann ertragen, wenn wir getrennt sind.

Langfristig wollte ich mit diesem Vorschlag eine Stabilisierung der Beziehung. Das Gegenteil habe ich erreicht. Ich bin traurig, dass sie weg ist. Ich will sie zurück. Aber sie will jetzt keine Paartherapie mehr. Ich liebe sie, sie liebt mich nicht mehr. Absurd: Ich hätte es eh nie gemacht. Aber der Druck wäre weg gewesen: ich hätte können, wenn ich gewollt hätte. Mir drängt sich jetzt ständig der Gedanke auf, was wäre gewesen, wenn ich ihr das nicht gesagt hätte? Aber es wäre nicht ehrlich gewesen, denn ich denke so! Die romantische Seite in mir will, dass wir wieder zusammenkommen. Ich suche eine langfristige Beziehung, in der ich glücklich bin. Jetzt kann ich es ausleben, habe aber null Lust: ich denke nur an Nici. Ich überlege, wie ich später die Dinge rückblickend betrachte.«

Nächste Woche kommt Herr Z. wieder: *»Ich vermisse Nicole! Es geht mir nicht gut. Langsam beiße ich mir in den Arsch, was ich da von ihr verlangt habe. Ich habe das Gefühl, dass ich ohne sie nichts erreichen kann. Ich habe einen Fehler gemacht. Aber ich soll nicht um sie kämpfen.«* Der Psychiater fragt, warum er das nicht soll. *»Weil ich das im Internet in den Foren gelesen habe: man soll um den Partner nie kämpfen. Es ist absolut unmöglich und undenkbar, dass sie in meine Wohnung zurückkommt. Das war zwar lange unser Ziel – aber dort waren wir nur unglücklich. Vielleicht aber auch wegen meines Ansinnens? Bevor wir dort vor drei Jahren eingezogen sind, ist es in meinen Kopf geschossen: jetzt wird es ernst. Die erste gemeinsame Wohnung! Ist das die Frau, mit der ich das machen will? Vielleicht sollte es eine andere sein?*

Ich habe ihr den Vorschlag mit der offenen Beziehung aus Angst gemacht. Ich hatte Angst, dass es vielleicht genau deswegen auseinandergeht, weil ich noch mit keiner anderen Frau geschlafen habe … Aber vielleicht war das nicht die Angst, sondern ich habe mir das nur eingebildet, weil es besser klingt.«

Thomas Z. hat ein vielschichtiges inneres Dilemma. Einerseits eine langjährige, glückliche Partnerschaft. Dann die aufkommende Lust auf Sex mit anderen Frauen (körperlicher Trieb). Außerdem ein schlechtes Gewissen deswegen, weil er in sich spürt, dass das für Nicole nicht so super wäre – und auch seinen eigenen Grundsätzen widersprechen würde. Es stellt sich die Frage nach seiner ethischen Grundhaltung. Dieser Konflikt ist fast zur Gänze unbewusst. Dann taucht als Folge des unbewussten Konfliktes eine bewusste Angst auf: die Angst, etwas zu versäumen. Und irgendwann kommt die »erlösende Idee«

von außen: offene Beziehung! Diese Vorstellung wird euphorisch willkommen geheißen und unkritisch zum Ichideal verinnerlicht. Sie macht argumentationsmächtig das innere Gewissen mundtot und redet sich sogar ein, dass Fremdgehen in Wirklichkeit ein Dienst an der Beziehung sei. Dass also Sex mit anderen Frauen letztlich Nicole zugutekomme und Thomas selbst ein guter Mensch mit blütenreinem Gewissen bleibe: reiner Selbstbetrug!

Jetzt geht es Thomas darum, auch Nicole dieses Ichideal aufs Auge zu drücken. Das gelingt zuerst teilweise (sie übernimmt seinen Vorschlag, weil sie liebt und vertraut) – wobei sie gleich auf das eigene Fremdgehen verzichtet. Dann geht sie aber in sich und spürt: Mein Mann schläft mit einer anderen Frau. Das geht gar nicht! Wenn er das macht, muss ich gehen. Dann tut es weniger weh. Sie übernimmt seinen Selbstbetrug nicht und die Beziehung scheitert. Innerhalb des Unbewussten (in dem Fall von Thomas) können Selbsterhaltung und Arterhaltung, also Triebe und Gemeinschaftsgefühl, oder auch Lust und Gewissen in einen inneren Konflikt geraten, der nur auf höherer Ebene – also bewusst – gelöst werden kann.

Die Gesamtheit der überdauernden, genetisch vermittelten Eigenschaften eines Menschen bezeichnet man in der Naturwissenschaft als *Konstitution* (lat. Zusammensetzung). Zu Recht schwingt bei diesem Begriff die Bedeutung einer unabänderlichen, unmanipulierbaren Verfassung mit. An ihr messen sich die von der Gesellschaft verinnerlichten Ideen im Ichideal. Die menschliche Konstitution entfaltet sich dreidimensional: (1) *Soma* bezeichnet den Leib, (2) *Thymos* heißt auf griechisch Lebenskraft und ist ein Ausdruck für die Gemütsanlage des Menschen und (3) *Noos* (oft auch *Nous* oder *Nus*) ist die Fähigkeit, etwas geistig zu erfassen. Thymos und Noos werden häufig unter dem Begriff »*Psyche*« zusammengefasst. Diese drei Dimensionen bilden ein unteilbares Ganzes und gehen fließend ineinander über: Körperlichkeit, Emotionalität und Kognition. Alle drei stehen im Dienst des Lebensprinzips und sind so grundsätzlich auf das Leben hingeordnet. Die Konstitution gleicht einem Eisberg: nur der allerkleinste Teil ragt ins Bewusstsein hinaus, ein etwas größerer Teil befindet sich im Vorbewussten, aber der überwiegende Teil ist im Unbewussten lokalisiert.

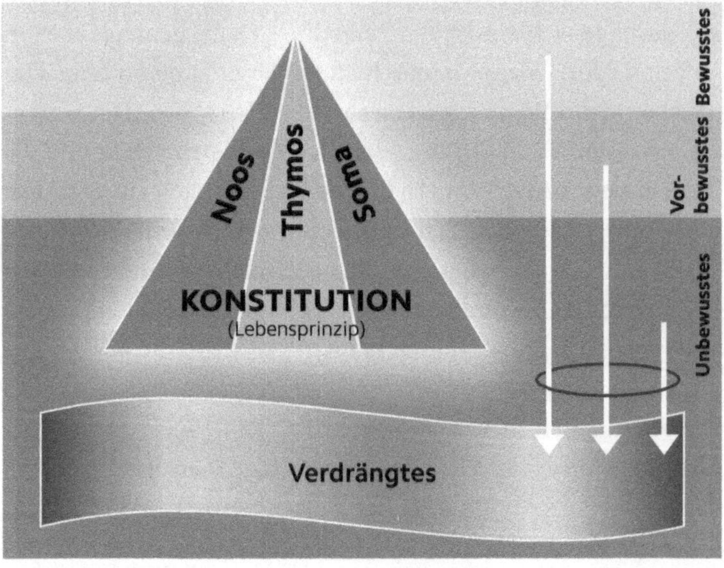

Abbildung 1: Schematische Darstellung des Unbewussten

In der psychiatrischen Diagnostik unterscheidet man gerne zwischen Thymopsyche (etwa Stimmung und Befindlichkeit) und Noopsyche (etwa Orientierung, Denkstruktur). Beide Funktionen sind somatisch im Gehirn lokalisiert. Die dreidimensionale Konstitution ist sozusagen die Verfassung der

Lebens-, Art- und Selbsterhaltung. Übereinstimmung mit ihr wird unbewusst als stimmig wahrgenommen, ohne dass es bewusst erklärt werden könnte: der Mensch hat deswegen ein gewisses, aber durchaus fehlbares Gespür für die Wahrheit. Das ist die Intuition. Die Konstitution hat über ihre Triebe, Instinkte und Intuitionen eine wichtige evolutionsbiologische Funktion: Wäre jedes Kind auf dieser Welt die ausschließliche Folge einer bewussten, rationalen Entscheidung, wären wir schon lange ausgestorben. Die menschliche Konstitution ist also niemals asexuell – und damit das Unbewusste auch nicht.

Soma beeinflusst Thymos und Noos: Wer Grippe hat (ein körperlicher Zustand), fühlt sich mies (Emotion) und kann sich nicht mehr gut konzentrieren (Kognition). Eine Patientin, sie war Ärztin, vergoss in der Therapie ausnahmslos dann heftige Tränen (Thymos), wenn sie übermüdet (Soma) direkt aus dem Nachtdienst kam. Es war ihr unmöglich, das zu kontrollieren. Das nennt man *affektive Inkontinenz,* durch Schlafmangel ausgelöst. Ein weiteres Beispiel ist das prämenstruelle Syndrom: Auch hier hat die somatische Dimension offensichtlich einen erheblichen Einfluss auf die Thymopsyche. Das Pankreaskarzinom – der Krebs der Bauchspeicheldrüse – als somatische Erkrankung verursacht wiederum in der Regel eine Depression (Thymos), bevor der Patient ein bewusstes Wissen von der Erkrankung hat. Soma wirkt nicht nur auf Thymos, auch auf Noos: Ein gesunder Geist (Noos) steckt in einem gesunden Körper (Soma) – *Mens sana in corpore sano* – wie der Lateiner sagt. Sport tut der Gesamtpsyche gut.

Und umgekehrt: Es ist kein Geheimnis, dass im Sport ein starkes Selbstbewusstsein (Kognition) die körperliche Leistungsfähigkeit steigern kann. Die meisten Spitzensportler greifen heute deswegen auf einen Mentaltrainer zurück. Auch Thymos hat einen enormen Einfluss auf die körperliche Gesundheit, wie wir aus der Psychosomatik wissen. Diese enge Verschaltung ist schon lange bekannt und hat bereits vor 2500 Jahren die Philosophen als *Leib-Seele-Problem* beschäftigt.

Der Psychiater und Genetiker Robert Cloninger von der Washington University in St. Louis nennt die angeborene emotional-kognitive Konstitution *Temperament.* Dieses ist in ganz spezifischen Gehirnarealen lokalisiert und genetisch determiniert – also im Soma verankert. So prägt die Körperlichkeit unbewusst Emotionalität und Kognition.

Die somatische Dimension ist also für die Thymo- und Noopsyche grundlegend. So wirkt natürlich auch ein männlicher oder weiblicher Körper spezifisch auf Emotion und Kognition. Es hat zweifellos prägenden Einfluss auf das Unbewusste, einmal im Monat die Regelblutung zu bekommen und die potentielle Möglichkeit zu haben, ein Kind unter dem eigenen Herzen tragen zu können oder nicht (Soma). Ob das im Vorbewussten lokalisiert ist (also abrufbar bleibt) oder tiefer rutscht, hängt von der einzelnen Person ab. Es ist für das Unbewusste einer Frau ebenfalls von großer Bedeutung, körperlich im Durchschnitt schwächer zu sein (also weniger Muskelkraft aufzuweisen) als die andere Hälfte der Menschheit. Und noch relevanter ist es, sich gleichzeitig von eben dieser anderen, stärkeren und aggressiveren Hälfte begehrt zu wissen. Vergewaltigungen und sexuelle Belästigungen sind bekanntlich nicht mittig verteilt. Die #MeToo-Kampagne in den Jahren 2017/18 hat das ins kollektive Bewusstsein der Gesellschaft zurückgeholt. Eine Frau, die des Nachts schön hergerichtet und attraktiv gekleidet alleine durch eine dunkle Gasse geht, fühlt sich anders als ein Mann in der gleichen Situation. Das muss ihr in dem Moment nicht alles bewusst sein – ihr Unbewusstes wittert intuitiv die potentielle Gefährdung, wenn sie feste Schritte hört. Die Entwicklung von Frauenparkplätzen ist diesem unterschiedlichen Empfinden geschuldet – absolut zu Recht! Das Unbewusste ist also nie geschlechtslos und nimmt als Mann oder Frau seine Umgebung wahr.

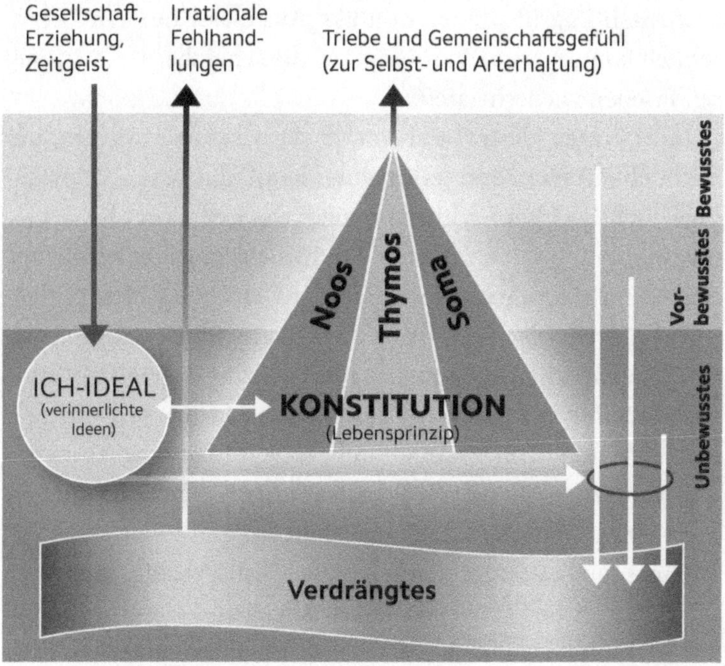

Abbildung 2: Der innere Konflikt zwischen Ichideal und Lebensprinzip

Der Kerker der Seele: das Verdrängte

Wenn das Über-Ich dem Ich ein (Ich-)Ideal aufs Auge drückt, das nicht zur inneren Wahrheit der Person passt, dann sickert dieser Inhalt zwar ins Unbewusste ab, verursacht dort aber eine unauflösbare Disharmonie (siehe Abbildung 2): Eine verinnerlichte Lüge ist unverdaulich. Der Mensch ist dadurch nicht mehr eins mit sich selbst, ist zerrissen, ambivalent, hat zwei Seelen in der Brust. Ein unbewusstes Schmerzgefühl ist die Folge. Man fühlt sich unwohl – ohne zu wissen warum. Der Mensch ist nicht im Gleichgewicht, nicht im Frieden mit sich selbst: und das, ohne zu wissen, wie ihm geschieht, ohne bewussten Zugriff auf den Konflikt! Aus dieser inneren Zerrissenheit kommt es zur Verdrängung, die scheinbar (!) den inneren Frieden wiederherstellt.

Ein Beispiel: Sickert unbemerkt die Überzeugung ein, nur ein hochbegabtes Kind sei ein gutes Kind und lasse auf anständige, tüchtige Eltern schließen, führt das meist zur Disharmonie, wenn man seinen eigenen Nachwuchs objektiv betrachtet. Erst wenn man diesen innerlich zum Hochbegabten erklärt, legt sich der seelische Sturm und man kann wieder ruhig schlafen. Dramatischer und klinisch relevanter ist das Beispiel eines magersüchtigen Mädchens, das abstruse Ideen über Körperideale verinnerlicht und dadurch seine somatische Konstitution verdrängt: Sie hält sich noch immer für dick, obwohl sie nur mehr ein Strich in der Landschaft ist.

Diese andauernde schmerzhafte Disharmonie lässt sich nicht vergleichen mit einer kurzfristigen innerkonstitutionellen Meinungsverschiedenheit zwischen Trieb und Arterhaltung (Gewissen), etwa wenn der leckere Kuchen jemand anderem gehört. Letzterer Konflikt wird im Alltag nämlich meist sekundenschnell durch die eigene ethische Grundhaltung mit Triebverzicht gelöst – kann theoretisch aber auch zur Verdrängung (etwa der Besitzverhältnisse) führen. Fall 7, das Beispiel von Thomas und Nicole, von dem vorhin die Rede war, wäre auch hier einzuordnen.

Die Lehre von der *Verdrängung* ist in der Psychoanalyse von zentraler Bedeutung. Durch sie werden tabuisierte, unerwünschte und bedrohliche Tatsachen und Vorstellungen von der bewussten Wahrnehmung des Menschen ausgeschlossen und in die tiefste Kammer des Unbewussten abgedrängt – in der psychoanalytischen Sprache also *abgewehrt*. Deswegen spricht die Tiefenpsychologie hier von *Abwehrmechanismus*. Aber was genau sind unerwünschte Tatsachen und Vorstellungen, die Angst machen? Das definiert letztlich das Über-Ich, das stark von der Gesellschaft geprägt und beeinflusst ist. Das Über-Ich legt fest, was sein darf und was nicht. Das gehetzte Ich fügt sich und übernimmt die von außen kommenden Ideen ins Ichideal, wenn es diese intellektuell nicht als unstimmig und falsch entlarven kann.

Freud beschreibt meisterhaft, dass das Verdrängte keinesfalls zurück in das grelle Licht des Bewusstseins treten darf: »*Wenn man in der Therapie versucht, diese verdrängenden Regungen bewusst zu machen, bekommt man die … Kräfte als Widerstand zu spüren.*« In der Tat: Die Konfrontation mit vom Ichideal geächteten Tatsachen provoziert Widerstand, der von paralogischen Erklärungsversuchen bis zur massiven Abwehraggression reicht. Je größer die Angst vor der Erkenntnis, umso aggressiver die Abwehr. Der innere Scheinfrieden soll um jeden Preis erhalten bleiben!

Verdrängt kann prinzipiell alles werden: einerseits persönlich, aber auch kollektiv. Sowohl Bewusstes als auch Vorbewusstes und natürlich Unbewusstes kann in Ungnade geraten und der *damnatio memoriae*, der Tilgung der Erinnerung, verfallen. Man kann seine große Nase verdrängen, die mangelnden Gesangskünste, die eigene Schuld oder den eigenen Mundgeruch. Das hat zur Folge, dass jeder Außenstehende den Mangel wahrnimmt – außer man selbst. Man kann aber auch ein Talent verdrängen, wie etwa die Musikalität, die Sprachbegabung oder ein Bewegungstalent. Das hat wiederum zur Konsequenz, dass man es nicht pflegen und ausbauen kann, sodass das Talent verkümmert (was bei der großen Nase nicht so ins Gewicht fällt). Auch die eigene Männlichkeit oder Weiblichkeit kann dieses Schicksal ereilen.

In der Erziehung wird ebenfalls häufig Unerwünschtes verdrängt: Gute Eltern fördern die Talente ihres Kindes, egal welche es sind. Schlechte Eltern projizieren ihre ideologischen Erwartungen in ihr Kind und »fördern«, was sie selbst für wichtig und richtig erachten – ohne Rücksicht auf die individuelle Konstitution. Das hat zum Resultat, dass das Kind lustlos lernt, dort nicht aufblühen kann aber auch in seiner eigentlichen Begabung hinter seinen Möglichkeiten zurückbleibt.

Am häufigsten wird sicher Unbewusstes gefesselt, geknebelt und weggesperrt, etwa die Sexualität zur Zeit Freuds. Denn besonders bedrohlich sind dem Ich jene Inhalte, die momentan von der Gesellschaft moralisch geächtet werden. Verinnerlichte Ideen, die mit der Konstitution auf Kriegsfuß stehen, haben besonders dann Verdrängung zur Folge, wenn sie nicht kritisch hinterfragt werden. Die Angst, von der moralisierenden Umgebung ausgestoßen zu werden, ist ein besonders starkes Motiv für hektische Verdrängung und aggressive Abwehr jeglicher Aufdeckung.

Aber mit dem Wegsperren hat es sich leider nicht: Verdrängtes ist nie einfach verschwunden! Erstens ist permanente Verdrängungsarbeit nötig, damit das verdrängte Zeug da unten weggesperrt bleibt. Das ist anstrengend. Zweitens bricht es trotz solcher Anstrengungen irgendwann emotional, kognitiv und durchaus auch somatisch wieder durch: Es kommt zu irrationalen Störgefühlen und daraus folgenden Fehlhandlungen (siehe Abbildung 2). Verhaltensweisen werden dadurch unausgegoren und widersprüchlich. Der Mensch ist nicht mehr Herr im eigenen Haus. Freud nennt diese seelischen Turbulenzen *Neurosen,* also Folgen von inneren Lügen. Folgen der Widersprüchlichkeit zwischen Vorgeschriebenem und Konstitutionellem, zwischen Schein und Sein, zwischen Utopie und innerer Wahrheit – kurz: zwischen Über-Ich und Es. Der Fall von Daniela und Peter veranschaulicht das gut:

Fall 8: Der gute Freund

»Wir haben ein Beziehungsproblem« beginnt eine blonde, elegant gekleidete Endzwanzigerin die Unterhaltung mit

dem Psychiater. *»Ich hätte Peter ja gerne mitgebracht, aber er findet, wegen so einer Lappalie braucht man kein Geld auszugeben und das Problem hätte ja sowieso nur ich. Das mag stimmen, ich weiß es nicht.«* Daniela F. ist jetzt seit fast drei Jahren mit ihrem Freund zusammen. Sie suchen schon länger nach einer gemeinsamen Wohnung und denken über ein Kind nach. *»Dann tat sich unerwartet dieses Problem auf, und jetzt ist alles ungewiss…«* Frau F. räuspert sich verlegen.

»Die Sache ist die: Peter trifft sich abends mit einer anderen Frau. Nein, es ist nicht so, wie Sie vielleicht denken. Da ist sicherlich nichts, ich glaube ihm. Ich muss für einige Monate bis spät in der Nacht arbeiten, weil wir in der Firma ein internationales Projekt abschließen müssen. Das ist wichtig für meine berufliche Zukunft. Und er ist nicht gerne alleine. Eine gute Freundin von ihm, Laura, hat sich von ihrem langjährigen Lebensgefährten getrennt und brauchte jemanden zum Reden. Peter nannte das eine Win-Win-Situation. Seither treffen sie sich jeden Abend bei ihm in der Wohnung, trinken Alkohol und sprechen über Beziehungssachen, auch über uns. Und Peter breitet ihr alle unsere Intimitäten aus. Es ist total harmlos, das weiß ich. Laura ist drei Jahre älter als Peter und ein bisschen mollig. Keine Gefahr! Aber ob Sie es glauben oder nicht: Mich stört das trotzdem fürchterlich, obwohl ich nicht sagen kann, warum. Bin ich noch normal? Ich bin absolut liberal und tolerant – aber über das komme ich irgendwie nicht hinweg … Verstehen Sie mich?« Ratlos schaut sie den Psychiater an.

»Ich habe ihn auf meine Gefühle angesprochen, worauf er sehr verärgert reagiert hat. Das sei nur ein Freund, der halt zufällig weiblich sei. Ich hätte doch nie etwas gesagt, wenn er mit seinem besten Kumpel George etwas unternommen hätte. Wieso ich mich jetzt so anstellen würde. Das hat

mich total verunsichert. Irgendwie hat er ja recht … Immer wieder sage ich mir vor, dass ich Peter natürlich vertraue. Aber meine Bauchgefühle ändern sich dadurch leider nicht. Schließlich habe ich mir ein Herz genommen und Laura direkt angerufen. Ich wollte nur reden. Sie hat gar nicht erst abgehoben, sondern hat mich weggedrückt! Ich war sauer, obwohl ich unbedingt freundlich sein wollte, und habe ihr recht scharf auf die Mobilbox gesprochen. Kurz darauf kam folgende SMS: ›Nur dass du meine Prinzipien kennst: Love knows no gender, no age, no race. Love has no labels. So sehe ich das. Ich hoffe, du kennst dich jetzt aus!‹. Ich habe geschäumt! So habe ich das gar nicht gemeint … Sie stellt mich da in die Ecke der eifersüchtigen Spießerin!

Peter meint, das komme aus meinem Unterbewusstsein, weil meine Mutter – meinen Vater habe ich nie kennengelernt – so fürchterlich konservative Ansichten vertrete. Das kann ich mir nicht ganz vorstellen. Mit meiner Mutter habe ich nur ganz wenig Kontakt und wenn, dann streiten wir nur.

Peter ist jetzt der Kragen geplatzt. Er hat mir ein Ultimatum gestellt. Wenn ich diese absurden Gefühle nicht bald in den Griff bekomme, dann kann er die Beziehung nicht weiter aufrecht erhalten – so leid es ihm tut. Er braucht ein Minimum an Freiheit und Vertrauen, ohne das würde jede Partnerschaft ersticken. Ich bin verzweifelt: das war vorher die beste Beziehung, die Sie sich vorstellen können! Oh, wie ich diese Schlampe hasse! Sie intrigiert und zerstört alles! Sie wickelt ihn um den Finger!«

Die Beziehung zerbrach Wochen später. Nach ein paar Monaten erfuhr Daniela, dass Peter und Laura jetzt ein Paar sind und ein Kind erwarten.

Daniela F. ist eine moderne Frau, keine dreißig, psychisch gesund, mit einem enormen inneren Konflikt. Der ist nicht untypisch für ihre Generation. Ihr *Bauchgefühl,* wie sie es nennt, steht im Gegensatz zu ihrer aufrichtigen, keinesfalls geheuchelten toleranten Weltanschauung (Ichideal). Das passt zu den wissenschaftlichen Erhebungen von Jean Twenge, dass Millennials weltanschaulich wesentlich toleranter sind als etwa die Generationen davor. Daniela F. ist jedenfalls ratlos: Wieso eigentlich sollte Peter diese Laura nicht treffen? Darauf hat sie keine rationale Antwort. Und obwohl sie das irre Bauchgefühl gar nicht will, schwindet es nicht, sondern verbeißt sich nur noch mehr. Die Beziehung zerbricht wirklich. Und keiner kann sagen, ob Peter und Laura sonst ein Paar geworden wären. Haben die Beziehungsturbulenzen Peter der anderen Frau in die Arme getrieben? Kann sein. Fest steht nur, dass Laura jetzt definitiv mehr ist als ein ungeschlechtlicher Freund. Hatte Danielas Bauchgefühl am Ende doch recht?

Daniela F. spürt zwar einen inneren Widerstand, es drängt sich etwas störend ins Bewusstsein und beeinflusst ihr Handeln. Aber wenn sie mit dem Scheinwerfer ihres Bewusstseins näher hinleuchten will, werden die Dinge nicht klarer erkennbar, sondern bleiben diffus und verschwommen, wie durch Milchglas. Ihr *Bauchgefühl* ist also großteils nicht vorbewusst: Sie kann sich ihre Emotionen selbst nicht erklären und ist ratlos. Ihr Über-Ich verbietet ihr, auf die andere Frau eifersüchtig zu sein und verhindert damit eine Auflösung des Konflikts. Andere Frauen stellen in solchen Fällen ein Ultimatum – und Punkt! Danielas intuitive Wahrnehmung signalisiert ihr etwas, was ihren moralisierenden Vorgaben widerspricht: Ihr Mann(!) Peter trifft sich regelmäßig alleine mit der Frau(!) Laura und bespricht Intimes, unter anderem auch über das persönliche Liebesleben mit Daniela. Ihr Ichideal steht also mit der Intuition in schmerzhafter Dissonanz. Die Intuition wird zwar gewaltsam in den Keller gesperrt, aber sie verstummt nicht ganz.

Das Phänomen der Verdrängung klärt, warum Daniela den Konflikt alleine nicht auflösen konnte, obwohl er von außen betrachtet leicht durchschaubar erscheint. Manchmal ist die Arbeit von Psychiatern auch einfach. Aufgrund der (unvollständigen) Verdrängung waren die intuitiven Warnsignale für Daniela nur mehr als irrationales Störgefühl wahrnehmbar. Die Intuition liegt normalerweise im Vorbewussten, schnell verfügbar, wenn Gefahr droht. Doch Danielas strenges Über-Ich verleugnet die Intuition und bagatellisiert das Problem reflexhaft: *»Es ist total harmlos, das weiß ich.«* Peter manipuliert seine Partnerin zudem (über ihr Ichideal – schlechtes Gewissen), indem er ihr die Schuld zuweist und die Angelegenheit zu ihrem alleinigen Problem erklärt. Wir haben uns in der Analyse mehr auf Daniela konzentriert, weil der psychische Mechanismus bei ihr viel spannender ist. Mehr Anteil am Scheitern der Beziehung hat aber das manipulative Agieren von Peter. Seine Motivationslage ist sehr verwandt mit der von Thomas Z. aus Fall 7.

Wo bleibt dann die Freiheit?

Was passiert in der Beziehung einfach so? Und was können Mann und Frau steuern? Der Neurowissenschaftler Joachim Bauer etwa publizierte 2015 ein empfehlenswertes Buch über *Selbststeuerung. Die Wiederentdeckung des freien Willens*, indem er die menschliche Freiheit von den Fesseln einer veralteten Psychologie befreit. Voraussetzung für die Freiheit ist, dass man möglichst wenig verdrängt: Je besser Mann und Frau ihr Inneres kennen, umso mehr können sie den Selbst- und Arterhaltungstrieb wahrnehmen und lenkend eingreifen. Das ist besonders dann nötig, wenn kurzfristige Triebbefriedigung (»Ich«) dem langfristigen Gemeinschaftsgefühl (»Wir«) widerspricht: Triebe sind oft etwas kurzsichtig. Hier kommt die ethische Grundhaltung ins Spiel: Ist mir eine langfristige glückliche Partnerschaft oder meine kurzfristige Befriedigung wichtiger? Die Konstitution gibt zwar die prinzipielle Richtung an, kann aber keine Prioritäten setzen. Erst durch bewussten und begründeten *Triebaufschub* oder gar *Triebverzicht* (etwa zu Gunsten der Partnerschaft) entwickelt sich der Mensch laut Freud zum beziehungsfähigen Wesen.

Das ist gut nachvollziehbar: Man kann manchmal auf Essen verzichten, den Stuhlgang kurz unterdrücken, gefundenes Geld ins Fundbüro tragen, zu einer unangenehmen Wahrheit stehen, aus einem eskalierenden (Partnerschafts-)Streit aussteigen und man braucht nicht jede schöne Frau anzumachen. Das alles ist auch dann möglich, wenn sich der gegenteilige Impuls stark aufdrängt und Notwendigkeit vortäuscht. Lenkung und Kultivierung ist aber ganz etwas anderes als die sture Verleugnung der eigenen Konstitution, sowohl der Triebe als auch des Gemeinschaftsgefühls. Solche Verleugnung wäre nichts anderes als Verdrängung. Deren ungesunde Folgen kennen wir bereits aus den geschilderten Fällen.

Wahrgenommene Regungen, die bewusst in gutgeheißene Bahnen gelenkt und von schädlichen Auswüchsen weggelenkt werden, stärken das Ich. Das ist die Kultivierung des Triebes: *»Wo Es ist muss Ich werden«*, sagte Freud kurz und prägnant. Die positive Psychologie spricht hier von *Stärken und Tugenden* – und meint dasselbe. Im Gegensatz dazu schwächen verdrängte Triebe das Ich, indem sie ihm weitere Kontrolle über das Handeln entziehen (so wie bei Thomas Z. in Fall 7). Ein Mensch, der seine Antipathie bewusst wahrnimmt, kann dem davon Betroffenen leichter sachlich entgegentreten als einer, der diese negativen Gefühle als unerwünscht verdrängt hat.

Robert Cloninger nennt das Resultat der Selbststeuerung durch vernünftigen Triebverzicht *Charakter.* Unter Charakter versteht er, was der Mensch aus sich selbst macht, wie er seine angeborene psychische Konstitution (Temperament) bewusst wahrnimmt und mithilfe seiner ethischen Grundhaltung veredelt und kultiviert. Die dreidimensionale Konstitution ist also wie das Talent der Musikalität, zur Sprache, zum Tanz behutsam kultivierbar (im Sinne des Gemeinschaftsgefühls), aber nicht beliebig manipulierbar. *Aus einem Esel macht man kein Rennpferd, man kann ihn zäumen wie man will.* Je mehr ein Mensch aus dem Unbewussten ins Bewusstsein zu holen vermag (etwa im Rahmen einer Psychotherapie), umso mehr erkennt er sich selbst. Die Selbstanalyse setzt den Zugang zu den eigenen, vorerst unbewussten Bauchgefühlen voraus, benötigt deren richtige Deutung (mithilfe der Vernunft) und findet in der bewussten und gezielten Kultivierung ihre Krönung.

Nicht nur das Vorbewusste, sondern auch große Teile des Unbewussten sind dieser sogenannten Introspektion, der Einsicht in das eigene Innere, prinzipiell zugänglich. Man muss nur erkennen wollen, also eine unerschrockene Offenheit für das Wahrgenommene mitbringen. Bei der Verdrängung hingegen beißt sich die Katze in den Schwanz: Wer etwas nicht wissen will, wird es auch nicht sehen können. Anders ausgedrückt: Je mehr wir verdrängen, desto weniger wissen wir von uns selbst. Umso mehr passiert uns das Leben, statt dass wir es selbst gestalten. Wir sind dann nur passive Zuschauer. Wenn Daniela F. etwa berichtet: *»Ich war sauer, obwohl ich unbedingt freundlich sein wollte, und habe ihr recht scharf auf die Mobilbox gesprochen«,* dann war sie in dem Moment nicht Herr der (emotionalen) Lage. Das hat die Situation zwischen den beiden Frauen sicher nicht vereinfacht.

Die intuitive Anziehung zwischen dem männlichen und dem weiblichen Prinzip wurde schon vor Freud Eros genannt. Die alten Griechen meinten damit wesentlich mehr als die rein körperliche Komponente der Mann-Frau-Beziehung. Eros hatte für sie auch eine emotionale und kognitive Dimension. Verlieben, die Hauptausformung des Eros, ist zuallererst kein bewusster Akt und keine freie Entscheidung. Verlieben passiert einfach. Verlieben lässt sich am ehesten als eine Art dreidimensionales inneres Wiedererkennen beschreiben. Psychologen deuten das als affektive Resonanz. Damit ist eine Art emotionales Echo gemeint. Dieses Echo entsteht aufgrund der Übereinstimmung einer Person mit unbewussten somatischen, emotionalen und kognitiven Sehnsüchten einer anderen. Es geht um das langsame Bewusstwerden von unbewussten Vorgängen: das männliche und das weibliche Es sind aufeinander ausgerichtet und ziehen sich an. Dem Eros als unbewusste Form der Liebe wird in der griechischen Philosophie übrigens die bewusste Liebe (Agape) gegenübergestellt. Doch dazu kommen wir erst im letzten Kapitel dieses Buches.

Eros lebt von den körperlichen, emotionalen und kognitiven Unterschieden der Geschlechter. Diese Unterschiede ziehen sich wie magnetische Pole an, unbewusst kann es zwischen ihnen geradezu funken. Psychotherapeuten finden im Menschen eine Sehnsucht nach Ergänzung durch das ganz andere. Durch das, was einem selbst fehlt oder bei einem selbst weniger ausgeprägt ist. Wir haben in diesem Kapitel einen ersten Hinweis erhalten, dass lebensfremde Ichideale den Eros behindern können. In den nächsten Kapiteln wenden wir uns nun dem dreidimensionalen Eros zu: somatisch (Kapitel 3), emotional (Kapitel 4) und kognitiv (Kapitel 5).

3

Der somatische Eros: Die Schöne und das Biest

Die unbewusste, nicht willentlich angestrebte körperliche Anziehung ist heute Objekt der empirischen Attraktivitätsforschung. Grundsätzlich gilt: Wenn jemand für das andere Geschlecht attraktiv – das heißt anziehend – sein will, betont er die körperlichen Unterschiede. Das lässt sich schon in der Kleidung beobachten: Männer akzentuieren – über Kulturen und Zeiten stabil – tendenziell die Schultern (etwa in Uniformen und Sakkos). Frauen betonen eher den Ausschnitt über dem Dekolletee und die Taille, vergrößern mit Schminke die Augen und glätten die Haut. Das ist eine ausschließlich soziale Variable, die auf der Biologie fußt. Man kann sich der Gruppendynamik heute verweigern, aber man büßt höchstwahrscheinlich an Attraktivität ein. Unzählige Lieder, die die Liebe und Bewunderung zwischen den Geschlechtern besingen, heben die Unterschiedlichkeit hervor. Kein männlicher Lovesong der Welt preist die weibliche körperliche Kraft, etwa in der Art »meine Traumfrau ist so bärenstark, dass sie es mit vielen Männern aufnehmen kann«.

Was Millennial-Frauen wollen

Was für einen Mann will das weibliche Unbewusste? Bei der Beurteilung dessen, was sie für körperlich (!) attraktiv halten, erfassen Frauen unbewusst wesentlich mehr Persönlichkeitsparameter als Männer bei der Beurteilung von Frauen. Der Psychologe Julio González-Álvarez von der spanischen Universität Jaume prüfte 2015, ob sich körperliche Anziehung verändert, wenn zusätzlich Hinweise auf die Persönlichkeit gegeben werden. Er präsentierte Versuchspersonen Fotos des jeweils anderen Geschlechts. Zusätzlich gab er eine fiktive Information, ob die abgebildete Person »gut« (z. B. Engagement in einer NGO) oder »böse« (z. B. Mitglied einer Terrororganisation) ist. Diese Zusatzinformation hatte bei Frauen wesentlich mehr Einfluss auf die subjektive Attraktivität der fotografierten Person als bei Männern: die guten Männer wurden auch schöner empfunden. Demnach ist es Frauen wichtig, ob Männer moralisch gut sind, damit sie sie attraktiv finden. Evolutionsbiologisch könnte das als ein Hinweis auf Treuefähigkeit interpretiert werden.

Durch eine Vielzahl von Studien[1] belegt, steht fest: Frauen finden große Männer wesentlich attraktiver als kleine. Je größer, desto besser. Schlimm ist für sie, wenn die Männer sogar kleiner sind als sie selbst. Auch hier werden Gegensätze betont, denn Frauen sind im Schnitt rund zwölf Zentimeter kleiner als Männer. Große Frauen suchen sich naheliegend noch größere Männer. Kleinen Frauen genügen nicht ganz so große Männer. Das gilt laut der Meta-Analyse aus dem Jahr 2017 des Soziologen Gert Stulp weltweit – für alle menschlichen Kulturen (was in der Wissenschaft ein starker Hinweis auf einen biologischen, angeborenen Faktor ist).

Millennial-Frauen finden weiters athletisch gebaute Männer attraktiver als Astheniker (dünne Bohnenstange) oder Pykniker (dicke Pummelchen): eine Vielzahl von Studien[2] kann das lückenlos belegen. Als Attraktivitäts-Maßstab gilt

---

1 Silventoinen et al., 2003; Mueller & Mazur 2001; Pawlowski et al., 2000; Nettle 2002.

2 Pawłowski, 2003; Courtiol et al., 2010a, 2010b; Currie & Little, 2009.

das Verhältnis zwischen Schulter und Hüfte. Je breiter die Schulter und je schmäler das Becken, umso attraktiver wird der Männerkörper von Frauen eingeschätzt: das Ideal ist also die V-Form. Der Australische Biologe Brian Mautz hat im Jahr 2013 eine provokante Studie vorgestellt, wonach die Körpergröße und der männliche Körperbau mit der Penisgröße korrelieren, die Frauen beim Kennenlernen ja nicht sofort vermessen können. So wählten Frauen nach dieser Hypothese mit dem größten und athletischsten Mann unbewusst den größten Penis. Naja.

Bei der Attraktivität des männlichen Gesichtes gilt testpsychologisch unter Frauen das Kindchenschema als No-Go. Vor allem ein kräftiger, markanter, eckig-kantiger Unterkiefer mit vielen Anzeichen von Männlichkeit – Bartwuchs, durchaus eine gröbere, vielleicht sogar narbige Haut – wird als attraktiv wahrgenommen. Wie attraktiv das Gesicht eines Mannes empfunden wird, hängt interessanterweise vom Hormonstatus der Frau ab: je mehr sie sich der Ovulation nähert, umso attraktiver empfindet sie ein herbes, männliches Gesicht. In der Lutealphase (also nach den fruchtbaren Tagen) und auch bei Stress nimmt diese Anziehung ab. Hohe Östrogenspiegel im Blut der Frau bedeuten, Männlichkeit wirkt deutlich anziehender. Die Psychologin Beate Ditzen von der Universität Heidelberg stellte dies 2017 in einer empirischen Studie fest. Die portugiesische Psychologin Mariana Carrito hatte im selben Jahr herausgefunden, dass Träger von sehr männlicher Gesichtshaut und Gesichtsfarbe sogar einen Körpergeruch aussenden, der für Frauen attraktiver ist als der Duft von Männern mit einem unmännlichen Gesicht. Laut dieser Studie wirkt der Geruch auf Frauen unbewusst nicht nur attraktiver, sondern auch angenehmer, sexier und gesünder.

Welche Art von Frau begehrt hingegen das männliche Es? Hier kann man wirklich sagen, dass Männer einfacher gestrickt sind. Im Jahr 2011 unternahmen die Attraktivitätsforscher Lukas Prantl und Martin Gründl von der Universität Regensburg eine Studie an 60.000 Millennials. Sie zeigt interessante Geschlechtsunterschiede: Bewerten junge Männer die Figur von Frauen, bevorzugen sie üppigere, weibliche Formen mehr als Frauen das tun. Weibliche Millennials finden bei Frauen eher die burschikose, gertenschlanke, eher busenflache Figur schön. Wenn Männer bei Frauenfotos schnell Attraktivität bewerten sollen, blicken sie bei Tests mit einer *eye-tracking technique* innerhalb von 200 Millisekunden auf die Taille und die Brust. Das geht so blitzschnell, dass eine kognitive Kontrolle darüber gar nicht möglich ist. Die Evolutionsbiologen Alan F. Dixson und Barnaby Dixson von der University of Wellington – übrigens Vater und Sohn – haben 2011 gezeigt, dass innerhalb von Sekundenbruchteilen (also unbewusst!) das Taille-Hüft-Verhältnis eingeschätzt wird. Je niedriger, desto attraktiver: enge Taille, breite Hüften. Dieses Verhältnis ist testpsychologisch in allen Kulturen ein Maß für weibliche Attraktivität. 1993 hat der Psychologe Devendra Singh von der Universität Austin in Texas dieses Verhältnis in die Attraktivitätsforschung eingeführt. Das Taille-Hüft-Verhältnis ist interessanterweise auch ein Maß für Fruchtbarkeit: es nimmt in der Pubertät deutlich ab und in den Wechseljahren wieder zu. So verstehen es Evolutionsbiologen als ein unbewusstes Signal für die Fähigkeit, Nachkommen in die Welt zu setzen, und erklären damit, warum es sich auf das Empfinden von Attraktivität auswirkt.

Je weiblicher die Gesichtszüge einer Frau auf einen Mann wirken, umso attraktiver findet er sie unbewusst. Der Psychologe und Attraktivitätsforscher Lars Penke von der Universität

Göttingen meint, Schönheit sei nicht subjektiv, sondern habe einen Wert, der in Studien gemessen werden könne. Auf allen Kontinenten, in allen Gesellschaften kämen in etwa die gleichen Ergebnisse heraus, so Penke. Er fasst seine Forschung, wie das ideale weibliche Gesicht aussehe, folgendermaßen zusammen: Große Augen, volle Lippen, eine hohe Stirn und ein kleiner zierlicher Unterkiefer. Insgesamt seien bei Frauen Gesichtsmerkmale von Bedeutung, auf die die Merkmale des Kindchenschemas anwendbar seien, also eher die untere Gesichtshälfte und eine dominante Stirn sowie eine gesunde, reine Haut.

Die Studien der Dixsons belegen auch, dass Männer, egal in welchem Alter sie sind, also mit 18 wie mit 65, sich sexuell am stärksten zu Frauen hingezogen fühlen, die Anfang 20 sind. Das erklärt das soziologische Phänomen, dass es für Frauen – in allen Kulturen – wichtiger scheint als für Männer, jung beziehungsweise jugendlich auszusehen, um als attraktiv zu gelten. Auch hier ist ein Zusammenhang mit der Fruchtbarkeit naheliegend. Dazu passen die Beobachtung des Biologen S. Craig Roberts von der University of Newcastle, dass Frauen für Männer dann am attraktivsten sind, wenn sie biologisch fruchtbar sind, also vor dem Eisprung. Hierfür hat das männliche Unbewusste anscheinend eine besondere Wahrnehmung, die der Kognition verborgen bleibt.

Fall 9: Die Rundumerneuerung

Frau Marina F. kommt zum Psychiater. Sie ist 30 Jahre alt und emotional momentan völlig aufgelöst. Sie hat sich in Paris vor sechs Monaten in einen Engländer verliebt, der aber leider eine Freundin hat. Und diese Freundin ist noch dazu ausgesprochen hässlich, obwohl der Mann ihrer Einschätzung nach extrem fesch und erfolgreich sei. Das findet

Frau F. ausgesprochen ungerecht. *»Ich bin hübsch – also ich war hübsch, bevor ich im letzten halben Jahr 20 Kilogramm zugenommen habe. Außerdem habe ich einen guten Charakter und ein Gehirn. Also das ›full package‹. Warum machen sich die Frauen nicht hübsch? Und die haben dann noch dazu so einen Traummann! Warum bin ich Single?«* Frau F. schluchzt und wischt sich die Tränen ab.

Sie hat zwei Studien mit Master abgeschlossen und arbeitet in relativ hoher Position für einen internationalen Konzern. *»Aber jetzt werde ich durchstarten. Ich habe das Verlangen, mich rundherum zu erneuern. Ich werde abnehmen, mir die Haare wieder blond färben, den Nasenhöcker operativ entfernen lassen, die Lippen aufspritzen und die kleine Falte auf der Stirne wegnehmen lassen. Wenn ich abnehme, bin ich wirklich unwiderstehlich hübsch. In Paris hatte ich einen Personal Trainer. Da bin ich jeden Tag in das Fitnessstudio gegangen. Das war cool. Wien ist so eine verschlafene Stadt, da gaffen die Männer, aber sie sprechen einen nicht an. Die Männer hier haben einen Stecken im Arsch. Hier habe ich keine Energie. Selbst das Kochen nervt mich und die Wohnung aufzuräumen ist mir zu anstrengend. In Paris hatte ich Selbstvertrauen. Da hatte ich auch Ausstrahlung. Die Männer merken das, wenn eine Frau so was hat.*

Mein erster Freund war ein totaler Loser. Er hat zehn Jahre lang BWL studiert und war noch immer nicht fertig. Der ist ein Typ, der sich an eine Frau anlehnt – jetzt heiratet er eine Ärztin. Oh Gott! Er kotzt mich so an. Ich war damals 23! Ich war dumm und naiv, er hat mir weh getan. Ich hatte den ersten Sex mit ihm. Er ist ein Trottel: er hat mir nicht geglaubt, dass ich Jungfrau war, weil ich nicht geblutet habe. Er wollte mich heiraten, aber ich habe nein gesagt. Den will ich nicht mehr wiedersehen.«

Auch bei den Millennials machen sich Frauen schön: Ob Marina die Rundumerneuerung letztlich für sich macht, für einen Mann oder um einfach einer gesellschaftlichen Erwartung zu entsprechen, bleibt im Moment offen. Vielleicht weiß sie es selbst nicht genau. Unbewusst sind diese drei Motivationsstränge ohnehin vermischt. Die britische Feministin Natasha Walter mokiert sich ein ganzes Buch lang über die weiblichen Millennials und bezeichnet sie als lebende Puppen (daher der Buchtitel »Living Dolls«). Sie beklagt, dass *»junge Frauen heute lieber schön als schlau sein wollen.«* Ihrer Analyse nach glauben zwar die meisten Frauen, sie hätten ihr Leben und ihre Sexualität selbstbestimmt im Griff, in Wirklichkeit aber reduzierten sie sich selbst immer mehr auf ihr Äußeres und würden allein ihre Attraktivität als Schlüssel zum persönlichen Erfolg sehen. Natasha Walter ignoriert dabei aber das Faktum, dass heute Frauen so gut ausgebildet sind wie noch nie und in vielen Gesellschaften bereits einen Bildungsvorsprung gegenüber den Männern haben. Marina F. will sowohl schön als auch klug und erfolgreich sein. Sie hat zwei Masterstudien in der Tasche. Dennoch ist es für sie von großer Bedeutung – sie spricht von Rundumerneuerung –, sich die Haare zu färben, abzunehmen und ihr Gesicht sogar mithilfe der plastischen Chirurgie zu verändern. Auch in der Schönheitschirurgie ist ein massiver Gendergap zu beobachten – wie auch immer man das beurteilen mag.

Der männliche Minderwertigkeitskomplex

Freud hielt noch den Penis für den zentralen Unterschied der Geschlechter und unterstellte dem weiblichen Geschlecht einen *Penisneid.* Nicht ganz zu Unrecht wurde das von einer Reihe von feministischen Psychoanalytikerinnen wie etwa Luce Irigaray als *Phallozentrismus* kritisiert. Sie bringt hier ein wirklich gutes Argument, denn rein evolutionsbiologisch betrachtet ist dieses kleine Organ mitnichten ein Selbstzweck. Die deutsch-amerikanische Freud-Schülerin Karen Horney postulierte noch zu Lebzeiten Freuds den *männlichen Gebärneid.* Er – Freud – hat nie widersprochen. Dieser Gebärneid äußere sich beim Mann in einem Neid auf Schwangerschaft, Geburt und Mutterschaft. Prominente Analytiker wie der amerikanische Psychologe Bruno H. Bettelheim vertieften die Theorie mit eigenen Untersuchungen über Bräuche und Riten alt eingesessener Völker. *»Es spricht viel für die Annahme«*, schrieb die amerikanische Feministin Adrienne Rich, *»dass der männliche Geist schon immer von der Macht des Gedankens gequält wurde, für das Leben überhaupt abhängig zu sein von einer Frau.«*

Alfred Adler sprach von einem *Minderwertigkeitskomplex.* Damit meinte er das seelische Empfinden, das im Vergleich mit jemand anderem ein Gefühl der eigenen Unvollkommenheit ausdrückt. Nicht nur Männer entwickeln so einen Gebärneid. Auch Frauen können diesen unbewussten Konflikt in sich tragen, wie das Schicksal der beruflich höchst erfolgreichen Eva Maria B. anschaulich zeigt:

Fall 10: Die Verlorene

Die 39-jährige Eva Maria B. kommt zum Psychiater. *»Ich fühle mich verloren. Ich habe Super-Stress in der Arbeit. Obwohl es mir Spaß macht und ich viel Erfolg habe, geht es mir immer schlechter. Jeder andere wäre schon im Burnout. Ich arbeite 55 Stunden in der Woche und schaue mir am Abend noch die beruflichen Mails durch.*

Ich bin seit einem Jahr verheiratet und habe keine Kinder. Dafür habe ich zwei Katzen. Ich wollte immer Kinder.

Mein Mann hat zwei Töchter und einen Sohn aus erster Ehe. Die Töchter sind erwachsen und fast so alt wie ich. Er war 25 Jahre verheiratet und ist dann mit mir fremdgegangen. Meine Mutter sagt, dass meine Depression von meiner Kinderlosigkeit kommt. Kann sein, da ist schon was Wahres dran. Meine Stimmung ist gegen den Nullpunkt gegangen, als ich erfahren habe, dass die jüngere Tochter meines Mannes schwanger ist. Sie hat ihre Schwangerschaft zelebriert. Das hat sie nur gemacht, um ihre Ehe zu retten. Die ältere Tochter hat sogar zwei Söhne.

Ich war zweimal schwanger. Beide Male habe ich abgetrieben. Mit 19 Jahren war die Zeit für ein Kind nicht reif, und ich war mit dem falschen Mann zusammen. Mit 27 war ich mit einem steinreichen Arzt zusammen. Da wollte ich nicht, dass die Leute munkeln, dass ich wegen des Geldes schwanger geworden bin. Mit dem Vorwurf hätte ich nicht leben können. Außerdem hat er mir die Schuld gegeben. Er ist mit mir mit dem Taxi zur Abtreibungsklinik gefahren, um mich zu kontrollieren, und hat sich auch noch eine Taxiquittung geben lassen. Das hat mich zutiefst verletzt. Die Abtreibungen lassen mich nicht kalt. Gedanklich habe ich das oft durchgespielt, wie alt die Kinder jetzt wären. Ich versuche das wegzuschieben, weil es nichts bringt. Die schlimmste Erkenntnis wäre, wenn ich in einer Lebenslüge leben würde. Wenn ich draufkommen würde, dass die Abtreibungen Fehler waren und vergleichen würde, wie das wäre, wenn ich jetzt Kinder hätte …

Mit Männern habe ich immer Probleme gehabt. Ich hatte vorzugsweise reiche Verheiratete – die trennen sich nicht, alles bleibt unverbindlich und ich habe meine Ruhe. Ich war immer die heimliche Geliebte, die Nummer zwei. Zuerst hatte ich einige Industrielle, jetzt einen Arzt. Meine Partnerschaften haben maximal ein Jahr gedauert, eher kürzer.

Mein jetziger Mann ist eine Ausnahme. Bei dem bin ich geblieben. Erstmals wohne ich mit einem Mann zusammen. Ich habe mich komplett gewandelt: habe kein Interesse mehr, wegzugehen. Unsere Ehe geht ganz gut. Nur: meine Libido ist seit längerem entschwunden. Die war früher sehr ausgeprägt. Die jetzige Situation ist äußerst belastend für mich. Möglicherweise hängt das damit zusammen, dass ich immer alleine gewohnt habe. Jetzt wohnt sein 17-jähriger Sohn bei uns. Ich wusste nicht, ob er den Sex hört oder plötzlich im Schlafzimmer auftaucht. Mein Mann lässt immer die Türe offen, damit er reagieren kann, wenn der Herr Sohn ruft. Da ist guter Sex schwer.

In der Sexualität möchte ich nichts machen, weil er es sich so wünscht, sondern weil ich das so will. Ich verletze seine Gefühle – es ist der reine Krampf. Er glaubt immer wieder, es liegt an ihm. Er wird ganz unrund und aggressiv, wenn er eine Woche keinen Sex hat. Es ist schwer: er streichelt mich ständig und ich komme mir bedrängt vor.

Ich tue mir vor allem schwer mit seinen Töchtern. Ich könnte deren ältere Schwester sein. Die ältere ist nicht von meinem Mann. Das glaubt er nur. Ich habe nachgerechnet. Es geht sich nicht aus. Sie sieht aus wie ihre Mutter. Zwischen uns herrscht Rivalität, weil sie dicklich ist und ich schlank. Das ist der Grund. Außerdem leidet sie unter Haarausfall. Vielleicht mag sie mich nicht, weil sie mich für das Scheitern der Ehe ihres Vaters verantwortlich macht. Zu Recht. Wenn ich ihn nicht bestärkt hätte, ihm die Pistole auf die Brust gesetzt hätte, hätte er sich nie scheiden lassen. Dafür habe ich manchmal ein schlechtes Gewissen. Aber er wäre in dieser Ehe vor die Hunde gegangen. Er will keine Kinder mehr. Meine Gegenbedingung war daher Katzen und ein Garten, damit es die Katzen gut haben bei uns. Das hat er erfüllt. Aber der Kinderwunsch lässt mich nicht los. Meine biologi-

sche Uhr tickt. Die Karriere würde ich sofort eintauschen gegen ein Kind. Mein Mann hat jetzt als Kompromiss ein Pflegekind vorgeschlagen. Aber das ist nicht dasselbe.«

Frau B. leidet an einem unerfüllten Kinderwunsch. Gleichzeitig reibt sie sich an ihren fruchtbaren Stieftöchtern, die fast so alt sind wie sie. *»Meine biologische Uhr tickt«* ist eine beklemmende Feststellung, die einen erheblichen Geschlechtsunterschied bezeichnet: kein 39-jähriger Mann käme auf solch einen Gedanken. Die Aggression auf die Stieftöchter äußert sich in abwertenden Sticheleien: Die eine sei nur schwanger geworden, um ihre Ehe zu retten, die andere sei eigentlich gar keine Tochter ihres Mannes.

Die eigene Biologie ist im realen Leben des Menschen nicht ganz auszublenden. Da wären zuerst einmal die primären Geschlechtsmerkmale (und ihre Funktion), denen wir Dank der stimulierenden Diskussion um Penis- und Gebärneid schon begegnet sind: beim Mann Penis, Hoden, Nebenhoden und Samenwege; bei der Frau Eierstöcke, Eileiter, Gebärmutter und Vagina. Man unterscheidet auch zwischen einer *genetischen, gonadalen* (die Gonaden sind Keimdrüsen, also Hoden und Eierstock) und *genitalen* Dimension der Geschlechtlichkeit. All dies ist – aus evolutionsbiologischer Sicht – kein Selbstzweck. Wenn bisweilen auch alle Unterschiede zwischen Mann und Frau verdrängt wurden, die Gebärfähigkeit nicht. Sogar Alice Schwarzer räumte 1977 ein, dass die Gebärfähigkeit die einzige Verschiedenheit sei, die zwischen Mann und Frau bestehen bleibe. Darüber hinaus seien Unterschiede künstlich erzeugt und eine *»Frage der geformten seelischen Identität«*. Heute wissen wir mehr. Rund um die Nachkommenschaft gibt es einen psychodynamisch relevanten Gendergap: Während die weibliche

Fruchtbarkeit meist mit der Menopause zwischen dem 40. und dem 50. Lebensjahr endet, kann der Mann bis ins hohe Alter zeugen. Das garantiert eine nicht ganz so alte Mutter für das Kind, hat aber soziologisch unmittelbare Folgen für die Karriereplanung. An dieser Unterschiedlichkeit erhitzen sich oft die Gemüter in der Partnerschaft.

Die sekundären Geschlechtsmerkmale bilden sich in der Pubertät durch die Einwirkung von Hormonen. Dazu gehört beim Mann Bartwuchs, bei der Frau die Brustentwicklung. Die Journalistin Florence Williams widmet dem *Busen. Meisterwerk der Evolution* 2013 ein ganzes Buch. Sie betont, dass die weibliche Brust neben dem aufrechten Gang und der Sprache ein prägendes Charakteristikum des Menschen sei und gleichzeitig – bewusst oder unbewusst – das allgegenwärtigste Körperteil unserer Kultur. Das besagte Organ ist Anlass für hohe Emotionalität und tiefsten Sexismus. Es hat viel mit dem weiblichen Selbstbewusstsein zu tun und kann obendrein ernähren. Williams arbeitet in ihrem Buch – ähnlich wie die oben erwähnte Feministin Adrienne Rich – die Nähe zum Leben als wichtigen Aspekt des weiblichen Unbewussten heraus. Ein weiteres sekundäres Geschlechtsmerkmal, das mit der Pubertät hinzukommt, erinnert die Frau unbewusst einmal im Monat ein paar Tage lang an diesen zentralen Unterschied.

Wider die Verdrängung

Primäre und sekundäre Geschlechtsmerkmale sind also sehr deutlich auf das Leben hingeordnet. Zu den tertiären Geschlechtsmerkmalen zählen in der Medizin der jeweilige Körperbau, die Stimmlagen (Sopran und Alt versus Tenor und Bass) sowie geschlechtsspezifische Gefühle, Verhaltensweisen und Denkstrukturen. Diese Unterschiede der Geschlechter wurden im vergangenen Jahrhundert eher kleingeredet, ja oft sogar verdrängt. Eine der wichtigsten diesbezüglichen Tabubrecherinnen war um die Jahrtausendwende die US-Ärztin Marianne Legato. Die Kardiologin war auf Unterschiede bei Herzerkrankungen von Frauen und Männern gestoßen. Vor diesem Hintergrund begann sie, sich für eine geschlechtsspezifische Medizin stark zu machen. In ihrem Buch *Evas Rippe. Die Entdeckung der weiblichen Medizin* ging sie im Jahr 2002 mit deutlichen Worten an die Öffentlichkeit.

Sie bemängelte, dass die Medizin durch die Verdrängung des Geschlechterunterschieds bis dahin männerlastig gewesen sei und die Bedürfnisse der Frauen zu wenig Beachtung gefunden hätten. Gut gemeint ist eben nicht immer gut! Die meisten Studien seien an Männern gemacht worden und es sei unklar, ob die dabei erforschten Medikamente bei Frauen ebenso wirken würden wie bei Männern, betonte Legato. Viele an Männern erprobte Medikamente seien für Frauen sogar gefährlich, zeigte sich die Kardiologin überzeugt. Ihre Ideen sorgten für Aufsehen und fanden viel Beachtung. Legatos acht Thesen lauten:

»1. *Das männliche Gehirn ist größer und umfasst mehr Gehirnzellen als das weibliche. Dieses wiederum besitzt komplexere Verbindungen zwischen den Zellen beider Hirnhälften. Das mag erklären, warum Frauen sich nach einem Schlaganfall rascher und besser erholen.*

2. *Rauchen ist für Frauen wesentlich gefährlicher als für Männer, es beschädigt ein spezifisches weibliches Gen und reizt die Lunge wesentlich mehr. Dadurch ist das Risiko, an Krebs zu erkranken, für Frauen viermal höher als für Männer, und er wird öfter zu spät entdeckt.*

3. *Die Galle ist bei Männern und Frauen unterschiedlich zusammengesetzt. Frauen leiden daher häufiger an Gallensteinen.*

4. Der Magen einer Frau leert sich langsamer als der eines Mannes. Dies kann Magen-Darm-Komplikationen hervorrufen, wenn Frauen mit Medikamenten behandelt werden, die für den männlichen Organismus entwickelt wurden.

5. Durch Gewichtsabnahme sinkt im weiblichen Körper der Spiegel des Hormons Leptin, welches das Sättigungsgefühl reguliert. Aus diesem Grund nehmen Frauen möglicherweise nach einer Diät rascher wieder zu.

6. Die Symptome eines Herzinfarkts können bei Frauen eher wie eine Magenverstimmung erscheinen – völlig ›untypisch‹ für einen Herzanfall. Eine Fehldiagnose aber kann tödliche Folgen haben.

7. Asthma, Arthrose, Epilepsie, Migräne, Diabetes und Depressionen können in den Tagen vor der Periode schlimmer werden. Durch eine entsprechende Anpassung der Medikamente ließe sich dies vermeiden.

8. Frauen spüren Schmerzen intensiver als Männer. Sie haben auch häufiger Schmerzen in einem vom eigentlich erkrankten Organ entfernten Körperbereich: so genannte übertragene Schmerzen.«

Legatos Thesen mögen einen aggressiven Grundton besitzen, sie erwiesen sich aber biomedizinisch als ausgezeichnet abgesichert. Auf Legatos Betreiben gab die Weltgesundheitsorganisation WHO im Jahr 2001 eine Empfehlung heraus, Strategien gegen die Verdrängung des Unterschieds und für eine geschlechtsspezifische Gesundheitsvorsorge zu entwickeln. Als neuer Zweig der medizinischen Wissenschaft setzt die Gender-Medizin diese Empfehlung um. Die Gender-Medizin befasst sich mit den biologischen und sozialen Unterschieden von Männern und Frauen in allen Bereichen der Gesundheit. Marianne Legato gilt seither als die Begründerin der Gender-Medizin.

Als erste Professorin für Gender-Medizin im deutschen Sprachraum ist Alexandra Kautzky-Willer seit 2010 an der Medizinischen Universität Wien tätig. 2017 wurde sie von den österreichischen Journalisten sogar zur Wissenschaftlerin des Jahres gewählt. Sie bestätigt in einem Interview die Arbeit ihrer Kollegin Legato und bekräftigt, dass sich geschlechtsspezifische Unterschiede in allen Organen und Organsystemen finden ließen, sogar auf der Zellebene. Nach Kautzky-Willer bewirken die Sexualhormone erhebliche gesundheitliche Unterschiede, da sie nicht nur die Fortpflanzung, sondern auch den Stoffwechsel, das Immun- und Herz-Kreislaufsystem sowie den Energiehaushalt beeinflussen. Neben genetischen Verschiedenheiten seien die Sexualhormone eine der Hauptursachen dafür, dass einzelne Erkrankungen in einem bestimmten Lebensalter vermehrt auftreten.

Die Gender-Medizin erforscht heute – wie gesagt – die tertiären Geschlechtsmerkmale und kann schon mit vielen Resultaten aufwarten. Aber bleiben wir vorerst beim Körperbau und auch hier wieder beim Evidenten. Evidenz bezeichnet das dem Augenschein nach unbezweifelbar Erkennbare, für das es keine weiteren Beweise braucht. Mit Blick darauf stellen wir Folgendes fest. Erstens: Männer sind im Allgemeinen größer als Frauen. Das gilt für alle Erdteile und Kulturen. Und zweitens: Männer sind körperlich stärker als Frauen. Dies ist selbstverständlich und – bewusst oder unbewusst – ständig im Alltag präsent, etwa im Sport. Alle Weltrekorde, die mit körperlicher Leistungsfähigkeit zu tun haben – von Gewichtheben über alle Laufwettbewerbe, Hochsprung, Stabhochsprung, Weitsprung, Speerwurf, Diskuswurf, Kugelstoßen, Hürdenlauf, Dreisprung, Hammerwurf, usw. – werden ausnahmslos von Männern gehalten.

Männer tun sich auch leichter mit Werfen, Fangen und dem Einschätzen von sich bewegenden Objekten. Mit Handwurf (etwa mit einem Ball oder Dart-Pfeil) treffen sie ein Ziel besser, sie können Bälle besser fangen und die Geschwindigkeit von zwei beweglichen Objekten besser beurteilen, auch ob sie getroffen werden oder nicht. Das ist durch Studien belegt (Rammsayer & Lustnauer). Auf der Liste der fünfzig erfolgreichsten Dart-Spieler der Welt findet sich keine einzige Frau. In der olympischen Disziplin des Bogenschießens sind Männer dermaßen überlegen, dass es auch in dieser Disziplin eigene Wettkämpfe für Frauen gibt – obwohl Bogenschießen nichts mit Körperkraft zu tun hat. Frauen hingegen weisen in somatischer Hinsicht im Durchschnitt eine bessere Feinmotorik auf. Das zeigt sich etwa im *Purdue Pegboard Test*, bei dem Holzstifte in Löcher gesteckt werden müssen (Nicholson & Kimura). Evolutionsbiologen erklären die Unterschiede mit der früheren Aufgabe des männlichen Jägers und der sich anschließenden feinmotorischen Verarbeitung der Jagdbeute durch die Frauen.

Viele haben in Erinnerung, dass eine Frau 1973 im Tennissport gegen einen Mann – noch dazu einen Wimbledonsieger! – gewonnen hat. »Battle of Sexes« wurde das Match genannt. Etwas weniger bekannt ist allerdings, dass die Frau, Billie Jean King, damals 29 Jahre alt und durchtrainiert war. Ihr Gegner Bobby Riggs war 55 Jahre alt und im Ruhestand. Wimbledon hatte er zwar tatsächlich gewonnen, aber 24 Jahre früher. Noch weniger bekannt ist, dass derselbe Riggs im selben Jahr, in dem er gegen King verlor, die damalige Nummer 1 im Frauentennis, Margaret Court, regelrecht vom Platz gefegt hatte. Riggs gewann 6:2, 6:1. Das Spiel gegen Court wurde später humorvoll als »Muttertagsmassaker« bezeichnet. Heute ist es in Vergessenheit (Verdrängung) geraten.

Vor Marianne Legato wurde auch in der Medizin immer wieder versucht, den somatischen Unterschied zwischen Mann und Frau zu verdrängen. So vermeldete etwa die *New York Times* am 7. Januar 1992, die Sportphysiologen Brian Whipp und Susan Ward von der University of California würden Frauen im Sport auf der Überholspur sehen. Die beiden Wissenschaftler hatten die Rekordentwicklung in den fünf wichtigsten olympischen Laufwettbewerben von 1920 bis 1990 analysiert und festgestellt, dass sich die Bestzeiten der Frauen bei den Sprints doppelt so schnell verbessert hatten wie jene der Männer. Bis 2050, folgerten sie, würde der Geschlechterunterschied verschwunden sein. Diese Hypothese stellte sich als Irrtum heraus: der von Whipp und Ward hervorgehobene Rekord von Florence Griffith-Joyner (10,49 Sekunden) im 100 Meter-Lauf aus dem Jahr 1988 wurde die nächsten 30 Jahre nicht getoppt, während der Weltrekord der Männer von 1988 (Carl Lewis, 9,92 Sekunden) in derselben Zeitspanne um 35 Hundertstel verbessert wurde. Ganz im Sinne dieser Verdrängung behauptet die Genderforscherin Malin Ah-King von der Uppsala Universität in Schweden im Jahr 2014 in ihrem Buch *Genderperspektiven in der Biologie,* Männer und Frauen würden sich in ihrer Muskelmasse hauptsächlich deswegen unterscheiden, weil sie anders erzogen wurden: *»Zum Beispiel können Erwartungen an das, was Weibliches und Männliches ausmacht, beeinflussen, wie Mädchen und Jungen trainieren und damit Muskelmasse entwickeln.«*

Grundlagen der Gender-Medizin

Durch die moderne Gender-Medizin wissen wir heute, warum Männer im Sport mehr Leistung erbringen können: Frauen besitzen im Durchschnitt nur etwa zwei Drittel der physischen Leistungsfähigkeit von Männern. Sie haben im Durchschnitt 55 Prozent der Muskelkraft und 67 Prozent der Ausdauerleistungsfähigkeit von Männern. Bei Klimmzügen sind es sogar nur 35 Prozent. Noch dazu beträgt die maximale Sauerstoffaufnahme bei Männern dreieinhalb Liter, bei Frauen rund zwei Liter pro Minute. Männer verfügen über die zehnfache Menge an Testosteron, das die Bildung roter Blutkörperchen anregt. Zudem haben Männer im Verhältnis zur Körpergröße mehr Muskeln.

Männer haben aber nicht nur mehr Muskeln, sie haben auch härtere Knochen als Frauen, selbst dann noch, wenn man sie mit der Körpergröße in Relation setzt (Nieves et al. 2005). Selbst die Beckenform ist bei Männern und Frauen so eindeutig verschieden, dass Medizinstudenten aller Zeiten und Kulturen die Unterscheidung als Prüfungsfrage beherrschen mussten. Rein biologisch betrachtet sollte durch das weibliche Becken ein Babykopf passen. Das knöcherne männliche Becken könnte das trotz seiner größeren Ausmaße nie leisten.

Mann und Frau unterscheiden sich physiologisch auch in der durchschnittlichen Verteilung von Körperwasser und Körperfett (Männer 21 Prozent, Frauen 28 Prozent Fett). Im gesamten Hormonhaushalt, in den Elektrolyten im Blut, im Blutbild, den Lipoproteinen, in den Leber- und Nierenwerten, in der Gallenflüssigkeit. Auch in der Pharmakokinetik (so bezeichnet man die Verarbeitung und Wirkung von Medikamenten) gibt es nachweisbare Unterschiede. Sogar die Hautbeschaffenheit und der Eisengehalt der Netzhaut (Retina) sind bei Mann und Frau verschieden. Frauen haben im Verhältnis zu ihrem Körper kleinere Füße als Männer. Männer wiederum wiegen 15 Prozent mehr als Frauen, haben eine breitere Taille, breitere Schultern und schmalere Hüften.

Nicht nur der Körperbau, auch das Gangbild ist bei Männern und Frauen signifikant verschieden, wie eine Studie des Biopsychologen Nikolaus Troje von der deutschen Ruhr-Universität Bochum mit eindrucksvollen Bildern belegen konnte. Diese geschlechtsspezifischen Gangarten bilden sich bereits ab dem vierten Lebensjahr heraus. Sie werden von Männern und Frauen weiter kultiviert und betont, um auf das andere Geschlecht interessant, attraktiv oder gar verführerisch zu wirken. Kultur verstärkt also die vorhandene Natur, um den Eros zu steigern.

All die biomedizinischen Unterschiede erklären auch die asymmetrische Verteilung von Krankheiten. Männer haben außer Prostatakrebs auch häufiger Aortenaneurysmen, so bezeichnet man die krankhafte Ausweitung der Hauptschlagader. Männer bekommen früher und häufiger Diabetes und Herzinfarkte. Sie sind viel häufiger von der Rot-Grün-Sehschwäche betroffen, bei der die zwei Farben nur schlecht voneinander unterschieden werden können. Die Rot-Grün-Schwäche wird auf dem X-Chromosom vererbt. Frauen besitzen zwei X-Chromosome (XX), Männer nur eines (XY). Aus demselben Grund haben fast nur Männer die sogenannte Bluterkrankheit, bei der die Blutgerinnung gestört ist. Abgesehen vom Eierstockkrebs und Endometriose (gutartige Wucherung der Gebärmutterschleimhaut) haben Frauen unter anderem wesentlich häufiger Brustkrebs (ja, das gibt es auch bei Männern!), Osteoporose, Autoimmunkrankheiten wie das Sjögren Syndrom und Sklerodermie, Multiple Sklerose sowie die Alzheimer Demenz. Die Lebenserwartung des weiblichen Teils der Menschheit liegt mehrere Jahre höher – und zwar in sämtlichen Kulturen der Welt. Wer heute in Deutschland als Junge geboren wird, lebt im Schnitt 77,7 Jahre, Frauen dagegen 82,8 Jahre.

Geschlechtssensibel verdrahtet: Die Gender-Neurologie

Das wichtigste körperliche Organ des Menschen ist aber wohl das Gehirn. Hier ist – wie bereits erwähnt – das Bewusstsein lokalisiert. Auch das Unbewusste hat hier seinen Sitz. Nicht zufällig befasst sich Legato gleich in ihrer ersten These damit. Zwar sind sich alle neuropathologischen oder bildgebenden Studien einig, dass sich das männliche und das weibliche Gehirn massiv unterscheiden. Dennoch vernachlässigten im vorigen Jahrhundert die meisten Studien das Geschlecht als biologische Variable. Der Neurowissenschaftler Larry Cahill von der University of California in Irvine kritisiert das als schweren wissenschaftlichen Fehler. Cahill schätzt, dass in den 1990er und den 2000er Jahren bis zu 95 Prozent der Forschungen diesen Fauxpas begangen hätten und bestätigt die Pionierarbeit von Legato. Glücklicherweise, sagt Cahill, hätten sich die Zeiten geändert. Dank der Gender-Medizin konnte in den letzten Jahren der Einfluss des biologischen Geschlechtes auf praktisch alle Hirnfunktionen herausgearbeitet werden.

Schon 2001 hatte die US-amerikanische Akademie der Wissenschaften unter Legatos Einfluss in einer öffentlichen Stellungnahme betont, dass viele Aspekte von Hirnfunktion wichtige – wenn auch noch kaum verständliche – Geschlechterunterschiede zeigen würden (Wizemann und Pardu 2001). Zehn Jahre später gab das National Institute of Mental Health (NIMH, 2011) unter US-Präsident Barack Obama ein viel deutlicheres Kommunikee heraus: Darin hieß es unumwunden, es gebe massive Unterschiede in der Hirnstruktur. Daher sei das Geschlecht eine wichtige Variable, die man in experimentellen und klinischen Studien von nun an nicht mehr ignorieren dürfe. Seither haben viele andere staatlichen Geldgeber in den USA und Europa diese Position übernommen.

Die Nationalen Gesundheitsinstitute der USA (National Institutes of Health = NIH) sind eine Behörde des US-amerikanischen Gesundheitsministeriums, die für biomedizinische Forschung zuständig ist. Aufgrund der überwältigenden Studienlage schreiben die NIH seit 2011 für alle Forschungen das Geschlecht als biologische Variable zwingend vor. Das bedeutet: die Kategorien männlich und weiblich dürfen in der Forschung nicht mehr ausgeblendet werden! Den Unterschied der Geschlechter zu ignorieren, würde den Erkenntniszuwachs hemmen und damit die Gesundheit von Männern und Frauen gefährden.

Der Chefredakteur des *Journal of Neuroscience Research*, Eric M. Prager, weiß sich der Gender-Medizin verpflichtet. 2017 machte er das Thema zu einem Schwerpunkt seiner wissenschaftlichen Zeitschrift. Seither müssen alle Wissenschaftler, die eine Arbeit bei dem renommierten Journal einreichen wollen, offenlegen, ob ihre Studie an männlichen oder weiblichen Gehirnen durchgeführt wurde. Damit ist eine qualitativ hochwertige Forschung gewährleistet. Prager ist überzeugt: *»Das Geschlecht ist nicht nur grobanatomisch relevant, weil sich das männliche und weibliche Gehirn in Größe und Verbindungsbahnen unterscheidet, sondern es unterscheidet sich auch unter dem Mikroskop.«*[3]

Prager bestätigt ebenfalls Legato und kritisiert den alten status quo, das Geschlecht gewohnheitsmäßig unter den Tisch zu kehren. Von einem Geschlecht (meistens männlich) auf das andere (weibliche) Gehirn zu schließen, wie es oft gemacht wurde, ist laut Prager heute wissenschaftlich nicht mehr zulässig.

Es war eine Frau, die die erste These Legatos umfassend bestätigte: Die Wissenschaftlerin Amber Ruigrok von der Universität Cambridge fasste 2014 in einer großen Metaanalyse die Forschungsergebnisse der 167 besten Magnetresonanz-Studien des Gehirns zusammen. Das wichtigste Ergebnis: Männer haben elf Prozent mehr Gehirnvolumen und dabei im Vergleich zu Frauen deutlich mehr weiße als graue Substanz (das bedeutet mehr Gehirnzellkörper als Verbindungsbahnen). Dass Männer größere und auch schwerere Gehirne haben als Frauen (selbst im Vergleich zur Körpergröße) ist bereits seit längerem Konsens in der Wissenschaft. Das war schon in den 1990er Jahren aus Einzelstudien bekannt.[4]

---

3 Im Original: »Sex matters not only at the macroscopic level, where male and female brains have been found to differ in size and connectivity, but at the microscopic level too.«

4 Filipek et al., 1994; Witelson et al., 1995; Passe et al., 1997; Rabinowicz et al., 1999; Nopoulos et al., 2000; Goldstein et al., 2001.

Die Unterschiede, die Amber Ruigrok im Geschlechtervergleich fand, umfassen praktisch jede Hirnregion. Sie werden in ihrer Publikation detailreich aufgeführt.[5] Diese heute völlig unbestrittenen biologischen Geschlechtsunterschiede des Gehirns – Fachleute sprechen vom *Sexualdimorphismus* – legen Unterschiede in der Gehirnfunktion nahe: sowohl in unterschiedlichen Verhaltensmustern (Kapitel 4) als auch im unterschiedlichen Denken (Kapitel 5).

Die leibliche Begegnung der Geschlechter

Beim Tanz der Geschlechter kann man die Bedeutung der Körperlichkeit nicht genug betonen. Gerade diese offensichtliche Tatsache wird heute vielfach vergessen, ignoriert oder verdrängt. Wenn ein psychisch ausgeglichener Mensch einem anderen gegenübertritt, dann nimmt er – von Natur

5 Die komplizierten Ergebnisse von Amber Ruigrok im Detail (nur für akribische Gehirnanatomen interessant): Männer haben eine größere und zelldichtere linke Amygdala, Hippocampus, Insel und Putamen. Männer haben außerdem mehr Zelldichte im Kleinhirn und im linken Claustrum, mehr Volumen in den beiden vorderen parahippokampale Gyri, im hinteren Gyrus cinguli, im Precuneus, in den Temporalpolen, im Gebiete des linken hinteren und vorderen Gyrus cinguli, in der rechten Amygdala, im Hippocampus und im Putamen. Frauen haben hingegen eine höhere Zelldichte im linken Frontalpol und größere Volumina im rechten Frontalpol, im mittleren Frontalgyrus, im Pars triangularis, im Planum temporale, im vorderen Gyrus cinguli, in der Inselregion, im Heschl'scher Gyrus, im Thalamus auf beiden Seiten und im Precuneus, im linken Gyrus parahippocampalis und im occipitalen Cortex. Mit anderen Worten: Die Volumina in den limbischen Gebieten auf beiden Seiten und im linken hinteren Gyrus cinguli sind bei Männern größer, und es zeigen sich Zellverdichtungen auf der linken Seite des limbischen Systems. Bei den Frauen hingegen finden sich größere Volumina in den Gebieten der rechten Hemisphäre, die mit Sprache zu tun haben, und mehrere limbische Strukturen (wie der rechte Inselcortex und der vordere Gyrus cinguli). Goldstein und Mitarbeiter zeigten schon 13 Jahre vorher in einer großangelegten Studie etwa dieselben erheblichen anatomische Gehirnunterschiede zwischen den Geschlechtern.

aus – zuerst unbewusst dessen körperliche Konstitution wahr. Der menschliche Augapfel kann nur ausgedehnte Körper wahrnehmen, keine unbeleibten Emotionen, Ideen oder Ideologien. Das nimmt der kleine Prinz des Antoine de Saint-Exupéry dem Menschen wohl übel, wenn er sagt, dass das Wesentliche für das Auge unsichtbar ist. Aber das ist bei irdischen Lebewesen nun mal so. Erst allmählich – aber auch dies geschieht über die Wahrnehmungen der Körperlichkeit – wird die emotionale und kognitive Konstitution registriert. Jede Begegnung ist damit von Anfang an geschlechtlich geprägt.

Wie wichtig das Geschlecht des Gegenübers ist, hat der schwedische Neurowissenschaftler Colin Chapman im Jahr 2018 zeigen können: Das bloße (biologische) Geschlecht des Versuchsleiters hat einen direkten Einfluss auf die kognitiven, emotionalen und sogar körperlichen Leistungen von Versuchspersonen des anderen Geschlechtes. Das alles passiert unbewusst: Unterschiede im Geschlecht des Untersuchers findet man im Gehirnstrombild von männlichen und weiblichen Testpersonen. Wenn Männer testen, ist die Kreativität beim Problemlösen von weiblichen Versuchspersonen deutlich höher, als wenn sie von Frauen befragt werden. Frauen lernen auch wesentlich schneller Buchstabenfolgen, wenn sie von Männern geprüft werden. Bei männlichen Testleitern schaffen Frauen mehr Sit-ups und laufen schneller als bei weiblichen Testleitern. Auch der Kommunikationsstil zwischen einem Ehepaar unterscheidet sich, abhängig vom Geschlecht des Therapeuten, der ihnen gegenübersitzt.

Männliche Skateboarder gehen nachweislich mehr Risiko ein, wenn sie von einer Frau als Testleiterin beobachtet werden. Dieses Verhalten geht auf einem erhöhten Testosteronspiegel zurück. Männer stoßen bei einer weiblichen Testleiterin über den Schweiß eine höhere Konzentration von Testosteron aus.

Unter weiblicher Beobachtung tolerieren sie im Experiment wesentlich stärkeren Schmerz. Weibliche Testleiter reduzieren physische Aggression bei Männern, während ein Test unter Leitung eines Mannes die Aggression potenziert. Wenn allerdings ein (testimmanenter) Provokateur den Raum betritt, dann reagieren Männer in Gegenwart einer weiblichen Forscherin noch aggressiver als bei einem männlichen Prüfer. Unter weiblicher Obhut zeigen Männer viel weniger Misstrauen und mehr Teamgeist in einer Spielsituation als bei der Beobachtung durch einen männlichen Wissenschaftler. Ein bisschen hängt die Performance vor einer Frau auch vom männlichen Selbstvertrauen ab: Gelassene Männer sind bei weiblichen Testleitern bei Gedächtnistests besser als bei männlichen Prüfern, ängstliche Männer hingegen verlieren bei Frauen scheinbar die Nerven und sacken in der Leistung ab. Soweit die Metaanalyse von Chapman.

Zur Abrundung eine Ergänzung, die über die Körperlichkeit hinausgeht: Der Australische Psychologe Brendan Zietsch untersuchte 2011 über 27.000 Probanden (Ehepaare und ihre Eltern) um herauszufinden, nach welchen Kriterien sich Menschen für einen Partner entscheiden. Erhoben wurde Body-Mass-Index, Körpergröße, Ausbildung, Einkommen, Religiosität, Weltanschauung und eine Vielzahl von Persönlichkeitsmerkmalen. Die Ergebnisse bestätigen die Attraktivitätsforschung: in fast allen Parametern wurde die Gegensätzlichkeit gesucht. Nur bei zwei Parametern ergaben sich interessanterweise hochsignifikante Gemeinsamkeiten: Religiosität und Weltanschauung. Diesbezüglich gilt das Sprichwort: »Gleich und gleich gesellt sich gerne«.

Die Analyse des somatischen Eros in diesem Kapitel dient keinesfalls dazu, althergebrachte Rollenbilder »biologisch« zu zementieren. Es geht vielmehr darum, den Geschlechtern in ihrer Unterschiedlichkeit gerecht zu werden. Beziehung gelingt nur, wenn sich die Geschlechter in ihrer Verschiedenheit gleichberechtigt auf Augenhöhe begegnen. Dafür ist das bewusste Wahrnehmen der eigenen, oft unbewussten (und manchmal verdrängten) somatischen Dimension eine wichtige Voraussetzung.

4

Der emotionale Eros: Der junge Mann und das Meer

In Ernest Hemingways Meisternovelle von 1951 ringt der alte Mann mit den geheimnisvollen Urkräften des Meeres. Auch die Welt der Gefühle, die Thymopsyche, ist ein weites, mitunter tobendes Meer – mit asymmetrischer Begabung der Geschlechter, wie wir sehen werden. Die intuitive Anziehung zwischen dem Männlichen und dem Weiblichen hat neben der körperlichen (Kapitel 3) und geistigen (Kapitel 5) auch diese emotionale Dimension. Der thymopsychische Eros wirkt umso prickelnder und aufregender, je verschiedener die beiden Pole sind, die sich anziehen. Die Gefühlswelt ist größtenteils unbewusst und eng mit Soma und Noos, also mit der körperlichen und geistigen Welt, verschaltet. Wie man sich fühlt und wovon man sich angezogen fühlt, ist meistens nicht die Folge einer bewussten Entscheidung. Aus Sicht des US-amerikanischen Evolutionspsychologen David M. Buss von der University of Texas in Austin liegt schon allein deshalb die Wahrscheinlichkeit, dass Mann und Frau dieselbe Psyche haben, bei Null.

Die Millennials Benjamin und Sophie B. leiden an ihrer Ehe. Nach anfänglichem Hochgefühl ist nicht nur der Alltag eingekehrt, sondern auch ein scharfer Unterton, der jede Begegnung unangenehm macht. Bemerkenswert ist, wonach sich Benjamin sehnt.

Fall 11: Der Machtkampf

Benjamin B. kommt zum Psychiater. Er ist 32 Jahre alt, selbstständiger Architekt mit zehn Angestellten – und unglücklich mit Sophie verheiratet. Sie haben zusammen einen zweijährigen Sohn, der seit einem Jahr in die Kinderkrippe geht. Sophie ist ein Jahr jünger als ihr Mann und arbeitet in einer Bank.

»Ich glaube an das Konzept der Ehe. Ich liebe meine Frau, aber ich weiß nicht mehr weiter. Wenn alles nach ihrem Kopf geht, dann funktioniert die Beziehung gut. Wenn nicht, hängt der Haussegen schief. Dann kommt es zu Geschrei und hysterischen Wortgefechten. Ich bin eigentlich im Büro ein Ruhepol, aber dann verliere auch ich meine Nerven. In unserer Ehe ist alles ein Machtkampf geworden. Seit der Geburt des Kindes hat sich alles noch verschärft. Ich stehe zwischen den Möglichkeiten der Konfrontation und der Resignation.

Ich arbeite im Büro oft bis zu 12 Stunden pro Tag, von sieben bis sieben. Ich habe das Büro vor drei Jahren von meinem Vater übernommen. Jetzt muss ich den Kunden und den Mitarbeitern zeigen, dass ich das Schiff lenken kann. Im Büro fühle ich mich wohl – zuhause nicht mehr. Da ist keine Wärme, kein Wohlwollen, meine Frau hat ihre Weiblichkeit gegen Kampfsucht eingetauscht. Sie zwingt mich trotz meiner 70 Stundenwoche, mindestens 50 Prozent des Haushaltes zu machen. Sie wirft mir vor, dass ich sie nicht unterstütze, dass alles an ihr hängen würde. Ich wische die Böden und sauge am Wochenende die Wohnung und mache die Küche. Sie macht die Wäsche, das Bad und die Toiletten.

Wenn ich heimkomme, meist um 19 Uhr, habe ich Kinderdienst und meine Frau erholt sich vom Büro. Sie ist meistens schon um 16 Uhr da, dann versorgt sie den Buben. Um

20 Uhr essen wir zu Abend. Danach räume ich die Wohnung auf, während sie den Buben ins Bett bringt – sprich, sie legt sich mit ihm ins Bett und sie kuscheln. Sauberkeit ist ihr in der 80-Quadratmeter-Wohnung sehr wichtig – übertrieben, nach meinem Geschmack. In der Nacht mache ich zu 75 Prozent den Babydienst, weil sie sagt, dass sie für ihren Job ausgeschlafen sein muss und ich eh zu wenig im Haushalt helfe. Wenn ich Kopfschmerzen habe und ins Bett muss – ich leide an schwerer Migräne –, dann schreit sie mich an, dass ich noch die Küche aufräumen muss.

Wenn ich heimkomme, muss ich sofort Hausschuhe anziehen, was ich hasse. Keinesfalls darf ich in Socken herumlaufen, geschweige denn in Straßenschuhen. Sie will meinen Tagesablauf kontrollieren, loggt sich ständig in meinen elektronischen Kalender ein und überprüft, mit wem ich mich wie lange treffe. Ich hingegen darf über ihren Beruf kaum etwas wissen, schon gar nicht über ihre Termine. Sie hat bereits zwei Paartherapien abgebrochen, weil sie den Therapeutinnen stereotypes Denken unterstellt hat. Das hatte ich eigentlich bei denen nicht beobachtet. Sexuell läuft zwischen uns im Moment gar nichts mehr. Das ist im Grunde seit Beginn der Schwangerschaft so. Es kommt nicht einmal zu zärtliche Berührungen. Aus dem gemeinsamen Schlafzimmer musste ich schon vor langer Zeit ausziehen.

Ich finde es super, dass sie sich um ihre Karriere kümmert. Ich will auf keinen Fall mit so einer geistlosen Hausfrau verheiratet sein, die nichts im Kopf hat als Modezeitschriften. Aber ich spüre gar nicht mehr, dass ich mit einer Frau verheiratet bin. Es fühlt sich an, als wäre ich mit einem Feind oder Konkurrenten zusammen; mit einem schlecht gelaunten Beamten, der ständig schaut, dass ich ja nicht weniger arbeite als er. Sie ist so hart geworden. Früher war sie fürsorglich und aufmerksam, hat mich intuitiv verstanden und war in meinen Ablösungskämpfen von meinem dominanten Vater bedingungslos auf meiner Seite. Ich konnte mich ganz auf sie verlassen.« Herr B. hält kurz inne und starrt in die Luft.

Dann fährt er fort: *»Auch sonst hat sie immer für mich Partei ergriffen und war stolz auf mich und meine Projekte. Dafür interessiert sie sich jetzt gar nicht mehr. Wenn Besuch kam, hat sie oft mit Begeisterung Fotos von den Gebäuden gezeigt, die ich entworfen habe. Sie ist früher immer mit unseren Freunden in Kontakt geblieben, hat mit den Frauen regelmäßig telefoniert und die Ehepaare regelmäßig zum Abendessen eingeladen. Das war besonders in ihrer Elternzeit so. Sie hat niemanden übersehen und mir auch mal einen Tipp gegeben, mit welchem meiner Freunde ich mich treffen soll, weil es ihm vielleicht nicht gut geht – oder es die Freundschaft braucht. Außerdem hat sie mir so gut zugehört und konnte mich schnell beruhigen und besänftigen, wenn ich einmal in Rage war.*

Manchmal hat sie nur für mich richtig aufgekocht! Sie war zärtlich und ich durfte sie immer berühren. Sie war so wunderschön emotional, hat mir vertraut und sich bei mir ausgeweint – sie konnte früher mir gegenüber schwach sein. Das war schön, dorthin will ich zurück. Ich weiß nicht, was in sie gefahren ist oder was ich ihr angetan habe. Sie sagt, ich bin schuld, ich liebe sie nicht mehr und ihr Liebestank ist leer.«

Was Herr und Frau B. da erleben, ist äußerst unerfreulich. Trotz der einseitigen und subjektiven Schilderung können wir davon ausgehen, dass auch Frau B. unter der Situation leidet. Für den Paartherapeuten wäre es essenziell, nun die andere Seite kennenzulernen. Was ist passiert, dass sich das Blatt so gewendet hat? Mit Sicherheit hat Frau B. kritische Anmerkungen zu ihrem Mann, die er nicht berichtet hat. *Audiatur et altera pars,* man höre auch die andere Seite, ist einer der klügsten Grundsätze des römischen Rechts. Das ist hier leider nicht möglich. Deshalb legen wir unser Augenmerk jetzt auf die Sehnsucht des Mannes. Er ist ein moderner Mann und erwartet keine simpel gestrickte Weiblichkeits-Stereotypie, will aber trotzdem, dass seine Frau nicht mehr so hart ist, sondern weich, verständnisvoll, loyal und bewundernd wie in früheren Zeiten.

Die Begabung für das Du

Versuchen wir das aufzuschlüsseln. Zuerst beklagt Benjamin B., seiner Frau sei die Weiblichkeit abhanden gekommen. Das begründet er mit ihrem fehlenden Einfühlungsvermögen. Früher sei sie einfühlsam gewesen, jetzt nicht mehr. Was sagt die moderne Gender-Psychologie dazu? Einfühlungsvermögen nennt man Empathie. Empathie ist das Vermögen, die Gefühle und Gedanken eines anderen Menschen zu erkennen und darauf mit angemessenen eigenen Gefühlen reagieren zu können. Empathie ist damit das Gegenteil von sachlicher Distanz. Bei der Empathie geht es darum, im eigenen Inneren eine emotionale Reaktion zu spüren, die durch die Emotion der anderen Person ausgelöst wird. Wer sich in einen anderen Menschen einfühlt, will ihn verstehen, sein Verhalten vorhersagen und eine emotionale Verbindung zu ihm herstellen. Verhaltensweisen und Emotionen folgen keinen wirklich berechenbaren Gesetzen. Da sind Frauen den Männern bei weitem überlegen. Sie können sich nicht nur besser in Frauen, sondern sogar besser in Männer hineinversetzen!

Das ist durch viele Studien belegt: Der Empathiequotient misst wissenschaftlich, wie stark man fremde Gefühle wahrnimmt und wie stark sie einen beeinflussen. Er ist in allen

Studien bei Frauen (im Schnitt) deutlich höher als bei den Männern (Baron-Cohen & Wheelwright 2004). In einer groß angelegten Untersuchung mit fast 90.000 Teilnehmern konnte das 2017 deutlich bestätigt werden (Warrier et al.). Frauen reagieren auch sensibler auf Gesichtsausdrücke, was man etwa durch den *EU-Emotion Stimulus Set Test* gut prüfen kann (O'Reilly et al., 2016). Sie sind auch besser im *Reading the mind in the eyes-Test* (Warrier et al. 2017): Das bedeutet, dass sie bei einem Foto von Augen intuitiv besser die Stimmung der abgebildeten Person erfassen können als Männer. Frauen erkennen und verarbeiten auch negative Emotionen bei anderen Menschen besser als Männer.[6] Das wird zum Teil hormonell gesteuert: Forscher konnten nachweisen, dass eine Testosteronspritze (also das männliche Sexualhormon) die Empathie von Frauen kurzfristig reduziert (Bos et al., 2016).

Der Grund für diese Empathie-Fähigkeit ist das weibliche Gehirn: Die Arbeitsgruppe rund um die junge Neurowissenschaftlerin Yawei Cheng aus Taiwan konnte mit verschiedenen Hirnstudien zeigen, dass Frauen ein viel stärker ausgebildetes Netz an Spiegelneuronen aufweisen. Spiegelneuronen sind für die Gefühlserkennung des Gegenübers verantwortlich, also letztlich für die Empathie. Sie spiegeln die Emotionen des Gesprächspartners. In Deutschland haben der Psychologe Martin Schulte-Rüther und seine Mitarbeiter von der Universität Aachen die Arbeiten von Frau Cheng überprüft und kamen zum selben Ergebnis.

---

6 Babchuk et al., 1985; Hampson et al., 2006; McClure, 2000.

Sehnsucht nach Emotionalität

Benjamin B. spricht respektvoll und sehnsüchtig von der Emotionalität seiner Frau, die sie von ihm abgewandt hat. »*Sie war zärtlich und ich durfte sie immer berühren. Sie war so wunderschön emotional, hat mir vertraut und sich bei mir ausgeweint – sie konnte früher mir gegenüber schwach sein. Das war schön, dorthin will ich zurück.*« Interessant: er wünscht sich nicht Stärke und Entschlossenheit von seiner Partnerin – ganz im Gegensatz zu Frau Ü. (Fall 1) –, sondern fast das Gegenteil. Man kann Herrn B. aber keinesfalls als jemanden abtun, der seine Frau hinter den Herd stecken will. Er verbindet Emotionalität mit Weiblichkeit. Hat er diesbezüglich recht?

Ja. Die entsprechenden Studien über die Emotionen sind ein deutliches Fenster ins geschlechtsspezifische Unbewusste. Hier zeigen sich besonders große Unterschiede (Brody & Hall, 2008; McLean & Anderson, 2009). So belegt eine groß angelegte Metaanalyse, dass Frauen mehr negative Emotionen aufweisen als Männer – im speziellen die drei Parameter *Schuldgefühle*, *Schamgefühle* und *Verlegenheit* (Else-Quest et al., 2012). Es ist leider nicht untersucht worden, ob die Schuldgefühle zu Recht oder zu Unrecht bestehen. Psychotherapeutisch wäre das sehr wichtig gewesen. Dennoch beleuchtet das Ergebnis einen hochinteressanten Aspekt: Schuld, Scham, Verlegenheit setzen allesamt soziale Vernetzung voraus. Männer dagegen erwiesen sich als schamloser, deutlich weniger verlegen und haderten nicht so mit Schuldgefühlen. Damit sind sie im sozialen Kontext deutlich rücksichtsloser, mitunter skrupelloser. Derselbe Unterschied der Geschlechter findet sich übrigens schon bei Kindern (Chaplin & Aldao, 2013). Was lässt sich aus den Ergebnissen dieser Studien für das geschlechtsspezifische Unbewusste rückschließen?

Könnte der Unterschied an der verschiedenen Selbsteinschätzung von Männern und Frauen liegen? Ist es möglich, dass sich Männer in Fragebögen selbstsicherer präsentieren? Nein, denn auch in der professionellen Fremdeinschätzung von Psychiatern und Psychologen zeigen sich dieselben Unterschiede zwischen den Geschlechtern.[7] Diese Unterschiede beschränken sich nicht nur auf ein Land oder eine Kultur. Sie sind ein kulturübergreifendes Phänomen: In 37 Länder zeigten sich überall mehr negative Emotionen bei Frauen (Fischer et al., 2004); in 18 Kulturen fanden sich einheitlich mehr Sozialphobie bei Frauen (Caballo et al., 2014). Auch die Prüfungsangst bei weibliche Jugendlichen war in 12 untersuchten Ländern überall stärker als bei Jungen (Bodas & Ollendick, 2005).

Frauen erkennen und verarbeiten negative Emotionen, die sie bei anderen Menschen wahrnehmen, besser als Männer.[8] Sie weisen also wieder mehr Einfühlungsvermögen auf. In Partnerschaften berichten Frauen von mehr negativen Emotionen, wenn sie von ihrem Mann zurückgewiesen werden. Männer zeigen mehr negativen Emotionen, wenn ihre Partnerin mehr emotionale Nähe will (Brody et al., 2002). Frauen indessen formulieren laut entsprechenden Studien im geschriebenen und gesprochenen Wort unbewusst mehr negative Emotionen als Männer das tun (Burke et al., 1976; Levenson et al., 1994).

Männer und Frauen unterscheiden sich erwartungsgemäß auch in den Gehirnregionen, in denen sie die Reaktionen auf unangenehme Stimuli verarbeiten (Domes et al., 2010; McRae et al., 2008). Frauen sind wesentlich häufiger emotional hochsensibel als Männer. Im Experiment reagieren sie negativer auf unangenehme Stimuli.[9] Zum Beispiel leiden Frauen bei der Konfrontation mit unangenehmen Bildern (verstümmelte Lei-

7 Diener et al., 1985; Fujita et al., 1991; Seidlitz & Diener, 1998.

8 Babchuk et al., 1985; Hampson et al., 2006; McClure, 2000.

9 Chentsova-Dutton & Tsai, 2007; Bradley et al., 2001; Grossman & Wood, 1993.

chen, körperliche Gewalt, leidende oder tote Tiere) mehr. Dieser Geschlechterunterschied bleibt unabhängig vom Alter der Versuchspersonen bestehen: vom 21. bis zum 80. Lebensjahr (Gomez et al., 2013). Frauen reagierten deutlich trauriger als Männer auf traurige Filme und mit mehr Angst und Ekel auf beängstigende und ekelhafte Filme. Männer dagegen reagieren mit mehr Fröhlichkeit auf lustige Filme (Kring & Gordon 1998).

Eine besondere Form der Emotionalität (gewissermaßen ihre Kehrseite) ist die Nervosität. In der psychologischen Tradition wird diese seit jeher *Neurotizismus* genannt. Darunter versteht man die Neigung zu Nervosität, Reizbarkeit, Launenhaftigkeit, die Neigung zu Unsicherheit und Verlegenheit, das Klagen über Ärger und Ängste, Klagen über körperliche Schmerzen, die Neigung zu Traurigkeit und Melancholie. Auch besonders sensible Reaktionen auf Stress, eine eher negative Affektlage sowie dauerhafte Unzufriedenheit gehören zu diesem Erscheinungsbild. Bei Untersuchungen des Neurotizismus ergaben sich bei Frauen deutlich höhere Werte als bei gleichaltrigen Männern. Dieses Faktum lässt sich quer durch alle Altersstufen und Kulturen in vielen groß angelegten Studien nachweisen und gibt einen weiteren Hinweis auf das geschlechtsspezifische Unbewusste.[10]

Marleen De Bolle, Sozialpsychologin an der Ghent University, untersuchte 2015 Jugendliche aus 23 verschiedenen Kulturen. Sie fand Geschlechterunterschiede im Neurotizismus bei Jugendlichen etwa ab dem 14. Lebensjahr. Bemerkenswert ist, dass wirklich bei allen Kulturen ab 14 Jahren der weibliche Neurotizismus schlagartig in die Höhe schnellt. Das, was man oft abwertend »zickiges Verhalten« nennt, beginnt etwa ab der Pubertät. Auch kulturübergreifende Studien von Erwachsenen

10 Feingold, 1994; Schmitt et al., 2008, Lippa et al. 2010.

zeigen übereinstimmend mehr Neurotizismus bei Frauen in 26 Nationen (Costa et al., 2001), 53 Nationen (Lippa, 2010) und 56 Nationen (Schmitt et al., 2008).

De Bolle fand in entsprechenden Persönlichkeitsfragebögen bei Mädchen ab dem 12. bis 17. Lebensjahr aber auch mehr Offenheit für Erfahrungen und Gewissenhaftigkeit. Überhaupt erreichen Mädchen früher in ihrem Leben den weiblichen Persönlichkeitstyp erwachsener Frauen als Jungen den des erwachsenen Mannes. Sie sind also früher reif. Auch diese Geschlechterunterschiede waren in allen 23 untersuchten Kulturen zu finden (De Bolle 2015).

Sehnsucht nach sozialer Vernetzung

Benjamin B. erzählt wehmütig von der Zeit, als sich seine Frau auf eine sehr spezielle Weise in die Beziehung eingebracht hat: *»Sie ist immer mit unseren Freunden in Kontakt geblieben, hat mit den Frauen regelmäßig telefoniert und hat die Ehepaare regelmäßig zum Abendessen eingeladen. Das war besonders in ihrer Elternzeit so. Sie hat niemanden übersehen und mir auch mal einen Tipp gegeben, mit welchem meiner Freude ich mich treffen soll, weil es ihm vielleicht nicht gut geht.«* In der Fachsprache würde man das heute wohl als soziale Kompetenz beschreiben.

Dazu passen gut die Erkenntnisse von Richard A. Lippa, Professor für Sozialpsychologie an der California State University, Fullerton in den USA. Lippa unternahm 2010 eine einzigartige kulturübergreifende Studie. Er befragte über 200.000 Millennials aus 53 Nationen! Seine Forschungsarbeit führte ihn praktisch rund um die Welt. Lippa fand weltweit dieselben Unterschiede in der männlichen und weiblichen Persönlichkeit – unter anderem in folgenden zwei Bereichen: Frauen sind *extravertierter* als Männer (also offener für andere) und deutlich *freundlicher und verträglicher (agreeable).* Unter dem englischen Wort *agreeableness* versteht die Psychologie heute Eigenschaften wie angenehm, liebenswürdig, verträglich, gefällig, freundlich, sympathisch, kooperativ, warmherzig, aufmerksam, fürsorglich, entgegenkommend, taktvoll und rücksichtsvoll. Auch Marleen De Bolle fand in ihrer oben erwähnten Studie bei weiblichen Jugendlichen deutlich mehr *agreeableness.*

Der US-amerikanisch-israelische Sozialpsychologe Shalom H. Schwartz kam zu ähnlichen Resultaten bei seiner umfassenden Studie zu persönlichen Werten in siebzig Ländern: An dieser Erhebung nahmen 77.528 Menschen teil. Das Ergebnis: Frauen legten viel mehr Wert auf *Wohlwollen* und *Freundlichkeit* (benevolence) als Männer (Schwartz & Rubel-Lifschitz, 2009). Außerdem legten Frauen laut der Schwartz'schen Studie viel mehr Wert auf *Vielseitigkeit,* während Männer mehr zum *Spezialistentum* neigten. Diese Ergebnisse sind deswegen so bemerkenswert, weil sie vielen Laien heute stereotyp vorkommen.

Noch mehr Puzzleteile zum Psychogramm von Mann und Frau hat der Psychologe Marco Del Giudice von der Universität Turin zusammen mit seinen Kollegen Tom Booth und Paul Irwing von der Universität Manchester 2012 zusammengetragen. Sie untersuchten 10.261 gesunde Millennials mit dem sogenannten *16-Persönlichkeits-Faktoren-Test.* Die Zahl der Testpersonen ist erheblich bei einem derart ausführlichen Test, der als der älteste und weltweit am häufigsten verwendete Persönlichkeitstest gilt.

Frauen zeigten dabei eine deutlich höhere Kontaktorientierung und emotionale Wärme (also testpsychologisch gesehen weniger Sachorientierung), eine höhere Sensibilität und Empfindsamkeit (also weniger psychische Robustheit), eine höhere Besorgtheit (und damit weniger Selbstvertrauen), eine höhere emotionale Störbarkeit (das heißt weniger emotionale Stabilität), eine höhere soziale Anpassung (weniger Selbstbehauptung beziehungsweise Dominanz), eine höhere Flexibilität (weniger Pflichtbewusstsein und Regelbewusstsein) und eine höhere Vertrauensbereitschaft. Sensibilität und Empfindsamkeit sind besonders wichtige Parameter der Persönlichkeit. Die Testpsychologie fasst darunter auch Sinn für Ästhetik, Begabung für Intuition und Sanftheit, Empfindlichkeit und Feinfühligkeit.

Männer hingegen zeigten eine höhere emotionale Widerstandsfähigkeit und Stabilität (das bedeutet weniger emotionale Störbarkeit), eine höhere Selbstbehauptung und Dominanz (gleichbedeutend mit weniger sozialer Anpassung), eine höhere Wachsamkeit im Sinne einer skeptischen Grundhaltung (also weniger Vertrauensbereitschaft), ein höheres Pflicht- und Regelbewusstsein (das heißt weniger Flexibilität), eine höhere Sachorientierung (weniger Kontaktorientierung und emotionale Wärme), eine höhere Robustheit (weniger Sensibilität und Empfindsamkeit) und mehr Selbstvertrauen (und damit weniger Besorgtheit). Diese Erkenntnisse passen ausgezeichnet zu den Ergebnissen von Shalom H. Schwartz, Richard A. Lippa und Marleen De Bolle und zeichnen bereits ein eindrückliches Bild.

Sehnsucht nach Deeskalation

Benjamin B. erinnert sich an noch etwas, das er gerne wieder erleben würde: »*Umgekehrt hat sie mir so gut zugehört und konnte mich schnell beruhigen und besänftigen, wenn ich einmal in Rage war.*« In der Tat sind Männer aggressivere Wesen, was impliziert, dass Frauen sanftmütiger sind. Zweifellos neigen Männer testosteronbedingt mehr zu Aggression und Gewalt als Frauen. Nur vier Prozent der weltweiten Gefängnisinsassen sind weiblich. Männer sind in jeder Altersklasse physisch und verbal aggressiver als Frauen und begehen mehr Straftaten. Laut polizeilicher Kriminalstatistik 2016 sind in Deutschland 86,9 Prozent der Tatverdächtigen in der Straftatengruppe »Mord und Totschlag« männlich, in der Kategorie »Raubdelikte« sind es sogar 90,4 Prozent. Lebenslanges beständig antisoziales Verhalten wie Aggressivität tritt bei Männern ungefähr 10 bis 14 mal häufiger auf als bei Frauen. In jeder Altersklasse gibt es mehr Männer als Frauen mit diagnostizierten Verhaltensstörungen. Die direkte männliche Aggression hat auch mehr Vergewaltigungen und Gewaltverbrechen zu Folge: Morde werden in allen Gesellschaften und Kulturen der Erde 30-40 mal häufiger von Männern als von Frauen verübt. Aggression wird heute meist eher negativ verstanden. Doch sie impliziert auch Durchsetzungsfähigkeit und Entschlossenheit in Konfrontation mit Schwierigkeiten und Widerstand.

Frau sind nicht nur weniger, sondern auch anders aggressiv: Frauen neigen weniger zu direkter, dafür vermehrt indirekter, verdeckter und beziehungsbezogener Aggression: Intrige, Rufmord, Ausschluss aus der Gruppe, Schneiden, bissige Bemerkungen (Crick et al., 1997).

Mit der Aggression steht auch die unterschiedliche Stressverarbeitung in Zusammenhang. Auch hier spielt das biologische Geschlecht eine wesentliche Rolle. Studien haben gezeigt, dass das Stresshormon Cortisol bei Frauen und Männern unterschiedlich aktiviert wird und Frauen weniger stressresistent sind (Matud, 2004). Eine deutsche Studie bat 81 Probanden Leistungsaufgaben zu lösen, die anschließend auch in der Gruppe sozial bewertet wurden (Kogler et al., 2016). Das führte zu einer erhöhten subjektiven Stressreaktion bei Frauen im Vergleich zu Männern: »*Entgegen unserer Erwartung kamen die Frauen mit der Aufgabe, Emotionen zu kontrollieren, nicht so gut zurecht*«, fasst die Studienleiterin Birgit Derntl, Psychiaterin an der Eberhard Karls Universität Tübingen, die Ergebnisse zusammen. Beim sozialen Stresstest konnten die Forscher zudem sehen, dass bei den Frauen das Hormon Progesteron anstieg, bei Männern hingegen das Testosteron. Im Stress suchen also Frauen eher die Gruppe, um kooperativ um Hilfe zu bitten (Progesteron), während Männer aggressiv und aktiv werden (Testosteron), so die Schlussfolgerung der Forscher.

Eng mit der Aggression ist auch die (psychische) Sexualität verknüpft, die ja vom selben Sexualhormon gesteuert wird – also sex and crime sozusagen. Bei Mann und Frau zeigen sich erhebliche Unterschiede in der Libido – der nach Sigmund Freud zentrale Inhalt des Unbewussten. Viele verschiedene wissenschaftliche Untersuchungen haben gezeigt, dass Männer einen stärkeren Sexualtrieb haben als Frauen. Dies wurde anhand verschiedener Indikatoren gemessen, etwa spontane Gedanken über Sex, Häufigkeit und Vielfalt sexueller Fantasien, bevorzugte Häufigkeit des Geschlechtsverkehrs, bevorzugte Zahl der Sexualpartner, Masturbation, Vorlieben für verschiedene Sexualpraktiken, Bereitschaft, auf Sex zu verzichten und für Sex auf andere Dinge zu verzichten, Initiieren und Ablehnung von Sex und weitere Indikatoren. Laut einer Metaanalyse von Roy F. Baumeister, Professor für Sozialpsychologie an der Universität Queensland in Australien, ist dieses Faktum in der Forschung in der Zwischenzeit unumstritten.

Der Psychologe Stephan Hamann und seine Kollegen von der Emory University in Atlanta zeigten ihren weiblichen und männlichen Probanden verschiedene Bilder und zeichneten gleichzeitig ihre Gehirnaktivität auf. Das Ergebnis: Beim Anschauen erotischer Bilder werden zwei Hirnkerne bei Männern deutlich stärker aktiviert als bei Frauen. Es handelt sich um die Amygdala und den Hypothalamus. Beide sind zuständig für die Verarbeitung von wichtigen Emotionen. Diese stärkere Aktivität in den Männerhirnen könnte der Grund dafür sein, warum Männer so viel schneller und oft auch stärker auf visuelle Reize reagieren als Frauen.

Das Ergebnis, dass Männer sexuell optischere Typen als Frauen sind, wurde von Richard Lippa im Jahr 2017 bestätigt. In seiner Studie von 2.800 Testpersonen blickten die männlichen Teilnehmer deutlich öfter auf die dargebotenen weiblichen Körper als Frauen männliche Körper musterten, wenn beiden Gruppen dieselben Fotos von männlichen und weiblichen Models in Unterwäsche gezeigt wurden. Einen besonderen Einblick in das männliche Unbewusste gewähren uns die Psychologen Chadwick und van Anders von der University of Michigan. Sie legten 2017 in einer Studie 810 Männern fiktive erotische Geschichten vor. Die Männer gaben an, ein höheres Gefühl von Männlichkeit zu empfinden, wenn die Frauen in der erfundenen Geschichte zum Orgasmus gekommen waren.

Vom Traum zur (traurigen) Wirklichkeit

Träumen kann man ja viel, aber die Wirklichkeit ist oft mühsam. Die psychische Verschiedenheit mag für beide Seiten interessant sein, hat aber ihre Problemzonen. Kehren wir auf die psychiatrische Couch zurück: Sara weist eine hohe agreeableness auf und möchte niemandem weh tun.

Fall 12: Das etwas zu nette Mädchen

Sara S. ist 19 Jahre alt und kommt zum Psychiater, weil sie seit einem Dreivierteljahr in einer schwierigen Situation steckt. *»Ich weiß nicht, was ich tun soll.«* Sie war drei Jahre lang mit Sebastian zusammen. Die Beziehung ist vor einem

Dreivierteljahr in die Brüche gegangen – aufgrund unglücklicher Umstände. *»Mein neuer Freundeskreis hat ihm nicht gepasst. Das waren ausschließlich Jungs. Ich hatte immer weniger Lust, Zeit mit Sebi zu verbringen. Anfangs war die Beziehung total harmonisch und wir haben uns täglich gesehen. Dann haben wir uns immer weniger gesehen, bis wir uns nicht mehr gesehen haben und er mir auch gar nicht abgegangen ist.*

Dann hat sich was mit Fred entwickelt, einer aus der Gruppe, er war mein bester Freund. Daraufhin habe ich mit Sebastian Schluss gemacht. Jetzt bin ich mit Fred zusammen, aber in Wirklichkeit hänge ich noch immer an Sebi. Fred ist euphorisch verliebt. Ich weiß nicht, wie ich das jetzt machen soll. Ich will niemanden verletzen, ich schau zuerst auf andere und dann auf mich. Ich bin mir aber nicht sicher, ob ich Fred liebe – jedenfalls sicher nicht so sehr wie Sebastian. Wenn ich jetzt aber mit Fred Schluss mache, verliere ich viele Freunde. Ich kann auch deswegen nicht mit ihm Schluss machen, weil er sonst verletzt wäre. Das halte ich nicht aus. Ich habe wohl nicht genug nachgedacht. Ich habe Angst, dass ich am Ende niemanden habe.« Am Schluss der ersten Sitzung erkennt Sara, dass sie mit Fred Schluss machen sollte und nimmt sich vor, das noch am selben Tag zu tun.

Eine Woche später berichtet sie: *»Mir geht es nicht gut. Ich habe wirklich noch am Tag der Therapie versucht, die Beziehung zu Fred zu beenden. Er lässt es aber nicht zu. Jetzt sind wir so in einem Zwischending: Er will es versuchen, dass das Gefühl für mich verschwindet. Ich fühle mich nur schwach. Ich weiß nicht, was ich mache, was ich machen will, ich habe überhaupt keinen Plan mehr. Es hängt so viel daran: Fred ist mein bester Freund.«*

Mit dem oben entwickelten Wissen können wir diesen Fall auflösen: Sara ist etwas zu nett. Sie will niemandem Schmerz zufügen. Sie steht zwischen zwei Männern: Sie versteht Sebi und sie versteht Fred. Sie kann sich gut in beide einfühlen – und hat am Ende Angst, alleine zu bleiben. Deswegen agiert sie nicht frei. Mit Fred kann sie wider die Vernunft nicht Schluss machen, weil sie ihm nicht weh tun möchte. Dass sie ihm auf lange Sicht noch viel mehr weh tut, bedenkt sie nicht. Fachpsychologisch finden wir bei Sara viel Emotionalität, viel Empathie, viel Freundlichkeit und Verträglichkeit. Sie hat (zu Unrecht) Schuldgefühle, wenn sie mit Fred Schluss macht, obwohl sie ihn nicht liebt. Auf der anderen Seite zeigt sie wenig Reflexion und sehr wenig Ordnung. Der Zugang zu ihrer Rationalität ist ihr erschwert. Deswegen ist es sicherlich gut, dass sie mit jemand Außenstehendem spricht.

Ein wesentlich differenzierteres Problembild zeigt die hochintelligente Julia A. Sie hat eine tolle Karriere hingelegt, aber jetzt bringen sie gynäkologisch-psychosomatische Beschwerden zum Psychiater.

Fall 13:
Unerwünschte Impulse – Teil 1

Die 35-jährige Frau Julia A. kommt zum Psychiater, weil ihre Gynäkologin ihr das ans Herz gelegt hat. Seit vielen Monaten bleibt ihre Regelblutung aus. Für diese Art der unerklärlichen sekundären Amenorrhöe (so lautet der Fachbegriff für das Ausbleiben der Regelblutung) sollte man eben auch das Nervenkostüm untersuchen lassen, meinte die Frauenärztin. Frau A. ist Top-Managerin bei einem großen Autokonzern. Erst kürzlich ist sie als jüngste Mitarbeiterin in den

Vorstand aufgestiegen. Sie arbeitet 70 bis 80 Stunden pro Woche, ist viel unterwegs und selten zuhause in Wien.

»Meine Familie sagt, dass ich mich ziemlich verändert habe. Sie meinen, dass es mir nicht gut geht. Sie haben Recht. Ich dachte lange, ich kann das überspielen. Aber ich merke, dass ich mich in Gesellschaft zunehmend künstlich verhalte. Ziemlich lange schon stimmt ziemlich viel nicht in meinem Leben. Mein Job ist superspannend und inspirierend, aber extrem einschränkend und persönlichkeitsverändernd. Ich schlafe wenig, wache um 3:00 Uhr auf, um Kundengespräche zu rekonstruieren. Ich habe Weinkrämpfe aus dem Nichts heraus. Ich habe Angst, dass ich total durchdrehe. Der Job ist mir zu viel. Ich bin großteils die einzige Frau im Vorstand, weil das andere weibliche Vorstandsmitglied – eine typische unfähige Quotenfrau – meistens im Krankenstand ist.

Meinem Mann imponiert meine Karriere. Er ist stolz darauf. Ich bringe bei uns das Geld nach Hause. Damit hat er kein Problem. Er ist ein moderner Mann. Aber ich finde mein Leben Scheiße – deswegen wollte ich ein Kind bekommen, um ohne Gesichtsverlust eine Auszeit haben zu können. Aber ohne Eisprung kein Kind. Darum war ich bei der Gynäkologin. Sie meint, mein Kinderwunsch sei nur eine Flucht. Das stimmt natürlich. Na und? Ich mache mir Sorgen, dass ich selber schuld bin an meiner Amenorrhöe, dass ich mich zum Wrack gearbeitet habe. Ich spüre meine Weiblichkeit nicht mehr. Ich bin keine Frau, ich bin eine Maschine – noch dazu eine, die nicht richtig funktioniert.

Ich habe keinen Plan mehr, kein Ziel. Ich kann das Leben nicht genießen. Ich habe immer auf ein Ziel hingearbeitet – so lange ich denken kann. Zuerst wollte ich Klassenbeste sein. Das habe ich die ganze Schule lang hingekriegt. Dann einen tollen Lebenslauf – geschafft. Dann hieß das Ziel: in den Vorstand. Das habe ich jetzt auch. Aber es gibt mir abso-

lut nichts. Ich bin sehr leistungsorientiert, habe Angst, dass ich etwas nicht kann, dass ich etwas nicht gut genug mache, dass mich jemand nicht mag.

Ich will so nicht leben. Das ist nicht nachhaltig. Ich dreh durch. Ich kann so nicht weitermachen, das macht mich kaputt. Es liegt an mir: mit mehr Gelassenheit würde ich das schaffen. Warum gehe ich nicht ganz normal mit Stress um? Ich will gut damit umgehen können und dann frei entscheiden, wie ich mein Leben gestalte. Inhaltlich macht es mir Spaß, es ist der interessanteste Job, den ich je hatte.

Die Ehe ist so lala. Sexuell bin ich halt ein bisserl verklemmt – ich hatte ehrlich gesagt noch nie viel Lust daran. Vielleicht ist es der Kontrollverlust, der mich am Sex stört? Ich kann mich nicht einfach gehen lassen.«

Wenn eine Gynäkologin zum Psychiater überweist, dann hat sie ihr Repertoire meistens ausgeschöpft. Frau A. ist zweifellos in der Krise. Eine Krise, in der sich heute viele Millennials um die 35 befinden. Wie viele andere ist sie stark angepasst, stressgeplagt, konkurrierend und verunsichert. Freud würde ihr ein stark ausgeprägtes Über-Ich attestieren, das sie zu einer Musterschülerin des Zeitgeistes macht, zur ewigen Klassenbesten, wie sie es ja selbst beschreibt. Studien sehen bei den Millennials einen übertriebenen Wunsch nach Sicherheit, permanentem Feedback und Anerkennung. Dadurch ist Frau A. in eine Sackgasse geraten. Sie ist immer weiter die Erfolgsleiter hinaufgestiegen – und irgendwann hat sie sich selbst dabei verloren. Sie ist psychisch am Ende.

Julia A. berichtet davon, dass sie ihrer Familie etwas vorspielen wollte, was diese ihr aber nicht mehr abgenommen hätte. Hier beginnt die Fassade also bereits zu bröckeln. Ansatzlos fällt die Patientin, die Kontrollierte, plötzlich in die Fäkalsprache. Das ist für den Psychiater meistens das Zeichen, dass die Menschen authentisch werden. Unmittelbar darauf kommt das Thema des Kinderwunsches. Julia A. stellt die erwünschte Schwangerschaft als Flucht vor der schrecklichen Arbeit dar, die angeblich *»superspannend«* ist. Hier offenbart sich eine merkwürdige Widersprüchlichkeit. Auffällig ist auch, dass sie sich nicht mehr als Frau fühlt, dass sie ihre Weiblichkeit nicht mehr spürt, dass der Stress sogar ihre Regelblutung (als somatisches Signal der Weiblichkeit) unterbindet. In der zweiten Stunde bringt sie noch viel mehr Offenheit auf:

Fall 13: Unerwünschte Impulse – Teil 2

Julia A. fährt eine Woche später fort: *»Ach ja, da ist noch was: ich habe mich verliebt. Darüber habe ich keine Kontrolle mehr. Das ist sehr unpraktisch.«* Sie lächelt sarkastisch, aber auch eine Spur hilflos und verlegen. *»Er ist 50 Jahre alt, verheiratet mit zwei Kindern – siebenjährige Zwillinge. Ich kenne ihn seit einem Jahr, aber seit zwei Monaten fahre ich emotional voll auf diesen Typen ab. Er ist sehr maskulin: breite Schultern, tiefe Stimme. Ich kann kaum an etwas anderes denken. Aber das will ich nicht. Ich bin verheiratet, er ist verheiratet. Das bin ich nicht, dass ich fremdgehe. Aber ich will trotzdem, es zieht mich zu diesem Mann. Verstehen Sie das? Der Mann – ich sag jetzt, wie er heißt: Konrad – merkt das und zeigt mir, dass auch ich ihn interessiere. Das elektrisiert mich noch zusätzlich. Ich hoffe, er nimmt mich nicht. Ich könnte sicher nicht widerstehen. Und ich will auch nicht widerstehen. Oder doch?«*

Nun kommt das Bauchgefühl mit seiner ganzen Kraft zur Sprache. Ganz typisch dafür ist der gefühlte Kontrollverlust. Die Vernunft wird hier schon sehr dünn. Der Fall ähnelt plötzlich dem von Frau Denise Ü. (Fall 1). Sehr anschaulich bringt Julia A. die Zwiespältigkeit zum Ausdruck, in die sie die Schmetterlinge im Bauch bringen. Eine unbändige Kraft zieht sie zu einem Mann, zu dem sie nicht will. Ganz intensiv beschäftigt sie sich in ihrer Fantasie schon mit dem Ehebruch. Gleichzeitig will sie keinesfalls ihren Ehemann betrügen, mehr aufgrund ihres Selbstbildes als seinetwegen. Sie will dem fremden Mann widerstehen und ihm gleichzeitig nicht widerstehen.

Fall 13: Unerwünschte Impulse – Teil 3

»Meinen Mann Carl kenne ich schon seit elf Jahren, seit sieben Jahren sind wir verheiratet. Ich liebe ihn – aber ist es freundschaftlich oder partnerschaftlich? Ich will einen starken, dominanten Mann, der Entscheidungen trifft, der weiß, was er will, der mich mitzieht – wie Konrad. Das ist Carl gar nicht, leider. Carl ist ein supertoller Mensch. Er würde sich nie in eine andere Frau verlieben. Er ist rücksichtsvoll und zuvorkommend – unser Leben ist entscheidungsmäßig von mir abhängig. Ich habe in der Ehe die Hosen an.

Vielleicht will ich nicht Vorstandsmitglied sein, sondern zuhause sein und Kinder haben? Konrad ermöglicht das seiner Frau. Ich habe das nur von früheren Zeiten gekannt – so gefühlt frühe Neuzeit oder so. Dass die Frau bei den Kindern ist: Der lebt das mit seiner Frau wirklich so. Vielleicht steht er für ein neues Leben? Schrecklich, was ich da sage. Ich verrate mein Weltbild, an das ich ein Leben lang geglaubt habe. Mit meinem Mann kann ich nicht darüber reden. Ich bereue nichts in meinem Leben – außer, dass ich mit zwanzig mit einem wirklich männlichen Mann Schluss gemacht habe, weil ich Angst hatte, dass er mich verletzt.

Objektiv ist Carl der bessere Mann als Konrad. Er ist moralisch hochstehender, intelligenter, gebildeter, jünger – sogar ein Jahr jünger als ich. Er hat keine Vergangenheit ohne mich und will Kinder mit mir. Und Carl hat ein super Jobangebot in Bern ausgeschlagen, weil ich mich geweigert habe, mitzugehen. Da war ich gerade so kurz vor dem Sprung in den Vorstand. Aber ich empfinde keine sexuelle Anziehung mehr zu ihm. Konrad hat eben Männlichkeit, das ist das, was Carl total abgeht.

Ich habe bei der Partnerwahl nicht darauf geachtet, ob er männlich ist. Ich wollte, dass er ordentlich ist. Was für eine Ironie des Schicksals: Ich habe mir einen politisch-korrekten Frauenversteher ausgesucht und jetzt fehlt mir die Männlichkeit. Er ist ein toller, moderner, toleranter Mann, aber ich finde ihn nicht anziehend. Das kann ihm auch im Bett nicht gefallen, nur sehr selten komme ich zum Orgasmus. Ich will nicht den Rest meines Lebens so verbringen.

Carl ist ein Weichei – und in seiner Peergroup fällt er damit nicht einmal groß auf. Er sorgt sich um gesundes Essen, isst vegan, hat Weltverbesserungstendenzen, schwadroniert stundenlang von Nachhaltigkeit, Klimaerwärmung und Toleranz, empört sich über die Rechtspopulisten, Antifeministen und über den verrückten Trump … das ist alles richtig und sicher sehr gut …« Die Patientin dehnt den Vokal und macht eine Pause, während sie den Psychiater anschaut. Dann fährt sie fort: »*…aber er ist so was von unsexy! Carl ist einfach harmlos. Harmlos! Das ist das Wort! Das war für mich lange eine Qualität – damit habe ich mich sicher gefühlt. Er kann mir nicht wirklich weh tun, ich hänge gar nicht an ihm. Er kommt mir so konstruiert vor, so unecht, so Plas-*

tik. Er hat keinen Zugang zu seinen aggressiven Gefühlen, ist stets freundlich und verständnisvoll zu allen – außer über die rechtskonservativen Antifeministen, die er nicht kennt, da ist er empört. Da fühlt er sich im Recht, da ist Emotion erlaubt, ja geboten, sie gehört zu seiner perfekten Maske. Wir gehen mit solchen Leuten gar nicht um, da plustert er sich in den leeren Raum hinein auf. Wir alle geben ihm da dann immer Recht.

Konrad hingegen hat einen tollen Job und verdient wirklich viel Geld. Er sagt, was er sich denkt, auch wenn es nicht jedem gefällt. Er steht für sich. Er ist echt. Er ist stark, braucht sich nicht hinter einer Maske verstecken. Zu ihm kann ich aufschauen, er hat starke Schultern, an die man sich anlehnen kann.« Die Patientin hält inne, murmelt vor sich hin: *»Oh Gott wie das klingt. Ich höre mich an wie Bree Van de Kamp von Desperate Housewives. Aber es ist einfach wahr, das muss ich mir eingestehen: Carl bringt wenig Geld nach Hause. Und das gefällt mir nicht! Ich will einen Mann, der Kohle nach Hause bringt – wie alle anderen Frauen in Österreich auch! Vielleicht werde ich nicht schwanger, weil er mich nicht mal versorgen kann. Mein Papa hat für die Familie gesorgt, der war ein starker Mann – aber dann hat er sich scheiden lassen, als ich acht war. Meine Mutter hat mir immer eingetrichtert, dass ich unabhängig von einem Mann sein muss. Mir fällt jetzt erst auf, dass ich in der Ehe alles so eingerichtet habe, dass ich jederzeit gehen kann. Die Wohnung gehört mir alleine, im Ehevertrag abgesichert, Auto habe ich auch. Ich hatte immer einen Freiheitsdrang.«*

Frau A. kann die Maske jetzt vollständig ablegen. Sie sagt dem Psychiater Sätze, die tief aus dem Unbewussten kommen und nicht durch ihr Über-Ich zensiert wurden. Sie würde sich öffentlich über solche Sätze empören und niemals zu ihnen stehen. Hier sind wir wieder bei *Shades of Grey* oder auch beim Problem von Frau Denise Ü. (Fall 1). Gegen Ende der Sequenz kommt sie zur Besinnung und ist über sich selbst und ihre Worte erschrocken. Solche Worte zu denken, hat sie sich lange verboten. Ihr Über-Ich ist auf Performance und Leistung programmiert.

Es geht Julia A. in ihrem Inneren stark um »Männlichkeit«, die für sie eine unbändige erotische Anziehung hat. Diese Männlichkeit ist eine mehr unbewusste, nebulose, schwer greifbare Idealvorstellung ihres Unbewussten, die sie nicht genauer definieren kann. Frau A. ist über sich selbst überrascht. Früher hatte das für sie keine Bedeutung. Ganz im Gegenteil: In jungen Jahren hat sie eine Beziehung mit einem »männlichen« Partner abgebrochen, weil sie seine Männlichkeit geängstigt hat. Gelernt hat sie das Misstrauen gegen starke Männer von ihrer Mutter – die zu einem großen Anteil ihr Über-Ich repräsentiert. Die Mutter hatte schlechte Erfahrungen gemacht und wollte für ihre Tochter ein besseres Leben: ein Leben ohne Abhängigkeit von einem Mann. Carl hingegen ist ein moderner Mann, ein Frauenversteher – und genau deswegen hat Julia ihn gewählt. Echte Männer sind für sie irgendwie gefährlich, sie können verletzen.

Fall 13:
Unerwünschte Impulse – Teil 4

Eine Woche später ist Julia A. wieder beim Psychiater: »*Die letzte Stunde hat mich sehr aufgewühlt. Was ich alles gesagt habe … Sie müssen sich was denken! Aber wahrscheinlich erleben Sie das eh jeden Tag … Sie müssen wissen: Ich habe diese Gefühle und Gedanken zu Carl und Konrad noch mit niemanden besprochen. Mir ist danach vieles klarer geworden, ich war irgendwie sehr erleichtert. Mir war das alles gar nicht so bewusst. Seit der letzten Sitzung kann ich viel besser darüber nachdenken …«*

Das Aussprechen von unausgesprochenen, teilbewussten und später auch unbewussten Gefühlen und Fantasien ist eine massive Erleichterung. Es ist, als ob eine prall gespannte Eiterbeule platzt oder aufgeschnitten wird. Klassischerweise sprechen die Patienten wie in einem Rausch und dringen im Schwung in innere Gebiete vor, in denen sie bewusst noch nie waren. Danach fühlen sie sich aufgeräumt. Durch das erstmalige Aussprechen sind diese diffusen Gefühle des Begehrens in eine logische Sprachkonstruktion gebracht worden. Das ermöglicht geordnete Reflexion und erklärt, warum diese Gefühle der Patientin jetzt so viel besser zugänglich sind.

Fall 13: Unerwünschte Impulse – Teil 5

»Ich habe Carl kurz nach der Therapiestunde gesagt, dass mir seine Männlichkeit fehlt. Er hat gemeint, damit er männlich sein könne, müsse ich erst weiblich sein. Er ist sehr schlagfertig. Aber da ist was Wahres dran, muss ich sagen. Das ist ein Dilemma. Das Gespräch ist so weitergegangen, ich habe es sofort nachher aufgeschrieben:

Ich: Ich muss aber das Geld für uns verdienen, da bleibt keine Zeit fürs Weiblichsein. Ich wäre echt gerne weiblicher, glaub mir!

Er: Es geht also wieder ums Geld?! Du willst also eine Putzfrau, Restauranteinladungen, eine Villa im 19. Bezirk, jeden Monat einen Citytrip und deinen Job nur als Hobby. Und ich soll dir das finanzieren, ich soll der Versorger sein, wie die Superspießerfamilie in den 50er Jahren.

Ich: GENAU!! Ich will in dieser beschissenen Männerwelt nicht mehr mit Ellbogen herumlaufen. Ich will essen mit Freunden, Sport machen, Zeit für mich haben … und ich will Kinder! Keine 70- Stunden-Woche! Ich will mich schön machen, mich als Frau fühlen!

Er: Wir brauchen ja gar nicht soviel Geld.

Ich: Doch! Ich will aber so leben! Ich will ein Haus mit Garten. Ich will Frau sein, keine Versorgerin. Wie soll ich weiblich sein, wenn ich den ganzen Tag für uns schufte, das Geld nach Hause bringe und alle Entscheidungen treffen muss?

Nach dem Gefühlsausbruch meinerseits hat er geschwiegen. Er scheint mit der Situation gut klarzukommen, nur ich gehe vor die Hunde. Das Gespräch hat mich fertig gemacht – obwohl, was konnte ich erwarten?«

Der Dialog zwischen den beiden ist vielsagend. Wir lernen, auch Carl hat Leidensdruck. Es fehlt ihm – sehr symmetrisch zu seiner Partnerin – die Weiblichkeit seiner Frau. Sein »Stolz« auf ihre Karriere scheint ein sehr oberflächlich wahrgenommenes Gefühlschaos zu sein. Carl definiert Weiblichkeit nicht näher, so wie sie Männlichkeit. Aber keiner fragt nach. Beide spüren unbewusst tief drinnen, was der andere meint. Sie erkennen das Defizit in sich selbst, weil sie in der Beziehungskrise die Maske abgenommen haben.

Aus der Sicht des Paartherapeuten sind die beiden jetzt in einer schwierigen Konstellation. Julia hat Karriere gemacht. Carl hat zurückgesteckt, um ihre Karriere nicht zu gefährden. Julia hat sich auf Rat der Mutter die ganze Beziehung lang abgesichert – Ehevertrag, eigene Wohnung, Karriere und im

Grunde auch durch die Partnerwahl –, aber dabei etwas sehr Wesentliches für sich verloren: den Sinn. Ihr (harmloser) Mann hat für sie massiv an Attraktivität eingebüßt.

Fall 13:
Unerwünschte Impulse – Teil 6

Julia A. fährt fort: *»Aber das ist leider noch nicht alles. Den Rest hat er mir gegeben, als ich ihm ein paar Tage später mitgeteilt habe, dass ich mich verliebt habe und mich körperlich sehr zu diesem Mann hingezogen fühle. Und dass ich mich nach Zärtlichkeit sehne, die ich von ihm – Carl – nicht bekomme. Carl hat ruhig und verständnisvoll zugehört und mir geantwortet, dass er mir ›natürlich‹ die Freiheit lässt, mir Zärtlichkeit auch außerhalb der Ehe zu holen, wenn ich es wirklich möchte, denn er wolle mich keinesfalls einsperren. Ich war so enttäuscht. Ich wollte, dass Carl für mich kämpft, für unsere Beziehung!«*

Bei dem scheinbar großzügigen Angebot dürfte Carl nicht bei sich selbst gewesen sein. Seine Aktion wirkt nicht authentisch. Wahrscheinlich hat er vor lauter Kränkung und Verletzung den Zugang zu seinen eigenen Gefühlen verloren und die Maske des supertoleranten Ehemanns aufgesetzt. Sie will, dass er um sie kämpft statt ihr Sex mit anderen Männern zu erlauben. Sie will von ihm weniger Empathie als Stärke. Wir wissen nicht, wie der Fall ausgeht. Aber es bleibt zu hoffen, dass beide zu sich selbst finden und dadurch einander neu entdecken.

Die Ehe von Carl und Julia wackelt, aber nur sie geht zum Psychiater. Das ist nicht untypisch. Männer haben mehr Berührungsängste mit unserem Fach. Aber die Verschiedenheit der Psychen schlägt sich auch in einer unterschiedlichen Verteilung der psychischen Krankheiten nieder. Die Molekularbiologinnen Emanuela Zagni, Lucia Simoni und Delia Colombo machen im *Neuroscience Journal* aus dem Jahr 2016 darauf aufmerksam, wie die unterschiedlichen Gehirnstrukturen die asymmetrische Verteilung vieler psychiatrischer Störbilder nahelegen: Frauen leiden neunmal häufiger an Bulimie (Ess-Brechsucht) und Anorexie (Magersucht), dreimal häufiger an Angsterkrankungen und der Borderline-Störung und deutlich häufiger an Depressionen, Posttraumatischen Belastungsstörungen, Somatisierungsstörungen, Schmerzerkrankungen und Tranquilizersucht. Am besten untersucht sind die eklatanten Unterschiede bei *Angst*[11] und *Depression*[12]. Diese Unterschiede bleiben in allen Kulturen rund um den Erdball signifikant, was gegen einen rein gesellschaftlichen Einfluss spricht.

Bei Männern hingegen werden neunmal häufiger das Asperger-Syndrom und Autismus diagnostiziert, dreimal häufiger eine Störung der Geschlechtsidentität, die Aufmerksamkeitsdefizit-/Hyperaktivitätsstörung, eine antisoziale Persönlichkeit oder Opiatsucht, doppelt so häufig Narzissmus, ebenso sämtliche Sexualstörungen und Alkoholismus. Zudem weisen in jeder Altersklasse (wie wir gesehen haben) deutlich mehr Männer als Frauen aggressive Verhaltensstörungen auf.

Frauen sind also thymopsychisch empathischer, emotionaler, sozialer und friedfertiger. Männer hingegen aggressiver und sexueller. Aufgrund der engen Verschaltungen der Thymopsyche wirkt sich das auch auf die Noopsyche aus, die im nächsten Kapitel besprochen wird.

---

11 Feingold 1994; Costa et al., 2001; Lippa, 2010; Schmitt et al., 2008.

12 Hyde et al., 2008; Hopcroft & McLaughlin, 2012; Van de Velde, Bracke, & Levecque, 2010.

5

Der kognitive Eros: Auf Augenhöhe

Die körperliche Dimension des Eros wurde in Kapitel 3 besprochen, die thymopsychische Anziehung in Kapitel 4. In diesem Kapitel geht es nun um die Noopsyche. Noos – auch Nous oder Nus genannt – ist ein Begriff der antiken griechischen Philosophie. Er bezeichnet die menschliche Fähigkeit, etwas geistig zu erfassen, und die Instanz im Menschen, die für das Erkennen und Denken zuständig ist. Im Deutschen wird »Noos« meist mit »Geist«, »Intellekt«, »Verstand« oder »Vernunft« wiedergegeben. Manchmal wurde Noos sogar als ein im Kosmos wirkendes Prinzip personalisiert und vergöttlicht: die göttliche Weltvernunft. Dieser »Göttin Vernunft« hat etwa die französische Revolution Tempel gebaut. So weit wollen wir hier aber nicht gehen. Man kann alles übertreiben.

Die noopsychischen Funktionen werden oft als Kognition zusammengefasst. Zu den kognitiven Fähigkeiten zählen die Wahrnehmung (nicht das Wahrgenommene!), die Aufmerksamkeit, die Erinnerung, das Lernen, das Schlussfolgern, das Problemlösen, die Kreativität, das Planen, die Orientierung, die Imagination, die Interessen und die Introspektion, also die Einsicht in das eigene Innere. Unter Noopsyche oder Kognition versteht man in der Psychologie weniger die Denkinhalte als das Denkmuster – also die Art zu denken. Wenn zwei Menschen denselben Sachverhalt verschieden wahrnehmen oder ein Problem auf unterschiedliche Weise lösen, dann unterscheiden sie sich in ihrer Kognition. Das bedeutet nicht, dass einer von beiden intelligenter ist. Im Gegensatz zu den *Denkinhalten* (die im Idealfall die Wirklichkeit realitätsgetreu abbilden) ist das *Denkmuster* dem Betroffenen – wie die Gehirnfunktion insgesamt – unbewusst und von somatischen und emotionalen Faktoren (wie Gehirnstruktur und Befindlichkeit) abhängig.

Während Körperlichkeit und Emotionalität zu einem gewissen Anteil auch im Vorbewusstsein lokalisiert sind und sich zu großen Teilen ins Bewusstsein bringen lassen, verhält es sich mit der Kognition anders. Die bemerkt der unbedarfte Benutzer kaum und kann sie auch schwer selbst betrachten, denn sein Instrument der Betrachtung wäre ja wieder die Kognition. Und da beißt sich die Katze in den Schwanz. Das Denkmuster ist also – wie das Gehirn selbst – noch viel tiefer im Unbewussten deponiert als die anderen beiden Konstitutionen. Nur wenige bringen die Selbstreflexion auf, ohne Hilfe die Art und vor allem die Grenzen ihrer Kognition wahrzunehmen. Praktisch jeder findet, dass im Grunde er recht hat – und die anderen damit unrecht. Anders verhält sich das mit kognitiven Leistungstests. Diese können durch den unbestechlichen statistischen Vergleich unbewusste, für das Auge nicht wahrnehmbare Unterschiede zwischen Gruppen zu Tage fördern. Das betrifft Altersgruppen, Berufsgruppen, Krankheitsgruppen … und auch die Geschlechter.

Welches Geschlecht ist intelligenter?

Der Wiener *Eignungstest für das Medizinstudium* offenbarte unfreiwillig kognitive Unterschiede bei männlichen und weiblichen Millennials – mit entsprechender medialer Aufregung. Seit 2006 gibt es an Österreichs medizinischen Universitäten Aufnahmeverfahren. Nur für jeden achten Millennial, der studieren möchte, gibt es auch einen Studienplatz. Von 2006 bis 2012 fragte der Test medizin-naturwissenschaftliches Grundverständnis, räumliches Vorstellungsvermögen, Umgang mit Zahlen et cetera ab. Was man halt so braucht für das Medizinstudium. Niemand dachte besonders darüber nach. Das Problem: An der Medizin-Uni Wien waren in diesen Jahren zwar 55 bis 60 Prozent der Bewerber Frauen – unter den Zugelassenen waren sie jedoch nur noch zu 43 bis 48 Prozent vertreten. 2006 waren es sogar nur 41,5 Prozent. Das irritierte. Bis es im Jahr 2012 zu einer viel diskutierten Maßnahme kam: Die Universität versuchte gegenzulenken, indem sie einen Frauenbonus einführte. So wurden Frauen bevorzugt, auch wenn sie im Test schlechter abgeschnitten hatten. Bewerberinnen kamen mit geringerer Punktezahl in der Rangliste weiter nach vorn. Die offizielle Sprachregelung dafür lautete *gendergerechte Auswertung*. Aber insgeheim ging von dieser Maßnahme eine ungewollte Botschaft aus: Frauen sind »dümmer« als Männer. Das ist mit Sicherheit falsch! Mit Schwarz-Weiß-Denken kommt man hier nicht weiter.

Nach öffentlichem Aufschrei wird seit dem Jahr 2013 ein neuer Test angewandt. Dieser soll Frauen nun gezielt fördern. Der Test überprüft das schulische Vorwissen aus Biologie, Chemie, Physik und Mathematik, dann aber auch verbale Fähigkeiten (Lesekompetenz, Wortflüssigkeit, verbales Gedächtnis und Textverständnis), kognitive Fertigkeiten (Zahlenfolge, Zahlengedächtnis, Figuren zusammensetzen, Implikationen erkennen) und emotionale Kompetenz. Eine Neuerung in diesem Test ist das »Soziale Entscheiden« und der Bereich »Emotionen erkennen«. Seither ist der Gendergap deutlich zurückgegangen. Dem ursprünglichen, mathematischen Test sind also so lange sprachliche, soziale und emotionale Subtests hinzugefügt worden, bis der Leistungsunterschied halbwegs ausgeglichen wurde. Damit wurde ungewollt offenbar, dass männliche und weibliche Millennials bei gleicher Motivation in verschiedenen Testabschnitten nachweislich eine unterschiedliche Leistung erbringen. Und es wurde dokumentiert, dass sich kognitive Begabungen bei Männern und Frauen unterscheiden.

Für die Millennial-Frau Evelyne T. ist es keine Überraschung, dass sie anders tickt als ihr Mann, obwohl er im gleichen Beruf arbeitet wie sie. Trotzdem haben die beiden Probleme damit:

Fall 14: Herumschwirrende Gedanken

Die 33-jährige Evelyne T. kommt zum Psychiater, weil sie »*im Moment komplett durcheinander*« ist. Es gäbe zwar auch Zeiten, in denen sie klarer denken könne, aber normalerweise leide sie an einem Zuviel von herumschwirrenden Gedanken. »*Ich grüble viel darüber nach, dass ich nicht verstanden werde, dass ich nicht gut genug bin. Ich fühle mich nicht angenommen, alleine gelassen. Ich habe den Eindruck, dass es niemand mit mir gut meint. Ich mache mir viele unnötige Sorgen um meine Eltern, die in Scheidung begriffen sind, meine Schwiegereltern und Geschwister und eigentlich alle Menschen in meiner Umgebung. Wegen jeder Kleinigkeit sorge ich mich. Ich kann meine Gefühle nicht richtig zuordnen.*

Objektiv geht es mir gut: ich habe alles, was man sich als Frau wünschen kann – zwei liebe Kinder, einen hilfsbereiten Mann, keine finanziellen Probleme. Ich verstehe mich selbst nicht. Diese Unordnung im Kopf führt zu einer Unordnung im Leben. Ich bin sehr sprunghaft. Ich bekomme meine Gedanken nicht richtig in den Griff. Zu schnell geht mir etwas zu nah, unnötigerweise. Kürzlich sagte mein Bruder, ich sei eine Träumerin. Da war ich tagelang bedrückt und sauer. Zuerst auf meinen Bruder, dann auch auf meinen Mann. Er sagte nämlich, mein Bruder habe das nur so daher gesagt und es nicht böse gemeint. Er versteht mich nicht. Und meinen Bruder schon gar nicht. Ich bin emotional nicht distanziert. Ich will beim Grübeln die Stopptaste finden. Durch mein Tagebuch, in dem ich alle meine Emotionen notiere, ist es noch schlimmer geworden. Vielleicht bin ich zu emotional? Das ist belastend.

Mein Mann ist da anders: er will die Dinge auch gut machen, aber nicht so emotional. Er ist sachlich und trocken, aber er sieht oft das Wesentliche nicht. Er ist ein wenig abgehoben, hat wenig Bodenhaftung. Am grünen Tisch brilliert er. Aber unsere Probleme löst er dann doch nicht. Es ist seltsam, wie verschieden wir ticken, obwohl wir doch dasselbe studiert haben. Was mich bedrückt, versteht er gar nicht. Das seien unnötige Sorgen, unnötige Gedanken, sagt er. Ich weiß, dass er irgendwie recht hat, aber ich kann das trotzdem nicht abschalten. In dem Moment, in dem er das sagt, will ich das nicht hören. Ich will nur verstanden werden. In solchen Situationen habe ich das nicht im Griff, es ist stärker als ich. Seine Lösungsvorschläge sind für mich nicht zufriedenstellend, ich will dann gar keine Lösung. Ich bin so in meinen Emotionen gefangen, dass man mir mit Vernunftgründen nicht helfen kann. Ich bin ihm gegenüber ganz ablehnend, wenn er mich nicht versteht. Wir reden dann aneinander vorbei. Ich bin da auf der emotionalen Ebene, er auf der Sachebene. Wir profitieren nicht voneinander. Mein Mann ärgert sich dann auch: ›Dir kann man es nicht recht machen, du bist nie zufrieden.‹ Mein Mann ist froh, dass ich jetzt bei Ihnen bin. Er ist ein sensibler Mann, aber kann Gefühle nicht so wahrnehmen wie ich das kann.«

Bei Evelyne T. und ihrem Mann sieht man, dass die beiden nicht nur eine unterschiedliche Thymopsyche, sondern auch eine unterschiedliche Noopsyche besitzen. Freilich sind Thymos und Noos ganz eng verschaltet: Frau T. fühlt anders als ihr Mann, und das hat unmittelbare Auswirkungen auf ihr Denken. Ihr Gedankenkreisen hat hauptsächlich Beziehungsinhalt und ist stark emotional – nämlich ängstlich – gefärbt. Ihren Mann hingegen beschreibt sie als emotional distanzierter. Als einen Mann, der seine Frau nicht wirklich lesen kann. Er wird von ihr mehr als lebensfremder Theoretiker erlebt und kommuniziert offensichtlich so schlecht, dass seine Botschaft bei ihr nicht ankommt. Evelyne merkt irgendwie, dass die beiden voneinander profitieren könnten, und sie bemängelt, dass sie es dann im Alltag nicht tun.

Das *Handbuch Intelligenz* des Psychologen Detlef H. Rost von der Universität Marburg ist das deutsche Standardwerk zum Thema kognitive Fähigkeiten. Rost hat dafür über tausend Studien zur Intelligenzforschung durchgearbeitet. Im Gespräch mit *Spiegel Online* räumte er 2013 mit einigen Mythen rund um die Intelligenz auf. Ein Mythos, über den die Verantwortlichen für den Wiener *Eignungstest für das Medizinstudium* gestolpert sein könnten, ist der, dass Männer und Frauen genau das Gleiche können. Gegenüber *Spiegel Online* sagte Rost: *»Feministinnen und viele Sozialwissenschaftler hören es nicht gerne, aber zahlreiche Studien belegen: Es gibt Unterschiede zwischen Männern und Frauen in der kognitiven Leistungsfähigkeit – und bei einigen Subfacetten der Intelligenz sogar dramatische Unterschiede. Das gilt insbesondere für die räumliche Orientierung, also für die Fähigkeit, sich gedanklich in zwei- oder dreidimensionalen Räumen zu bewegen. Das ist unter anderem in vielen naturwissenschaftlichen Berufen gefragt. Da sind Männer deutlich besser als Frauen. Diese Unterschiede haben vermutlich auch nicht nur etwas mit der Sozialisation zu tun, lassen sich also nicht* *einfach wegtrainieren. Umgekehrt schneiden Frauen bei anderen Subfacetten besser ab, etwa bei der Wahrnehmungsgeschwindigkeit oder den verbalen Fähigkeiten.«*[13]

Der Begriff »Intelligenz« ist in der Psychologie ein Sammelbegriff für die kognitive Leistungsfähigkeit des Menschen. Aber es gibt keinen Konsens, welche Fähigkeiten sie überhaupt umfasst. Und noch viel weniger einig ist sich die Fachwelt über die Frage, wie man die verschiedenen Fähigkeiten gewichten soll. In gewisser Weise ist Intelligenz ein schillerndes Konstrukt von findigen Testpsychologen: Aufgrund der unterschiedlichen Begabungen von Mann und Frau kann man jederzeit das eine oder das andere Geschlecht »intelligenter« erscheinen lassen – je nach Zusammensetzung der Testaufgaben. Es gibt, wie bereits festgehalten, sowohl kognitive Aufgaben, bei denen Männer im Durchschnitt besser abschneiden, als auch solche, bei denen Frauen besser performen: Männer vornehmlich bei Aufgaben, die das räumliche Denken betreffen, Frauen bei sprachbezogenen. Beide Gruppen erreichen bei Intelligenztests in etwa die gleichen Mittelwerte durch ein symmetrisches Abfragen beider Denkleistungen.

Auch wenn die verschiedenen kognitiven Begabungen sich ausgleichen: Die Varianz in den IQ-Werten dürfte bei Männern größer sein als bei Frauen. Das heißt, es gibt sowohl mehr hochbegabte als auch mehr schwach begabte Männer als Frauen. Die weiblichen Testergebnisse liegen insgesamt näher beim Durchschnitt, ohne große Ausreißer. Die Psychologin Susan Pinker betont das in ihrem Buch *Das Geschlechterparadox: Über begabte Mädchen, schwierige Jungs und den wahren Unterschied zwischen Männern und Frauen.* Männer sind extremer in körperlicher wie geistiger Hinsicht. Ob es um

13 Spiegel Online, 6.5.2013, www.spiegel.de/karriere/intelligenz-mythen-im-check-zwischen-klischee-und-wahrheit-a-897751.html

Inselbegabte, Menschen mit extrem hohen IQ, Nobelpreisträger, Schachgenies oder musikalische Wunderkinder geht: in allen diesen Fällen dominiert klar das männliche Geschlecht. Bei den geistig Behinderten, Schwererziehbaren, Schulversagern, Unruhigen und Straftätern aber auch. Auch dieser Faktor könnte beim Wiener Medizintest eine Rolle gespielt haben: die hochbegabten Männer gaben vielleicht den Ausschlag für das asymmetrische Ergebnis, die wenigen hochbegabten Frauen konnten das nicht ausgleichen. Durchaus denkbar, dass auch beim Wiener Test die durchschnittliche Leistung beider Gruppen identisch war. Das wurde nie bekannt und möglicherweise gar nicht untersucht.

Eine provokante Studie veröffentlichten Dimitri van der Linden und seine Mitarbeiter von der Erasmus Universität in Rotterdam im Jahr 2017: sie verwendeten Magnet-Resonanz-Bilder (MRI) von 900 Testpersonen und verglichen die Gehirnstruktur mit der gemessenen Intelligenz. Die Forscher fanden heraus, dass bei beiden Geschlechtern das Gehirnvolumen mit dem IQ korreliert. Das heißt: je größer das Gehirn, umso höher die Intelligenz. Sie fanden auch eine Korrelation mit der grauen und der weißen Substanz: je mehr, desto besser. Männer hatten (wie in allen anderen Studien) größere Gehirne, nicht nur absolut, sondern auch relativ zur Körpergröße. Und sie zeigten einen um eine 1/4 Standardabweichung höheren IQ. Verschiedene statistische Analysen kamen alle zum Ergebnis, dass der größere IQ bei Männern mit dem größeren Gehirn und da besonders mit der größeren grauen Substanz zusammenhängt.

Damit bestätigen sie die von Richard Lynn, Professor der Psychologie der Universität Ulster, seit 1994 vorgebrachte Hypothese, die er 2008 mit neuen Daten wiederholte: Männer haben größere Gehirne, deswegen ist ihr IQ um etwa vier Punkte höher. Der Unterschied beginnt ungefähr ab dem 14. Lebensjahr, weil Mädchen vorher reifen, können sie den Unterschied ein paar Jahre wettmachen. Lynn beschreibt einen kleinen Vorteil für Buben und einen großen Vorteil für erwachsene Männer bei den arithmetischen IQ Subtests. Bei der Testung der Gedächtnisspanne haben die Mädchen einen kleinen Vorteil, der sich bei Erwachsenen dann zu den Männern hin verlagert. Über 2.700 Kinder zwischen 12 und 18 Jahren wurden von Lynn mit dem *Ravens Matrizentest*, bei dem es um Mustererfassung geht, getestet: Mit 12 Jahren waren die Mädchen in allen Dimensionen besser, mit 14 erzielten die Kinder die gleichen Ergebnisse und mit 17 waren die Jungs besser.

Der heikle Diskurs über das Thema Intelligenz wurde ab 1990 erfrischend facettenreicher. Da führten die Psychologen John D. Mayer von der University of New Hampshire und Peter Salovey von der Yale University den Terminus *Emotionale Intelligenz* in die wissenschaftliche Diskussion ein. Darunter verstehen sie die Fähigkeit, eigene und fremde Gefühle – korrekt – wahrzunehmen, zu verstehen und zu beeinflussen. Zur Popularisierung des Begriffs hat insbesondere der US-amerikanische Journalist Daniel Goleman mit seinem Buch *Emotionale Intelligenz* beigetragen. Hauptmerkmal ist hierbei das Einfühlungsvermögen (Empathie – siehe Kapitel 4). Als weiterer Begriff wird immer wieder die *Soziale Intelligenz* – oder auch Sozialkompetenz – genannt. Darunter versteht man einen Komplex von Fähigkeiten, die dazu dienen, sich in Gruppen richtig zu bewegen. Soziale Kompetenz war bis in die 1950er Jahre ein Kriterium zur Beurteilung von geistiger Behinderung, gleichrangig zur Intelligenz. In der Tat reicht es nicht, Zahlen schnell zusammenzurechnen und abstrakte dreidimensionale Gegenstände im Kopf rotieren zu lassen, um in der menschlichen Gesellschaft zu reüssieren. Beide Dimensionen wären eine wichtige Ergänzung. Aber der klassische Intelligenzquotient – ohne die emotionale und soziale Dimension – hat sich in den westlichen Industrieländern ab 1960 als Alleinstellungsmerkmal fast durchgesetzt.

Die Frage, welches Geschlecht nun mehr Intelligenz besitzt, offenbart nach all dem Gesagten einen gewissen Mangel derselben. Wenn Intelligenz heißt, ein Problem in seinem Gesamtkontext zu erfassen und mit den vorhandenen Ressourcen (inklusive Vernetzung mit der Umgebung) lebensnah zu managen, so sind sicherlich Frauen statistisch gesehen »intelligenter«. Wenn hingegen Intelligenz heißt, möglichst fokussiert ein Detailproblem abstrakt zu lösen und alles andere und alle anderen auszuklammern und wegzublenden, so sind wohl Männer »intelligenter«. Da aber Intelligenz ein Maß für die Lebenstüchtigkeit im Allgemeinen sein sollte, sind Männer und Frauen kognitiv sicherlich auf gleicher Augenhöhe.

Fall 15: Giftige Konkurrenz

Der 35-jährige Broker Andreas H. erzählt von seiner zerrütteten Partnerschaft mit Angelika. *»Ich würde so gerne privat Ruhe haben nach den anstrengenden Stunden an der Börse. Aber Angi muss immer eine Konkurrenzveranstaltung aus allem machen. Sie muss sich ständig was beweisen. Oder mir. Wenn ich allgemeine Zusammenhänge aufzeige, muss sie widersprechen. Sie muss ständig ihre Intelligenz und Bildung raushängen lassen. Sie wirft mir oft vor, dass ich sie nie nach ihrem Job frage und diesen Job nicht wertschätze. Ich versuche das ja. Aber sie ist ›Psychotherapeutin in Ausbildung‹ und vergleicht sich mit mir, der ich mit 25 Jahren die erste Euro-Million verdient habe. Ich finde, das muss sie gar nicht, aber staunend bewundern kann ich ihre Performance auch nicht. Diesen absurden Wettstreit bringt sie in die Be-*

ziehung hinein. Ich muss mich intellektuell immer wehren und für jeden Satz rechtfertigen. Sie liest auch mitten beim gemeinsamen Essen am Handy auf Wikipedia nach, wenn sie mir etwas nicht glaubt. Und reibt mir das dann hochbefriedigt um die Ohren, wenn sie was gefunden hat.

Ich habe kein Problem mit Konkurrenz. Ich habe mich immer beruflich durchgesetzt. Aber im Liebesleben ist das was anderes. Bei diesem aggressiven Klima verliere ich die Lust – besonders im Bett.«

Ob Andreas oder Angelika »intelligenter« ist, sollte in einer funktionierenden Partnerschaft keine Rolle spielen. Abgesehen davon, dass die Frage ohnehin nicht beantwortbar ist (siehe oben). Beide hätten Gründe, um sich überlegen zu fühlen. Beide hätten auch Gründe, den jeweils anderen wertzuschätzen und ihn vielleicht sogar zu bewundern. Gegenseitiges Bewundern ist sehr gut für die Liebe. Schlimm ist, dass beide jeweils nur das betonen, was ihnen selbst zum Vorteil gereicht und den anderen und seine Leistungen herabwürdigt. Konkurrenz belebt vielleicht das Geschäft, aber sicherlich nicht die Liebesbeziehung. Ganz am Schluss formuliert Andreas, dass dieser kognitive Wettbewerb nicht nur kognitiv anstrengend und emotional belastend ist, sondern handfeste Auswirkungen auf den somatischen Eros hat.

Zwei Wege führen (gleich schnell) nach Rom

Die bahnbrechende Arbeit schlechthin bezüglich Hirnstruktur, Denkmuster und Intelligenz der Geschlechter ist Psychiater Richard J. Haier und Kollegen von der University of California in Irvine im Jahr 2005 gelungen. Die Studie ist zu Recht eine der meistzitierten in ihrem Gebiet. Sie untersucht die Beziehung zwischen Gehirnstruktur und allgemeiner Intelligenz bei Männern und Frauen mit gleichem IQ. Als Methode wählten Haier und sein Forscherteam eine sogenannte voxel-basierte morphometrische Analyse von MRI-Daten. Das klingt kompliziert, lässt sich aber einfach erklären: Die Forscher untersuchten präzise die Wechselbeziehungen zwischen den Größenunterschieden von Gehirngebieten und der Denkleistung. Die große Entdeckung war, dass Männer und Frauen gleiche Ergebnisse mit der Aktivierung verschiedener Hirnregionen erreichen. Also ganz nach dem Motto: *Viele Wege führen nach Rom.* Der eine führt über Villach, der andere über den Brenner. Gleiche Fahrzeit, gleich effizient, gleiches Ziel – aber verschiedene Strecken. Das bedeutet auch, dass für Intelligenz kein singuläres Hirngebiet zuständig ist und verschiedene Gehirn-Designs (also männliches und weibliches) die gleiche intellektuelle Performance möglich machen.

Die Ergebnisse von Richard J. Haier sind auch im Detail interessant: Beide – Frauen wie Männer – lösten die gestellten Aufgaben zu 65 Prozent mit der linken Gehirnhälfte. Aber Frauen zeigen dabei wesentlich mehr weiße und deutlich weniger graue Substanz, die mit Intelligenz in Zusammenhang steht. Das ist spannend! Denn: Die weiße Substanz besteht überwiegend aus Leitungsbahnen, also Nervenfasern. Sie verbindet die verschiedenen Gebiete der grauen Substanz, die wiederum Nervenzellkörper enthalten und Kerne beziehungsweise Kerngebiete darstellen. Das bedeutet also: Frauen denken viel stärker vernetzt und assoziativ. Männer bleiben eher auf die Problemlösung fokussiert. Im Gehirn agieren sie wie mit Scheuklappen und »schauen« weder links noch rechts.

Tatsächlich fanden die Forscher bei Männern in Bezug auf die Gehirnsubstanz fast siebenmal mehr graue Substanz bei intelligenten Lösungen involviert, während Frauen neunmal mehr weiße Substanz verwendeten, um die gestellten Aufgaben zu lösen. Die manchmal bemühte Unterscheidung zwischen *linearem Denken* (das heißt vor allem graue Substanz) und *assoziativem Denken* (das heißt vor allem weiße Substanz, also Verbindungsfasern) ist aus neurowissenschaftlicher Sicht also absolut stimmig und richtig.

Aber Haier und seine Kollegen konnten noch etwas Bemerkenswertes entdecken: Männer scheinen sehr auf Analyse und abstrakte Problemlösung konzentriert zu sein. Das zeigt sich anhand der speziellen Hirngebiete, die mit der Intelligenz zusammenhängen. Bei ihnen war die Korrelation zwischen IQ und grauer Substanz in den frontalen und parietalen Hirngebieten am stärksten, besonders in zwei Gebieten: einerseits im Wernicke-Sprachzentrum (Area 39 und 40), das für das Sprachverständnis zuständig ist. Und andererseits im *dorsolateralen präfrontalen Cortex* (Areas BA 8 und 9), der vorwiegend kognitive Funktionen wie etwa problemlösendes Denken, Vorausplanen oder zielgerichtetes Handeln beinhaltet.

Frauen hingegen scheinen gestellte Aufgaben enger mit Emotionen zu verknüpfen, mit Assoziationen und Formulierungen. Bei ihnen waren die stärksten Korrelationen im Frontallappen in zwei Gebieten zu finden: einerseits im Broca-Sprachzentrum, das für die Sprachbildung zuständig ist, und andererseits im *Orbitofrontalen Cortex* (Area BA10), der mit Persönlichkeitseigenschaften und der Fähigkeit zur Emotionsregulation in Verbindung gebracht wird.

Dazu passen die letzten Ergebnisse der Studie von Haier und seinen Kollegen: Männer gehen eine Aufgabe eher distanzierter an, während Frauen sie tendenziell eher persönlich nehmen und auf sich beziehen. Das Frontalhirn beherbergt die Persönlichkeit – und dieses Hirngebiet ist bei Frauen viel mehr in Problemlösungen involviert. 84 Prozent der verwendeten grauen Substanz war bei Frauen im Frontalhirn lokalisiert, verglichen mit nur 45 Prozent bei Männern. Noch offensichtlicher war der Unterschied in der Verwendung der weißen Substanz im Frontalhirn: 86 Prozent der identifizierten weißen Substanz war bei Frauen im Frontalhirn, verglichen mit null Prozent bei den Männern![14]

Zweifellos sind die beiden Formen von Intelligenz kognitiv auf Augenhöhe. Wo sie gegeneinander ausgespielt werden und in Konkurrenz treten, folgt Disharmonie der Geschlechter, während sie sich in Harmonie gegenseitig ergänzen, befruchten und potenzieren. Dafür mag ein Begriff der chinesischen Philosophie ein gutes Bild sein: Yin und Yang. Sie stehen für polar einander entgegengesetzte und dennoch aufeinander bezogene Prinzipien. Yin für weiblich und Yang für männlich. Alleine unvollkommen, zu zweit komplett. Die beiden sind nach chinesischer Tradition nicht gegensätzlich (antagonistisch), sondern sie ergänzen sich (komplementär).

Wir finden also zwei Arten vor, die Welt zu erfassen und zu verarbeiten: Zwei Augen, die sich ausgezeichnet ergänzen und nur zusammen dreidimensional sehen. Dafür ist sowohl das Yin-Auge als auch das Yang-Auge unentbehrlich. Der jeweilige Blickwinkel ist für das räumliche Sehen unersetzlich. Eine theoretische Verringerung des Augenabstands hätte kein besseres, sondern ein flacheres Bild zur Folge.

---

14 Eine Reihe von Arbeitsgruppen auf der ganzen Welt hat in der Folge – teilweise mit ganz anderer Methodik – die Resultate von Richard Haier bestätigt: Männer und Frauen greifen bei der Intelligenz tatsächlich auf verschiedene Hirnareale zurück (Allen et al., 2011; Tomasi et al., 2012; Ingalhalikar et al., 2014; Szalkai et al., 2015; Pezoulas et al., 2017).

Wir haben schon gesehen, dass Frauen emphatischer sind als Männer. Dass sie viel stärker vernetzt und assoziativ denken, gestellte Aufgaben mit Emotionen und Formulierungen verknüpfen und das Lösen von Problemen eher persönlich nehmen und sich selbst dabei einbeziehen. Wir wissen auch, dass Frauen testpsychologisch freundlich mit Menschen umgehen (wollen), rücksichtsvoll und liebenswürdig, verträglich, gefällig, sympathisch, kooperativ, warmherzig, aufmerksam, fürsorglich, entgegenkommend und taktvoll.

Wie ebenfalls bereits erwähnt, ist die Yin-Intelligenz aufgrund dieser Neigungen stark mit Sprache und Kommunikation verbunden. Seit fünfzig Jahren gibt es tausende und abertausende Studien, die sich in allen Facetten mit den besseren sprachlichen Fähigkeiten von Frauen befassen. Frauen finden in entsprechenden Tests mehr richtige Wörter pro Zeiteinheit, sie begehen weniger sprachliche Fehler und können sprachliche Laute besser unterscheiden. Weibliche Testpersonen finden schneller mehr Worte, die mit einem bestimmten Buchstaben beginnen als Männer. In der Alltagskommunikation bilden sie längere Sätze und verfügen über eine korrektere Aussprache und korrektere Grammatik. Frauen formulieren in Testsituationen schneller und merken sich Wörter leichter, wie etwa im *Californian Verbal Learning Test*: Frauen ordnen die Wörter nach Kategorien und können so schneller auf Erinnerungen zugreifen. Männer indessen versuchen, die gleiche Reihenfolge der Wörter beizubehalten.[15]

Frauen können den Sinn eines kurzen Textes besser erinnern und wiederholen. Das ist in vielen verschiedenen Kulturen der Erde so (Grove et al., 2015). Frauen machen weniger

15 Baron-Cohen 2009a, Baron-Cohen 2009b, Kimura 2000.

Pausen beim Reden und haben halb so viele Sprachstörungen wie Männer – wie etwa das Stottern (Grove et al., 2013). Frauen können nach linkshirnigen Schlaganfällen viel besser sprechen als Männer und erlernen die Sprache nach Schlaganfällen deutlich schneller und kompletter als Männer (Rieder & Lohff, 2009). Mädchen weisen drei- bis viermal seltener Lese-Rechtschreib-Schwäche (Legasthenie) auf als Jungs. Weibliche Kleinkinder beginnen deutlich früher zu sprechen als ihre männlichen Altersgenossen (Rieder & Lohff, 2009).

Eine Erklärung dafür lieferte die Neurowissenschaftlerin Sandra Witelson bereits in den 1990er-Jahren. Das weibliche Gehirn sei zwar proportional etwas kleiner als das männliche – dafür aber für sprachliche Prozesse stärker vernetzt. Das hat Richard Haier bestätigt. Der Neuropsychiater Bennett Shaywitz und sein Team von der Yale University zeigten 1995 in einer berühmt gewordenen Studie, dass Frauen das Broca-Sprachzentrum (für Sprachbildung zuständige Gehirngebiet) auf beiden Gehirnhälften aktivierten, wenn sie in psychologischen Tests Sprache analysieren müssen. Männer hingegen aktivierten das Hirnareal bei derselben Aufgabe nur links. Das erklärt das schnellere Spracherlernen nach Schlaganfall. Diesen Geschlechtsunterschied der Gehirnaktivierung findet man auch, wenn es um das Zuhören geht.

Die Biopsychologin Elisabeth M. Weiss trug 2003 eine Studie bei, die für das Geschlechterverhältnis vielleicht ein wenig bezeichnend ist: sie fand Frauen bei den verbalen Tests und Männer bei den räumlichen Tests überlegen. Das war keine Überraschung. Männer schätzten aber (richtigerweise) ihre Fähigkeit zur räumlichen Vorstellung deutlich höher ein als die der Frauen – während Frauen (fälschlicherweise) ihre verbalen Fähigkeiten nicht höher einschätzten als die der Männer. Frauen können also möglicherweise ihre Vorzüge nicht richtig wahrnehmen oder (ein)schätzen.

Frauen nutzen die Sprache für die Vertiefung zwischenmenschlicher Beziehungen. So betonen sie in alltäglichen Gesprächen signifikant häufiger als Männer, wie viel der Gesprächspartner ihnen bedeutet (Hartup & Stevens 1997). Frauen legen auch signifikant mehr Wert auf ihr äußeres Erscheinungsbild, reden mehr darüber, nehmen es auch bei anderen bewusster wahr und thematisieren dieses häufiger als Männer (Baron-Cohen 2009a).

Untersuchungen der Kommunikation der Geschlechter fanden heraus, dass Frauen nonverbal mehr freundliche Signale geben. So lächeln sie etwa ihr Gegenüber öfter an als Männer. Zudem halten sie auffallend mehr Blickkontakt (Hall 1978). Empirische Studien mit entsprechendem Fragebogen ergaben, dass Frauen mehr Wert auf enge persönliche Beziehung mit gegenseitigem Verständnis legen, Männer hingegen auf gemeinsame Aktivitäten (McGee 1979). Frauen sind für beide Geschlechter bevorzugte Gesprächspartner bei beziehungsbetonten Themen – weniger für Sachthemen. Frauen genießen bei beiden Geschlechtern auch mehr Vertrauen, was Schwächen angeht: Männer und Frauen sind Frauen gegenüber offener (Schwächen, Vertrauliches) als Männer gegenüber Männern (Baron-Cohen 2009a). Frauen suchen in allen Kulturen altruistische, reziproke Beziehungen (das bedeutet, Beziehungen, die auf Selbstlosigkeit und Kooperation beruhen). Männer hingegen suchen tendenziell Macht und Wettbewerb (Baron-Cohen 2009b).

Kommunikative Unterschiede der Geschlechter lassen sich auch im Erziehungsstil festmachen: Mütter haben signifikant mehr Blickkontakt mit ihren Kindern als die Väter. Mütter halten ihre Kinder gezielt so, dass dieser Blickkontakt zustande kommt. Außerdem passen Mütter ihre Sprache besser an das Kind an (was die Länge des Satzes und die Dialogform betrifft). Das spricht für ausgeprägtere kommunikative Fähigkeiten. Bei Studien, in denen ein Elternteil dem sechsjährigen Kind ein Bild beschreiben musste, wurden bei der mütterlichen

Beschreibung mehr Bilder erkannt als bei der väterlichen (Lamb et al., 1982).

Das kommunikativere Verhalten von Frauen spiegelt sich auch in der Internet-Nutzung wieder. Laut der Soziologin Karin Windt haben Frauen mittlerweile eine große Präsenz in den virtuellen sozialen Netzwerken. Jedoch legen sie im Web2.0 ein anderes mediales Verhalten als Männer an den Tag. Frauen nutzen die Online-Tools weniger effizient zur beruflichen Kontaktpflege, sondern für private Belange. In geschlossenen Webgruppen engagieren sie sich stärker, während sie in offenen Foren oder Tools zurückhaltender als Männer agieren. Diese unterschiedlichen Nutzungsweisen der Sozialen Medien wird neuerdings *Gendered Digital Inequality* genannt.

Die Yin-Intelligenz denkt personal: Ihre Kognition ist insgesamt assoziativer und umsichtiger als die der Yang-Intelligenz. Sie involviert mehr Emotionen und nimmt Aufgaben persönlich. Dabei kommt ihr die Empathie (als emotionale Intelligenz) und das vernetzte Interesse (soziale Intelligenz) zugute. Die Überschneidung mit der Thymopsyche ist bei der Frau deswegen ungleich höher. Die Sprache und die Kommunikationsfähigkeit sind ein Instrument dieser Vernetzung.

Wie die Yang-Intelligenz die Welt sieht und verarbeitet

Wie oben erwähnt, besteht die Yang-Intelligenz unter anderem aus räumlichem Vorstellungsvermögen, Abstraktion und Zahlen jonglieren. Männer bleiben auf Analyse und abstrakte Problemlösung fokussiert und gehen Aufgaben eher persönlich distanziert an. Der weltbekannte Psychologe Simon Baron-Cohen von der Cambridge University nennt die Fähigkeit zum methodisch-analytischen Vorgehen *Systematisierungsvermögen.* Es zeigt sich in dem Drang, Systeme zu analysieren oder zu konstruieren oder Gesetzmäßigkeiten zu erforschen. Wer seine Wahrnehmung in ein System bringen will, versteht intuitiv, wie etwas funktioniert oder durch welche übergreifenden Regeln das Funktionieren eines Systems gesteuert wird.

Unter Systemen versteht Baron-Cohen nicht nur greifbare Dinge, die man auf- oder zusammenbauen kann wie Häuser, Städte oder Gesetzessammlungen, sondern auch Gebilde, die über rein maschinelle oder technische Systeme hinausgehen. Etwa Mathematik, Physik, Chemie, Logik, Musik, Militärstrategien, das Klima, Gartenbau oder Computerprogrammierung, aber auch Ordnungssysteme wie Büchereien, die Wirtschaft, Unternehmen, Regelwerte, Brettspiele und Sport. Menschliche Verhaltensweisen und Emotionen hingegen folgen keinen berechenbaren Gesetzen, sind also kein System.

Das System ist vom Prinzip her endlich, kausal und gesetzmäßig. Baron-Cohen unterscheidet sechs Systeme: technische (Maschinenbau), natürliche (Medizin), abstrakte (Philosophie), soziale Systeme (Recht), Ordnungssysteme (Bibliothek) und Bewegungssysteme (Tennis). Das männliche Gehirn ist so »verdrahtet«, dass es überwiegend auf Begreifen und den Aufbau von Systemen ausgerichtet ist. Viele Studien belegen, dass der Systematisierungsquotient bei Männern deutlich höher ist als bei Frauen.[16] Das extreme männliche Gehirn ist nach Baron-Cohen das des Autisten. Es systematisiert extrem gut, ist aber blind für Gefühlszustände (»mindblind«).

Bei der klassischen *Wasserspiegelaufgabe* des Entwicklungsbiologen Jean Piaget wird der Wasserspiegel bei verschieden geneigten Flaschen erfragt. Frauen lösen diese Aufgabe viel häufiger falsch als Männer (Grove et al., 2013). Das liegt ver-

16 Baron-Cohen et al., 2003; Baron-Cohen 2009a; Allison et al., 2015.

mutlich daran, dass sie über ihre Assoziationen stolpern (etwa: »Wenn er mir verschieden geneigte Flaschen zeigt, so hat das eine Bedeutung …«). Sehr ähnlich ist der *Rod And Frame Test* (engl.: Stange und Rahmen). Hier muss die Stange vom Probanden senkrecht gestellt werden, während der Rahmen gedreht wird. Frauen lösen diese Aufgabe häufiger falsch – sie sind eher feldabhängig. Das heißt, sie lassen sich von irrelevanten Hinweisen ablenken (Dyk et al., 1974). Auch beim Test mit eingebetteten Figuren, die aus einem komplexem Muster ausgeschnitten werden sollen, sind Männer schneller und genauer (Dyk et al., 1974). Frauen hingegen haben ein besseres visuellräumliches Gedächtnis: wenn auf einem Blatt Gegenstände aufgezeichnet sind, nehmen Frauen Änderung besser wahr. Auch beim Memory-Spiel, bei dem man sich an die Platzierung bestimmter Bilder erinnern soll, sind Frauen den Männern überlegen (Baron-Cohen 2009a).

Systematisieren kann man auch übertreiben. Nämlich dann, wenn man das Leben dabei übersieht. Ein Beispiel dafür sind Nerds. Ein Nerd ist ein Millennial, der im Computer versinkt. Der Begriff stand ursprünglich für Sonderling. Heute bezeichnet er einen begabten, fast ausnahmslos männlichen Technikenthusiasten mit sozialen Defiziten. Matthias A. ist einer von ihnen. Er offenbart uns seine Innenansicht.

Fall 16: Der Nerd

Der 30-jährige Matthias A. kommt zum Psychiater, weil er in sozialen Situationen *»ständig nervös«* ist. Er müsse sich überwinden, etwas zu tun, was mit Menschen zu tun hat: etwa in ein Geschäft hineingehen oder fremde Leute treffen. *»Wenn die Dinge nicht wichtig sind, dann mache ich sie gar* *nicht. Ständig muss ich aufs Klo gehen, habe Magenprobleme und eine nervöse Übelkeit in der Früh. Ich arbeite als Programmierer in einer kleinen Firma in Waidhofen an der Thaya im Waldviertel. Die fünf Mitarbeiter dort kenne ich schon. Tageweise geht es mir in der Arbeit gut, tageweise auch schlecht: dann bin ich nicht sehr kommunikativ, meide Gespräche und Sozialkontakte und schaffe es irgendwie bis Dienstschluss.*

Eine Freundin hatte ich noch nie. Ich hätte gerne eine, aber die Frauen sind mir unheimlich: sie sind so anders. Ich werde ganz nervös, wenn eine hübsche Frau in meine Nähe kommt – dann bringe ich kein Wort heraus. Einmal war ich verliebt, da habe ich immer weggeschaut und bin dem Mädchen aus dem Weg gegangen. Ich habe zwei, drei Freunde, aber die sind natürlich männlich. Wir spielen meistens Computerspiele und reden nicht viel. Ich lebe alleine in Waidhofen in einer Genossenschaftswohnung, meine Eltern wohnen in Wien und wir telefonieren ab und zu. Meine Mutter kommt alle paar Monate hinauf ins Waldviertel und putzt meine Wohnung durch. Da fragt sie nicht lange, deswegen gibt es dann Konflikte, sonst nicht. Wenn sie da ist, dann will sie immer alles Mögliche von mir wissen und löchert mich.

In der Volksschule war das eher noch leichter, aber im Gymnasium bin ich ein echter Außenseiter geworden. Da wurde ich richtiggehend gemobbt: geschlagen, angespuckt … aber ich wollte meinen Eltern nichts erzählen und schon gar nicht die Schule wechseln, denn ich hatte Angst vor der neuen Situation.

Smalltalk ist überhaupt nicht mein Ding. Wenn ich mit wem reden kann, dann ist das Thema arbeitsbezogen. Also Computer. Selten starte ich ein Gespräch, Geschichten erzähle ich überhaupt nie. Wenn ich wen kenne oder mir jemand sehr freundlich entgegentritt, dann ist das Reden leichter. Außer, es ist eine schöne Frau.

Ich habe öfter Probleme, ein Wort zu finden – der Begriff fällt mir einfach nicht ein. Meist, wenn es um alltägliche Dinge geht, nicht um den Computer. Die Erwartung der anderen setzt mich unter Stress. Fürchterlich, wenn die Blicke der Leute auf mich gerichtet sind und ich stottere daher.

Wenn ich jemanden daheim hätte, mit dem ich über die Arbeit reden könnte, dann könnte ich das alles besser verarbeiten. Ja, damit meine ich eine Frau. Ich bin ein typischer Mitläufer – ich würde nie aus eigenem Antrieb etwas Neues machen. Ich habe das Gefühl, dass die Leute mich überschätzen. Ich gelte als exzellenter Computerexperte. Kein Wunder, ich habe nie was anderes getan. Mit Lob tue ich mir schwer – aber andererseits bin ich auch abhängig davon.

Das Programmieren am Computer ist kein Problem. Wenn ich nicht kommunizieren muss, fühle ich mich wohl. Aber mit der sozialen Komponente wird auch das Programmieren schwer. Ich suche die Einsamkeit – aber manchmal wird es mir dann zu einsam. Zuhause kann ich 13 Stunden durcharbeiten … am Computer. Im Büro hingegen sind zu viele Leute. In Gesellschaft kann ich schnell grantig werden, wenn mir die Situation nicht passt und ich dem nicht entfliehen kann.

Was mir auffällt: ich empfinde keine Trauer, wenn irgendetwas passiert ist, was andere traurig macht. Ich kann auch keine positiven Gefühle zeigen – weil ich sie nicht habe. Die negativen Gefühle kann ich schon zeigen: wenn mir was nicht passt. Wenn meine Schwester mich umarmen will, fühle ich mich unwohl, auch die Bussi-Bussi-Gewohnheit von Wien mag ich gar nicht. Andere Leute loben, mag ich auch nicht. Nur wenn es gesellschaftlich aufgezwungen wird, mache ich es, nicht, weil ich es spüre. Das einzige positive Gefühl ist, wenn ich was geschafft habe.«

Matthias A. ist zweifellos ein Nerd. Das würde er auch über sich selber sagen. In Computerkreisen gilt das als echtes Kompliment, so als Art »Spezialist« oder »Könner«. Positiv betrachtet ist ein Nerd ein Individualist, der durch Besitz hinreichender Fachkenntnisse einen entsprechenden Grad an gesellschaftlicher Anerkennung innerhalb der jeweiligen Szene (beziehungsweise Subkultur) erreicht. Negativ gesehen ist Nerd eine Bezeichnung für einen in sozialen Belangen unbeholfenen, verschrobenen Einzelgänger, der ständig vor dem Computer sitzt und dadurch jenseits des Computers in soziale Isolation gerät. Nerds verbinden vor allem drei Eigenschaften mit anderen Nerds: soziale Vernetzung ausschließlich per Mausklick, Ironie und Yang-Intelligenz.

Die Systematisierungsfähigkeit ist bei Nerds besonders gut ausgeprägt. Matthias A. bewegt sich beruflich und privat ständige auf der sterilen, unbelebten Metaebene einer höchst abstrakten Welt. Mit Mitmenschen kann er im Grunde nichts anfangen. Weiblichkeit kennt er nur aus der Ferne, von seiner Mutter, die ihm ab und zu aufdringlich die Wohnung putzt, und von seiner Schwester, die ihn umarmen will – was Herrn A. sehr unangenehm ist. Gleichzeitig wäre das Weibliche das ganz andere, nach dem er sich sehnt. Es würde ihm guttun.

Neben den in Kapitel 4 abgehandelten empathielosen, aggressiven Fehlverhalten und sexuellen Auffälligkeiten ist dieser fast autistische Rückzug Teil der männlichen Problem-Trias. Die (Yang-)Systematisierungsfähigkeit hat als pathologische Kehrseite die völlige Lebensfremdheit, in die der Betroffene abdriften kann. Die Zunahme von internetsüchtigen Jugendlichen (selbstredend, dass ein Großteil davon männlich ist) spricht hier eine deutliche Sprache. Immer mehr junge Männer – besonders, wenn sie von besorgten Eltern durchgefüttert werden – verlieren jeglichen sozialen Anschluss und sogar den Kontakt zur Realität. Für sie stellen Rollenspiele wie *World of*

Warcraft die Realität dar. Davon trennen sie sich nur widerwillig für kurze Nahrungsaufnahmen und flüchtige Toilettenbesuche. Manchmal wachen sie erst mit 24 oder 26 Jahren auf, um zu erkennen, dass sie nichts gelernt haben und schlecht gerüstet sind für die Welt da draußen. Die Welt ihrer Eltern (und sonstiger Leute, die es vielleicht irgendwo gibt) empfinden sie als fremd, langweilig, surreal – und irrelevant. Nur beim gewaltsamen Abschalten des Internets zeigen sie Emotionen. Die können allerdings so heftig ausfallen, dass die Eltern das kein zweites Mal wagen.

Nicht nur im pathologischen Bereich findet sich ein Ungleichgewicht: Die asymmetrische Verteilung von Studenten in den Mint-Fächern (Mathematik, Informatik, Naturwissenschaften, Technik) ist nach wie vor enorm. Trotz intensiver staatlicher Bemühungen, Frauen verstärkt in diese Bereiche zu bringen. Es gab noch keinen weiblichen Schachweltmeister und bei der Internationalen Mathematik Olympiade, wo sich der hochbegabte Mathe-Nachwuchs trifft, finden sich nur zehn Prozent weibliche Teilnehmer. Im *Scholastic Aptitude Maths Test,* dem US-amerikanischen Mathe-Test, der hauptsächlich Studienplatzbewerber für amerikanische Universitäten prüft, haben Männer durchschnittlich 50 Punkte mehr als Frauen. Der Gendergap wird umso größer, je höher die mathematische Leistung wird. Bei einem Testergebnis von über 500 Punkten finden sich Männer und Frauen im Verhältnis 2:1 verteilt, bei über 600 Punkten ist der Gendergap schon auf 6:1 angewachsen und bei über 700 Punkten liegt er bei 13:1 (Baron-Cohen 2009b).

Körper, Emotion und Kognition sind also eng miteinander verschaltet. Diese drei Dimensionen sind bei Mann und Frau im Schnitt sehr unterschiedlich. Beide Formen von Intelligenz sind unvergleichbar: sie haben andere Begabungsschwerpunkte und andere Verarbeitungsprozesse. Frauen denken vernetzt, assoziativ und umsichtig, involvieren viel mehr Emotionen und nehmen Aufgaben persönlich. Männer hingegen denken linear, fokussiert, emotional distanziert, mit Analyse und abstrakter Problemlösung, also in Systemen. Keine der Lösungsmethoden ist besser oder schlechter, beide funktionieren – und können sich so gegenseitig unterstützen.

Abschnitt II

Was den Eros belebt

6

Die Verdrängung im Wandel der Zeit

Erkenntnisse entfalten sich stufenweise. Das gilt sowohl für die Erkenntnis jedes einzelnen Menschen als auch für die Gesellschaft insgesamt. Auch Einsichten über die Beziehung der Geschlechter sind da keine Ausnahme. Der Philosoph Georg Friedrich Hegel hat – zusammen mit anderen Denkern – Anfang des 19. Jahrhunderts erkannt, dass sich die Weltgeschichte einer Wahrheit in drei Schritten nähert. Hegel spricht von *Triaden:* These, Antithese und Synthese. Die These entwickelt sich langsam in einer Gesellschaft, meist ohne viel Reflexion. Aber sie ist unvollständig oder irgendwann nicht mehr zeitgemäß. Deswegen eckt sie an, ärgert Leute, fordert Widerspruch, ja sogar Verneinung. So entwickelt sich die Antithese. Das Pendel schlägt in die andere Richtung aus, oft sehr pointiert. Die Provokation der Antithese ist sehr wichtig, um die Idee weiterzuentwickeln. Sie kann Bewegung in ein starres Weltbild bringen und Verkrustungen aufbrechen. Den Konflikt zwischen These und Antithese löst schließlich die Synthese. Sie bringt die Wahrheiten von These und Antithese auf einer höheren Ebene zusammen. Dadurch schränkt sie die Geltung beider ein, gibt aber beiden in einigen Punkten recht.

Sigmund Freud wurde mitten in ein Jahrhundert hineingeboren, das merkwürdig ambivalent war: einerseits naiv fortschrittsgläubig und gleichzeitig unglaublich verklemmt. Es war die Zeit der viktorianischen Doppelmoral. Metaphysik wurde als rückschrittlich abgelehnt, die – männlich geprägte – Vernunft und der (technische) Fortschritt hingegen wurden überhöht. Das Gefühls- und Liebesleben galt als unerheblich, Qualitäten wie Empathie wurden bestenfalls belächelt und als Gefühlsduselei oder weibliche Schwäche abgetan. Funktionales stand weit über dem Personalen. Maskuline Rücksichtslosigkeit richtete in den Kolonien erheblichen Schaden an. Sexualität galt als unvernünftige, tierisch-primitive Verhaltensweise, die kontrolliert werden und mit der sparsam umgegangen werden musste. Andernfalls könnte die Karriere des Einzelnen oder gar die gesamte Wirtschaft leiden. Frauen wurden von Männern hochgelobt und im gleichen Atemzug in ein enges Korsett gezwängt. Die Dame wurde auf das Galanteste im goldenen Käfig verehrt, in den sie gesperrt wurde.

Sexualität war dermaßen tabuisiert, dass der Frau von der Gesellschaft jegliche Sexualität abgesprochen wurde. Da sie Kaiser und Vaterland einen Dienst zu tun gewillt war, hat sie sich mit zusammengebissenen Zähnen vom Gatten wohl oder übel befruchten lassen und war froh, wenn es vorbei war. So sah man das damals. Der einzige Sinn einer solchen Zusammenkunft war die Zeugung eines Erben. Jegliche Leidenschaft war der Dame von Rang und Namen fremd. All das war im gewollten Über-Ich angesiedelt, in der offiziellen Version. Das weibliche Ichideal war asexuell.

Zugleich gierte das männliche Geschlecht geradezu nach der *»Dirnenhaftigkeit des Weibes«*, wie Freud es später formuliert hat. Diese wüsten Bacchanalien waren aber in einer verdrängten, dunklen Parallelwirklichkeit angesiedelt. Dort feierten sie fröhliche Urständ. Niemals war die illegale Prostitution so verbreitet und »gefallene Mädchen« so gesucht – und gleichzeitig gesellschaftlich dermaßen geächtet. Das verdrängte Es bahnte sich seinen Weg. Eros war überall, obwohl er geflissentlich übersehen wurde. Schon der Knöchel einer Frau, der wenige Sekunden wie zufällig herausblitzte, war hocherotisch aufgeladen. Die viktorianische Zeit war in sexueller Hinsicht wohl das Gegenteil von heute: Gegenwärtig ist so ziemlich alles erlaubt, aber keiner hat mehr Lust darauf.

Um den damaligen Zeitgeist erahnen zu können, nehmen wir etwa die Texte des Aufklärers Johann Caspar Lavater, der damals ein einflussreicher Bestsellerautor war. Hundert Jahre vor Freud veröffentlichte Lavater die *Physiognomische Fragmente zur Beförderung der Menschenkenntnis und Menschenliebe.* Dort schreibt er unter anderem über den Geschlechterunterschied:

> »*Wieviel reiner, zarter, feiner, reizbarer, empfindlicher, bildsamer, leitsamer, zum Leiden gebildeter ist das weibliche Geschlecht, als das männliche. Der erste innerste Grundstoff ihres Wesens scheint weicher, reizbarer, elastischer zu sein, als der männliche! Frauenspersonen: Geschaffen sind sie zu mütterlicher Milde und Zärtlichkeit! All ihre Organe sind zart, biegsam, leicht verletzlich, sinnlich und empfänglich. Unter tausend weiblichen Geschöpfen kaum eins ohne das Ordenszeichen der Weiblichkeit – Weichheit, Rundheit, Reizbarkeit. Sie sind Nachlaut der Mannheit … vom Manne genommen, dem Manne untertan zu sein, zu trösten ihn mit Engelstrost, zu leichtern seine Sorgen; selig durch Kindergebären und Kindererziehen zum Glauben, zur Hoffnung, zur Liebe.*«

Bei Lavater hört man nicht nur verdächtig viel Schwärmerei für das weibliche Geschlecht heraus (im Sinne einer pathologischen Idealisierung), sondern ebenso deutlich den Geist seiner Zeit. Damals galt grundsätzlich alles zwischen den Geschlechtern als biologisch festgelegt. Männer sind so, Frauen ganz anders. Und das muss so sein, weil es immer so war. Dieses Denken schloss Frauen wie selbstverständlich von Wahlrecht und Universitätsbesuch aus. Man könnte diese Haltung als *Biologismus* bezeichnen. Das bedeutet die Übertragung biologischer Fakten auf nicht-biologische Verhältnisse sowie deren einseitige Deutung anhand biologischer Erklärungsmuster. Das ist natürlich schwer daneben, war damals aber üblich. Weder Wahlen noch ein Universitätsstudium noch die Kleidungsfarben rosa und blau basieren biologisch auf X- oder Y-Chromosomen. Die erste Welle der Frauenbewegung forderte gleiche Rechte, etwa bei der Bildung oder bei politischen Wahlen. Erst ab 1869 begannen diese männlichen Domänen zu bröckeln.

Sigmund Freud tritt also in diese marode, verheuchelte Welt. Er erkennt, dass die Frau als asexuelle Dame idealisiert, und damit der Eros als *»Dirnenhaftigkeit des Weibes«* unter den Tisch gekehrt wird. Frauen dieser Zeit haben großteils diese gesellschaftliche Zuschreibung übernommen, doch der aberkannte Anteil hat im Unbewussten ein Eigenleben begonnen. Es war die große Zeit der weiblichen Hysterien. Es war die Zeit, in der das Verdrängte sich mächtig seinen Weg bahnte: Große Nervenärzte wie Jean-Martin Charcot oder Pierre Janet heilten in Paris hysterische Lähmungen mit hypnotischer Suggestion. Sigmund Freud sollte dort viel lernen und später seine Erkenntnisse der Welt kundtun. Die meisten seiner Patienten waren später weiblich, jung und hysterisch.

Der Grund für diese psychischen Störungen der Frau war damals laut Sigmund Freud die gesellschaftliche Verdrängung der weiblichen Sexualität. Wenn das Über-Ich dem Ich eine irrige Idee überstülpt, so sickert dieser Inhalt zwar ins Es ab, entwickelt aber eine Disharmonie innerhalb des Unbewussten (siehe Abbildung 2). Eine verinnerlichte Lüge ist unverdaulich. Die Frau war nicht mehr eins mit sich selbst. Sie war zerrissen zwischen ihrer sexuellen, biologischen Konstitution und der gesellschaftlichen Zuschreibung, die sie brav und angepasst übernommen hatte. Diese Ambivalenz im Unbewussten führte zu unausgegorenen und widersprüchlichen Verhaltensweisen, die damals recht unreflektiert hysterisch genannt wurden, vom altgriechischen Wort *hystéra* für die Gebärmutter.

Die Antithese im 20. Jahrhundert

Da das 19. Jahrhundert mit seinem rigiden Biologismus dermaßen überzog, ist es nicht verwunderlich, dass das Pendel im 20. Jahrhundert in die gegenteilige Richtung ausschlug. Auf eine einseitige, ja falsche These folgt notwendigerweise die Antithese. Während die erste Welle der Frauenbewegung eher praktisch orientiert war, waren die zweite und dritte Welle theoretischer Natur: Zunehmend entwickelte sich die Überzeugung, gleiche Augenhöhe der Geschlechter könne nur bei Verdrängung jeglicher Unterschiede durchgesetzt werden. Das ist nachvollziehbar. Hatte doch der unselige Biologismus die Diskriminierung der Frau mit biologischen Unterschieden begründet. Die französische Schriftstellerin Simone de Beauvoir hat die Antithese zum diskriminierenden Biologismus in ihrem Buch *Das andere Geschlecht* (1949) am treffendsten auf den Punkt gebracht: *»Man kommt nicht als Frau zur Welt, sondern wird dazu gemacht«*. Die ungerechten Auswirkungen der These waren – völlig zu Recht – unerwünscht, ja richtiggehend skandalös. Deswegen war die Antithese vor allem vom Ruf nach Veränderung geprägt. Verfolgt man die Bewegung von der These zur Antithese und analysiert das Geschehen psychodynamisch, lassen sich gravierende Konsequenzen erkennen: der Verdrängung der geschlechtlichen Sexualität im 19. Jahrhundert folgt die Verdrängung der geschlechtlichen Konstitution im 20. Jahrhundert. Das künstliche Ichideal war die Geschlechtslosigkeit.

In den frühen 1950er Jahren präsentierte der Psychologe und Erziehungswissenschaftler John Money seine Variante der Antithese. Er behauptete, der Mensch komme als geschlechtsloses Wesen auf die Welt und werde erst durch soziale Prägung männlich oder weiblich. Das soziale Geschlecht nannte er in seiner bahnbrechenden Arbeit im *Bulletin of the Johns Hopkins Hospital* (1955) *Gender.* Bis dahin war der Begriff *Gender* im Englischen nur für das grammatikalische Geschlecht in Verwendung. Vergleichbar ist im Deutschen die Verwendung des lateinischen Wortes *Genus* im Unterschied zu *Sexus,* das reale Geschlecht. Der Mond ist nur grammatikalisch männlich, das Mädchen real weiblich obwohl grammatikalisch sachlich. Ausgehend von Money ist der Begriff *Gender* als soziales Geschlecht in den allgemeinen Sprachgebrauch und in die Politik eingegangen (wie von Repo 2015 und Kutschera 2016 ausführlich herausgearbeitet worden ist). John Money war in einen tragischen Fall involviert:

Fall 17: Der Junge, der als Mädchen erzogen wurde

Am 22. August 1965 wurden in Kanada die eineiigen Zwillinge Bruce und Brian Reimer geboren. Im Alter von sechs Monaten stellte man bei beiden eine Vorhautverengung fest. Knapp zwei Monate später, am 27. April 1966, wurde

Bruce operiert. Die Beschneidung mittels Elektrokauter missglückte jedoch: Der Penis des Jungen wurde irreparabel verletzt. Die verzweifelten Eltern suchten Rat bei John Money vom Johns Hopkins Hospital in Baltimore, da sie ihn im Fernsehen gesehen hatten. Money sah das Brüderpaar als Möglichkeit, durch den Vergleich mit Bruces eineiigem Zwillingsbruder Brian seine These belegen zu können.

Die Eltern entschieden sich auf Moneys Rat, bei Bruce eine radikale Geschlechtsumwandlung durchführen zu lassen (Money nannte es *»sex reassignment«* – also Geschlechtsneuzuweisung) und den Jungen als Mädchen zu erziehen. Im Alter von 22 Monaten wurden Bruce die noch vorhandenen, funktionstüchtigen Hoden entfernt (Kastration) und aus der Haut seines Hodensacks rudimentäre Schamlippen geformt. Bruce wurde umbenannt. Er hieß von nun an Brenda. Die Mutter wurde angehalten, dem Kind Mädchenkleider anzuziehen und eine weibliche Frisur zu verpassen. Der eineiige Zwillingsbruder Brian wurde als Junge erzogen. Money nutzte ihn als Kontrolle für sein Experiment.

Money, damals 45 Jahre alt, war von seinem Versuch begeistert. In den 1970er Jahren publizierte er den Fall oftmals als Sensation und ging sogar in die Medien. So ließ er sich vom *Time Magazine* interviewen und widmete den Reimer-Geschwistern ein ganzes Kapitel in seinem Buch *Man & Woman, Boy & Girl* (1973). Zwei Jahre später publizierte er den Fall in den *Archives of Sexual Behavior.*

Bruce/Brenda wurde von Money immer als *»normales, glückliches Mädchen«* beschrieben; Familie und Freunde hingegen beschrieben ihn als ein zutiefst unglückliches Kind mit großen sozialen Problemen. Bereits 1967, also im zweiten Lebensjahr, verweigerte Bruce/Brenda Mädchenkleider und wollte nicht mit Puppen spielen. »Sie« nahm ihrem

Bruder die Spielzeugautos weg und prügelte sich recht unweiblich mit ihm. Das Kind entwickelte in der Folge männliche Berufswünsche. In der Schule wurde »sie« wegen des maskulinen Ganges, ihrer männlichen Interessen und ihres burschikosen Verhaltens ständig gehänselt. Es/sie offenbarte ihren Lehrern, dass sie sich wie ein Junge fühle. Von Mädchen wurde Bruce/Brenda sogar von der Mädchentoilette verbannt. John Money, der die Zwillinge psychologisch betreute, wollte beruhigen und sagte den Eltern, es handle sich nur um *»eine Phase«*.

Reimer berichtete später, dass Money das 8-jährige Zwillingspaar auch gezwungen habe, sich auszuziehen und Kopulationsübungen durchzuführen, um dann bald erfolgreich eigenständige erotische Akte vollziehen zu können (Kutschera 2016). Danach konnten die Eltern Bruce/Brenda nur mehr gegen schärfsten Widerstand zu Money bringen. 1977, also mit 12 Jahren, erhielt das Kind eine Hormonbehandlung, damit ihm weibliche Brüste wachsen. Zwei Jahre später, mit 14, sollte eine künstliche Vagina eingesetzt werden. Erst da wurde Bruce/Brenda über die Wahrheit aufgeklärt.

Später erzählt er von diesem Wendepunkt seines Lebens, an dem er sein biologisches Geschlecht erfuhr: *»Plötzlich verstand ich, warum ich so empfand. Ich war kein Psychopath, ich war nicht verrückt!«* Mit einem Schlag konnte er seine Gefühle und Wahrnehmungen richtig deuten. Er ließ sich die Brüste abnehmen, unterzog sich einer Testosteronbehandlung (das natürliche Testosteron war ja durch die Money'sche Kastration verhindert worden) und ließ sich mithilfe der plastischen Chirurgie einen künstlichen Penis formen. Fortan nannte er sich David. In den späten 1970er Jahren endeten auch die Publikationen Moneys über diesen Fall. Er blieb bis zuletzt bei seiner Version, dass Brenda eine ganz normale Frau geworden sei.

David Reimer hatte es nicht leicht: Es kam zu Flashbacks von traumatisierenden Gesprächen mit John Money und den vielen Mobbingsituationen in der Schule. Heute würden wir wohl eine Posttraumatische Belastungsstörung diagnostizieren. Nachdem er seiner ersten Freundin seine traumatisierende Vergangenheit offenbart hatte und diese das Geheimnis weitererzählt hatte, kam es zu Gerede. David war verzweifelt und reagierte mit zwei ernsthaften Suizidversuchen. Am 22. September 1990 heiratete er die drei Jahre ältere Jane Fontaine und adoptierte deren drei Kinder. Die Ehe gestaltete sich kompliziert. 1996 lernte David den Psychologen Milton Diamond von der Universität von Hawaii kennen. Dieser half ihm, das Trauma zu verarbeiten. Auf ausdrücklichen Wunsch seines Patienten stellte Diamond innerhalb der wissenschaftlichen Welt klar, was Money alles verschwiegen hatte.

Im Jahr 2000 wagte sich David Reimer im Rahmen seiner Aufarbeitung mit seiner Geschichte in die Öffentlichkeit. Mit Hilfe des Journalisten John Colapinto schrieb er ein Buch über seine Erfahrungen. In dem Zusammenhang gab David Reimer der BBC sogar ein Interview. Trotzdem – oder vielleicht deswegen – wurden die Symptome der Posttraumatischen Belastungsstörung immer stärker. John Money weigerte sich bis zu seinem Tod, sich bei Reimer für die Leiden, die er ihm zugefügt hatte, zu entschuldigen. Ganz im Gegenteil: Obwohl die Geschlechtszuweisung scheiterte, hielten er und seine Anhänger an seiner Grundthese fest.

Am 4. Mai 2004 nahm sich David Reimer schließlich das Leben. Noch kurz vor seinem Tod hatte er mit seiner Frau über seine geschlechtliche Unzulänglichkeit gesprochen. Seine Mutter gab später gegenüber der *New York Times* an, sie glaube, ihr Sohn wäre noch am Leben, wenn er nicht das

Opfer jenes »*katastrophalen Experiments*« geworden wäre, das bei ihm so viel Leid verursacht habe.

Aus psychoanalytischer Sicht ist der ethisch hochproblematische Fall extrem aufschlussreich. Er zeigt die Grenzen der gesellschaftlichen Beeinflussung der menschlichen Natur. Die genetische, gonadale und genitale Konstitution war bei Geburt des Kindes männlich. Die genitale Ausformung wurde verletzt, weshalb sie weiblich umoperiert wurde. Das gonadale Geschlecht wurde entfernt (Hoden), ohne auf dieser Ebene weibliche Gonaden einsetzen zu können (Eierstöcke). Die psychische und soziale Dimension der Geschlechtlichkeit wurde in diesem Experiment über das Über-Ich des Kindes weiblich indoktriniert. Es blieb also: genetisch männlich, gonadal entmännlicht und genital und sozial weiblich. Trotzdem etablierte sich eine männliche Psyche, ein männliches Unbewusstes, von dem das Bewusstsein keine Kenntnis hatte. Große Erleichterung folgte auf die Ent-Deckung seiner wahren Identität, denn die innere Wahrnehmung war bereits länger männlich.

John Money hat der ganzen Familie Reimer aufgrund einer falschen wissenschaftlichen Theorie die Verdrängung des biologischen Geschlechts verordnet. Aber er hat die Rechnung ohne das Unbewusste gemacht: Leiblichkeit, Emotionalität und Kognition sind untrennbar miteinander verwoben. Die Psychoanalyse weiß seit langem, dass das Über-Ich (das verordnete soziale Geschlecht) wenig Einfluss auf das Es und damit auf das Unbewusste hat und Verdrängung meist im Super-Gau endet.

Der Evolutionsbiologe Ulrich Kutschera, Professor für Biologie der Universität Kassel und Visiting Scientist an der US-Eliteuni Stanford, geht mit Money hart ins Gericht. Ausführlich beschreibt Kutschera die mangelhafte wissenschaftliche Methode. Er kritisiert Moneys Unwilligkeit, die Realität des leidenden Kindes wahrzunehmen, nur weil diese nicht seiner Theorie entsprach. Aus psychoanalytischer Sicht hat Money die verordnete Verdrängung selbst übernommen. Es ist einem beratungsresistenten Über-Ich eigen, trotz Fakten starr am Gewollten festzuhalten. Mit Nachdruck tadelt Kutschera Moneys rhetorische Versuche, allen seinen Kritikern rechtsradikales Gedankengut zu unterstellen. Aber Aggression und Gegenangriff sind auch Folgen der Verdrängung und werden schon bei Freud Widerstand genannt.

Die Sprachwissenschaftlerin Judith Butler verschärft im Wissen um den Fall Reimer (sie zitiert den Fall in ihren Büchern) um das Jahr 1990 die Antithese Moneys weiter. Sie behauptet: sowohl das biologische Geschlecht (sex) als auch die Geschlechtsidentität (gender) seien ein Ergebnis des sprachlichen, historischen und politischen Kontextes. Butler ist ganz auf die Sprache fixiert, auf die Wirkung von formulierten gesellschaftlichen Konzepten auf das Über-Ich von Mann und Frau. Sprache schafft – ihrer Meinung nach – Wirklichkeit. Aber da hat sie die Rechnung ohne den Wirt gemacht: Butler konstruiert den Menschen ohne seine unbewusste Konstitution, als ein rein geistiges Wesen: als pures manipulierbares Über-Ich, das dann Realität schafft. Aus psychoanalytischer Sicht hat sie die Tatsächlichkeit des Unbewussten und seine somatischen Grundlagen nicht im Auge. Sprache beschreibt entweder die Wirklichkeit – oder sie irrt sich.

Die Money'sche Antithese hat – entwickelt man sie konsequent zu Ende – einen schweren Denkfehler: Sie ist versteckt sexistisch. Wer behauptet, beide Geschlechter seien in allen emotionalen und kognitiven Eigenschaften gleich, benachteiligt die Frauen. Dann wäre die Frau nämlich eine körperlich kleinere und schwächere Ausgabe des Mannes, die ab und zu menstruiert. Auch Simone de Beauvoir sagt mit ihrem Zitat im Grunde, dass Frauen ursprünglich schwache Männer sind, die dann nur anders erzogen wurden – wie etwa bei den Bienen der Nachwuchs durch äußeres Einwirken entweder Königin oder Arbeitsbiene wird. Auf Grund dieses versteckten Sexismus wenden sich manche Feministinnen heute zunehmend von den Gender-Theorien ab, da diese die Weiblichkeit demontiere. 2017 nennt Vojin Saša Vukadinović die sogenannten Gender-Studies in der feministischen Zeitschrift *Emma* »*Sargnägel des Feminismus*«. Dabei wurde namentlich Judith Butler öffentlich vorgeworfen, das Anliegen der wirklichen Frauen zu verraten.

Zweifellos war – geprägt von der Antithese – das 20. Jahrhundert nicht sehr offen für eine ganzheitliche Sicht der Geschlechter. Das bekamen auch Forscher zu spüren. Vom Neurowissenschaftler Larry Cahill haben wir schon in Kapitel 5 gehört. Doch auch Simon Baron-Cohen schreibt nach der Jahrtausendwende im Vorwort für sein Buch *Frauen denken anders. Männer auch* über weibliche Empathie und männliche Systematisierungsfähigkeit: »*… das Thema war in politischer Hinsicht ein zu heißes Eisen, um es bereits in den Neunzigerjahren abzuschließen*«.

Zusammengefasst können wir also zwei radikale Positionen festmachen, die beide mit der Verdrängung des Offensichtlichen operierten: den *Biologismus* des 19. Jahrhunderts als These und seine radikale Verneinung, den *Genderismus* des 20. Jahrhunderts als Antithese. Beide eint, dass sie ungewollte Wahrheiten über den Menschen verdrängen. Die Synthese im 21. Jahrhundert verdrängt nicht mehr und kommt deswegen wesentlich unaufgeregter, friedlicher und harmonischer daher.

7

Die Synthese: Sex UND Gender!

Der *Biologismus* des 19. Jahrhunderts (mit seinen Erben) einerseits und der *Genderismus* des 20. Jahrhunderts (mit dessen ErbInnen) andererseits sind wie ein altes Ehepaar in einer verkrachten Beziehung: man/frau sagt immer dasselbe und hört dem anderen nicht mehr zu. Die Erfahrung aus der Paartherapie lehrt, dass beide Streitparteien irgendwie recht haben – und irgendwie auch nicht: Meist ist jeweils die Fremdeinschätzung des Partners recht nahe an der Wirklichkeit, während die kritische Selbsteinschätzung noch Potenzial nach oben hat. Wenn wir uns jetzt die beiden »Ehepartner« emotionslos näher anschauen, fällt es auch hier nicht schwer, eine Lösung zu finden.

Auf beiden Seiten findet man heute noch Hardliner: Einerseits diejenigen Biologen, die (wie vor 150 Jahren modern) die menschliche Freiheit vollständig leugnen und die gesamte Menschheitsgeschichte und Kulturentwicklung mit Genen und Molekülen zu erklären versuchen. Ihr Problem liegt darin, die Grenzen ihrer wissenschaftlichen Methode nicht kritisch genug hinterfragt zu haben. Andererseits gibt es manche Gender-Theoretiker, die wider die wissenschaftliche Evidenz alle Unterschiede zwischen Mann und Frau negieren oder ausschließlich den gesellschaftlichen Entwicklungen zuschreiben. Da finden manche Autoren, dass sogar die primären und sekundären Geschlechtsmerkmale und deren hormonelle

Bedingungen und Folgen irgendwie (geheimnisvoll!) durch Erziehung hervorgerufen wurden. Eine detaillierte Erklärung bleiben sie allerdings schuldig.

Das berechtige Anliegen der Gender-Theorie und ihres politischen Arms, des *Gender Mainstreamings*, ist die rechtliche Gleichstellung von Mann und Frau, vor allem im Hinblick auf ihr persönliches und berufliches Entfaltungspotenzial in der Gesellschaft. Das berechtigte Anliegen der Naturwissenschaftler wiederum ist es, dass wissenschaftliche Erkenntnisse der Unterschiedlichkeit zwischen Mann und Frau nicht geleugnet und unter den Tisch gekehrt werden, wenn sie jemanden ideologisch nicht in den Kram passen. Der Konflikt lässt sich paartherapeutisch lösen! In der Tat sollte es auch dann zur rechtlichen Gleichstellung kommen können, wenn biologische Unterschiede bestehen würden (was zweifellos der Fall ist). Mann und Frau können also unterschiedlich sein und trotzdem gleiche Rechte besitzen – und einander auf Augenhöhe begegnen.

Die Synthese zwischen dem Biologismus des 19. Jahrhunderts und dem Genderismus des 20. Jahrhunderts ist die *Gender-Medizin* des 21. Jahrhunderts: Es gibt einen biologischen Unterschied in Leiblichkeit, Emotionalität und Kognition, der der gesellschaftlichen Beeinflussung ausgesetzt ist. Die Gender-Medizin ist nicht theoriegetrieben, sondern offen für alles, was der Realität entspricht. Damit hat sie keine Scheu mehr vor naturwissenschaftlichen Studien über die Unterschiede der Geschlechter, den sogenannten Sexualdimorphismus. Sie ist aber auch nicht mehr blind für gesellschaftliche Prägungen des Verhaltens, die medizinische Auswirkungen auf die Gesundheit von Männern und Frauen haben. Besondere Bedeutung erhielt die Gender-Medizin etwa im Zusammenhang mit Untersuchungen bezüglich Herzerkrankungen bei Frauen. Weibliche Patienten wurden oft zu spät oder gar falsch diagnostiziert.

Der Grund: In der Schulmedizin wurde der Herzinfarkt mit Symptomen gelehrt, wie sie bei Männern vorkommen. Heute weiß man, dass Frauen andere Symptome zeigen. Die Folge der schulmedizinischen Fokussierung auf männlichen Symptome war: Frauen wurden weniger Herzkatheter gesetzt, und es brauchte länger bis zur Einweisung in die Intensivstation.

Bei den verschiedenen Dimensionen von Männlichkeit und Weiblichkeit wird einmal mehr Biologie, einmal mehr Soziologie ausschlaggebend sein, aber niemals ausschließlich eine Seite. *Sex* UND *Gender*, biologisches UND soziales Geschlecht: das ist die sachliche Antwort auf die emotionalisierte Debatte der letzten 100 Jahre. Es gibt beim Menschen kein Gender ohne Sex, weil es ohne Biologie keine Soziologie gibt. Es gibt auch kein Sex ohne Gender, denn Menschen sind soziale Lebewesen und beeinflussen sich gegenseitig.

Offen bleibt die Frage, welches Ausmaß beide Einflüsse haben. Da ist es sehr hilfreich, die Entwicklung des Über-Ichs auf der Basis des Es zu betrachten.

Zwischen den Geschlechtern

Der tragische Fall von David Reimer zeigt, dass trotz Entfernung des Hodens und damit des Testosterons bereits vor dem dritten Lebensjahr das männliche Unbewusste schon weitgehend geprägt war. Damit entfalteten sich entsprechend Kognition und Emotion männlich – und das sogar entgegen einer massiven sozialen Beeinflussung. Prägt also das männliche Sexualhormon ein männliches Unbewusstes? Ein weiterer prominenter Fall, der sich etwa zeitgleich zu David Reimer in Europa ereignet hat, kann die Frage beantworten. Es geht um die österreichische Sportlegende Erik(a) Schinegger:

Schinegger litt an einer speziellen Krankheit, einer sogenannten Androgenresistenz. Dabei kann das männliche Sexualhormon (Testosteron) im Mutterleib nicht auf die Entwicklung des kindlichen Körpers einwirken. Dies ist aber für die Ausformung des Genitals notwendig. So entwickelt sich dieses nicht oder nur teilweise. Deswegen hat das Kind bei der Geburt normale Gonaden (also Hoden), aber äußerlich ein scheinbar weibliches Genital (das heißt keinen Penis). Das gibt es auch umgekehrt, etwa das Adrenogenitale Syndrom (also weibliche Gonaden und eine durch zu viel Testosteron vergrößerte Klitoris). Beide Phänomene nennt man in der Medizin *Pseudohermaphroditismus,* also Scheinzwitter, weil es sich nur scheinbar um Zwitter handelt. Diese Begrifflichkeit ist ausgesprochen unglücklich. Seit einiger Zeit spricht man daher von *Intersexualität.* Auch diese Bezeichnung ist im Grunde falsch. Denn: Diese Menschen stehen nicht zwischen zwei biologischen Geschlechtern, das äußere (männliche) Genital ist lediglich mangelhaft ausgebildet. Die Diskussion hatten wir schon: Eine Frau ist mehr als die Abwesenheit eines Penis. (Das an und für sich interessante Phänomen der Transsexualität – also, dass sich etwa ein gesunder Mann als Frau fühlt – sei in diesem Buch aus thematischen und Platzgründen nicht erörtert.)

Fall 18: Der Mann, der Weltmeisterin wurde

Erika Schinegger wurde ohne Penis geboren, weswegen die Hebamme sie folgerichtig als Mädchen bestimmte. Fortan wurde sie als solches auf dem elterlichen Hof in St. Urban im österreichischen Kärnten erzogen. *»In der Schule hat man mich mit 14 untersucht«,* erinnert sich Schinegger später, *»und einen Bruch diagnostiziert, obwohl es mein Hoden war, innen in der Leistengegend.«* Als in der Pubertät die Menstruation ausbleibt und Schinegger sich für lesbisch hält, weil sie sich zu Mädchen hingezogen fühlt, sucht sie irritiert nach Ablenkung: *»So bin ich zum Sport geflüchtet.«*

Auf den Skiern fuhr sie schon früh den Jungs im Dorf davon. Jahre später galt das auch für die Kolleginnen im Nationalteam. Manchmal ließ sie in Trainingsläufen sogar die großen Herren des Österreichischen Skiverbandes (ÖSV) hinter sich – einmal auch den berühmten Karl Schranz. Der soll damals bei gemeinsamen ÖSV-Zeitläufen geätzt haben: *»A echtes Weiberleut' schlagt mi net!«* Das wurde Schranz lange Zeit als machohafte Rückständigkeit und gekränkter Männerstolz ausgelegt. Einer der größten Erfolge Schineggers war der Weltmeistertitel im Abfahrtslauf der Frauen bei der Alpinen Skiweltmeisterschaft 1966 in Portillo in Chile. Auf Filmaufnahmen von Interviews nach dem Sieg wirkt der junge Mensch stämmig, burschikos, mit wild abstehenden dunklen Locken. Ihre Gesichtszüge sind auffallend kantig, fast jungenhaft, die Stimme klingt dunkel.

Zwei Jahre später, vor den Olympischen Spielen, die 1968 in Grenoble stattfanden, wurde bei einem medizinischen Test festgestellt: Schinegger ist genetisch männlich! *»Die Wahrheit über mein Geschlecht war ein schwerer Schlag für mich. Aber eigentlich mehr wegen der Olympischen Spiele, bei denen ich nicht antreten konnte. Für mich war Sport alles, Sex interessierte mich damals nicht. Das habe ich später als Mann nachgeholt …«*, resümierte Schinegger später.

Er entschied sich schließlich zu einer plastischen Operation und änderte seinen Vornamen von Erika in Erik. Seine Umgebung, auch seine Eltern, rieten ihm massiv ab: *»Erika, bleib so wie Du bist«*. Sie waren ihn als Frau gewohnt. Aber für ihn war die Operation – *»die Richtigstellung«*, wie er es ausdrückte, – immer stimmig. Der Weltmeistertitel von 1966 wurde ihm nachträglich nicht aberkannt. Schinegger selbst überreichte seine WM-Goldmedaille einige Jahre später Marielle Goitschel, die damals den zweiten Platz belegt hatte. Ob vor der Testung tatsächlich jemand Erikas wahre geschlechtliche Identität kannte oder etwas davon ahnte, ist fraglich. Fest steht, dass Erika Schinegger keine Brüste wuchsen, dass sie keine Menstruation hatte und kein sexuelles Interesse an Männern. Ihre Teamkolleginnen sagten, beim Duschen habe niemand etwas bemerkt; die Ärzte sagten, wenig entwickelte Mädchen seien im Sport nichts Ungewöhnliches; die Freunde sagten, Erika habe viel zu Hause auf dem Hof arbeiten müssen und sei so eben zu einem stämmigen Bauernmädchen herangewachsen.

Später heiratete der Mann Erik Schinegger eine Frau, wurde Vater einer Tochter und in der Zwischenzeit sogar dreifacher Großvater. Heute lebt er als Inhaber einer Kinderskischule und zweier Gasthöfe in seinem Heimatort Agsdorf in Kärnten. 1988 schrieb Erik Schinegger das Buch *Mein Sieg über mich. Der Mann, der Weltmeisterin wurde.*

Die konservative Gesellschaft wehrt sich in diesem Fall bezeichnenderweise gegen das biologische Geschlecht und will das soziale Geschlecht beibehalten. Doch für Schinegger ist – wie für Reimer – die Ent-Deckung letztlich stimmig. Das genetische und gonadale Geschlecht waren bei ihm immer männlich, das genitale neutral, und nur das soziale Geschlecht weiblich. Diese gesellschaftliche Zuweisung hat das Kind geschluckt, nahm aber in sich unbewusst so viele emotionale und kognitive Übereinstimmungen mit seinem genetischen und gonadalen Geschlecht wahr, dass die Annahme des männlichen sozialen Geschlechts von Schinegger als *»Richtigstellung«* empfunden wurde. Diesbezüglich ähnelt der Fall Schinegger dem Fall Reimer. Der Unterschied besteht darin, dass Reimers natürliche männliche Entwicklung durch einen doppelten (nämlich chirurgischen und dann psychologischen) Kunstfehler willkürlich unterbrochen wurde. Schineggers männliche Entwicklung wurde dagegen stark abgebremst, weil sein Körper auf das vorhandene Testosteron nicht entsprechend reagieren konnte. Trotzdem hat sich ein schwach ausgeprägtes männliches Unbewusstes entwickeln können. Das ist nicht mehr mit dem Testosteron, sondern nur mehr mit den Eigenschaften des Y-Chromosoms zu erklären.

Denn die körperlichen, emotionalen und kognitiven Unterschiede, die sich bereits im Mutterleib ausbilden (wie im Fall Reimer) sind genetisch auf dem Y-Chromosom lokalisiert. Lange Zeit dachte man, das Y-Chromosom entfalte seine Wirkung ausschließlich über das Testosteron. Der Fall Schinegger zeigt, dem ist nicht so. Der renommierte Harvard-Forscher David Page hat seine wissenschaftliche Arbeit dem Y-Chromosom gewidmet. Page betont, dass das Y-Chromosom bei weitem nicht nur durch das männliche Sexualhormon seine Wirkung auf die Männlichkeit entfaltet. Berühmt geworden ist Page mit einem anschaulichen Vergleich, wonach rein genetisch betrachtet Männer und Frauen mit einer Übereinstimmung von »nur« 98,5 Prozent genetisch so weit voneinander entfernt sind wie der Mann vom männlichen Affen. Das Leben von Erik Schinegger, der schon als »Frau« recht männlich war, als die Umwelt ihn noch wegen seines Anscheins in die weibliche Richtung zog, ist eine frühe Bestätigung der Arbeit von Page.

Der unmanipulierte Mensch

Nach Sigmund Freud werden Kinder als reines »Es« geboren, das bedeutet, dass sie durch ausschließlich Unbewusstes agieren. Sie haben keinen Vernunftgebraucht (das heißt kein Ich), und ihr Über-Ich ist bei der Geburt völlig inhaltsleer, also im

Grunde nicht vorhanden. Das bedeutet, dass sie unmanipulierbar sind, weil Manipulation über das Über-Ich stattfindet. Sie können gar nicht wahrhaben, wie sie sich zu verhalten haben und was irgendwer von ihnen erwartet. Es geht ihnen nur um Lustmaximierung (Essen, Schlafen) und Unlustvermeidung (Kälte, Hitze, Schmerz). Erst zwischen zweieinhalb und drei Jahren entwickelt sich das Bewusstsein, dem einen oder dem anderen Geschlecht anzugehören. Das bedeutet, dass das Kind vor dieser »kopernikanischen Wende« gar nicht weiß, wie es sich rollenspezifisch verhalten soll und ob es jetzt Mama oder Papa zu imitieren hat. Deswegen sind Studien, die sich mit der frühen Kindheit befassen, ein Schlüsselloch, durch das man das unmanipulierte, authentische Es erkennen kann.

Die *orale Phase* findet im Säuglings- und Kleinkindalter statt und dauert von der Geburt etwa bis zum zweiten Lebensjahr. Sie stellt die primitivste Stufe der psychosexuellen Entwicklung dar, in welcher der Mund als primäre Quelle der Befriedigung dient, etwa durch Nuckeln und Saugen. Baron-Cohen zeigt mit seiner Mitarbeiterin Jennifer Connellan, dass sich Mädchen und Buben bereits unmittelbar nach der Geburt anders verhalten. Weibliche Neugeborene reagieren in Studien schon einen Tag nach der Geburt mehr personenbezogen, männliche hingegen mehr sachbezogen: Das weibliche Geschlecht zeigte signifikant größeres Interesse an einem Gesicht (soziales Objekt), männliche Neugeborene an einem Gegenstand – einem Ball mit herabbaumelnden Teilen (mechanisches Objekt). Das bedeutet, der genetische und hirnanatomische Unterschied wirkt sich von Anfang an auf das Verhalten aus (Connellan et al., 2000). Bereits hier zeigt sich überraschenderweise die Differenzierung zwischen personalem (Yin-Intelligenz) und funktionalem Interesse (Yang-Intelligenz).

In die gleiche Richtung gehen Studienergebnisse von untersuchten Kindern, die ein paar Monate alt sind. Zeigt man Säuglingen einen Film über ein Gesicht und gleichzeitig daneben einen Film über ein Auto, kann man statistisch signifikante Verhaltensunterschiede beobachten: Mädchen blicken häufiger auf das Gesicht, die Buben mehr auf das Auto (Lutchmaya & Baron-Cohen 2002). Einjährige Kinder wurden gefilmt, während sie am Boden spielten und die Mutter daneben auf einem Stuhl saß: die Mädchen blickten signifikant häufiger zur Mutter auf (Lutchmaya & Baron-Cohen 2002). Mädchen mit zwölf Monaten reagieren auch messbar empathischer auf Kummer anderer als Buben in diesem Alter (Zahn-Waxler et al., 1992).

Die *anale Phase* vollzieht sich etwa vom zweiten bis zum dritten Lebensjahr. Diese Phase trägt zur Sauberkeitserziehung, zum Erlernen des sozialen Miteinanders, zur Konfliktfähigkeit und zur späteren Über-Ich-Entwicklung bei. Nach Freud kann das Kind in der analen Phase in Konflikte geraten, je nachdem, wie von den Erziehern mit der Sauberkeitserziehung umgegangen wird. Obwohl Kleinkinder noch kein Gender-Bewusstsein haben, ziehen sie schon im Alter von 19 Monaten tendenziell gleichgeschlechtliche Spielgefährten vor. Höchstwahrscheinlich liegt das am verwandten Spielmuster (kompetitiv-aggressiv versus kooperativ-empathisch) (Whiting 1988). Studien mit Kleinkindern zeigen, dass 99 Prozent der Mädchen in diesem Alter mehr oder weniger ausgeprägt mit Puppen spielen. Nur 17 Prozent der Buben tun das, selbst wenn sie sie zur Verfügung haben (Baron-Cohen 2009b). Mädchen zeigen dabei Empathie mit der Elternrolle, die sie spielerisch imitieren und gleichzeitig mit der Puppe als fiktivem Baby. Im weiblichen Spiel herrschen soziale familiäre Beziehungen vor und das Rollenspiel wird kooperativ aufgezogen. Buben spielen in derselben Untersuchung tendenziell eher alleine oder mimen in der Gruppe einsame Superhelden mit Waffen (Sandberg & Meyer-Bahlburg 1994).

Mädchen beginnen durchschnittlich einen Monat vor den Buben zu sprechen – was der Yin-Intelligenz entspricht. Auch erweist sich ihr Wortschatz gegenüber gleichaltrigen Buben als größer. Während Jungs schneller in der Wiederholung gleicher Silben (ba – ba – ba) sind, können Mädchen unterschiedliche Silben (ba – ga – da) schneller wiederholen (Baron-Cohen 2009b). Studien bei zweijährigen Mädchen ergeben, dass sie deutlich mehr Geschichten über Menschen erzählen (personales Yin). Jungs tun dies vergleichsweise selten. Bei den Vierjährigen waren alle Geschichten der Mädchen personenzentriert, aber nur die Hälfte der Geschichten der Buben (Baron-Cohen 2009b).

Bereits zweijährige Buben suchen bei dargereichtem Spielzeug eher Bauklötze und Fahrzeuge aus, Mädchen bevorzugen Puppen (Christie Johnsen 1987). Damit zeigt sich, dass Buben objektorientiert sind (funktionales Yang). Jungs mit drei Jahren bauen schneller und richtiger komplexe Lego-Figuren nach als gleichaltrige Mädchen (Baron-Cohen 2009b). Vermutlich liegt dies daran, dass es sie mehr interessiert und sie es schon öfter gemacht haben.

Mädchen mit drei Jahren sind den Jungen auffallend überlegen in der *Theory of Mind* – also in der Fähigkeit, Gedanken und Gefühle anderer Menschen zu deuten (Baron-Cohen et al., 1999). Die meisten verhaltenspsychologischen Studien ergeben, dass Mädchen kooperativer sind. Vertrautheit ist für sie wichtiger als der soziale Status. Jungs dagegen stehen mehr im Wettbewerb. Ihnen ist der soziale Status wichtiger als Vertrautheit (Willingham & Cole 1997).

Dass sich Kinder mehrheitlich geschlechtsspezifisch verhalten, bevor sie überhaupt ein Geschlechtsbewusstsein entwickeln, deutet die Wissenschaft als starken Hinweis auf den biologischen Anteil der Geschlechterrollen. Das schließt natürlich einen späteren gesellschaftlichen Einfluss keinesfalls aus, was das biologistische Erklärungsmodell gerne verdrängt.

Mit dem Über-Ich beginnt die gesellschaftliche Prägung

In der *ödipalen Phase,* die etwa vom dritten bis zum fünften Lebensjahr dauert, richtet sich der Großteil der Aufmerksamkeit auf die Erforschung des eigenen Körpers, mit bewusstem Interesse am Genital, den Geschlechtern und deren Rollen. Affektive Nähe wird in dieser Phase beim gegengeschlechtlichen Elternteil gesucht. Hier werden die Geschlechterrollen entdeckt und zelebriert. Hier kommt nun der Einfluss der Gesellschaft ins Spiel: Das ist etwa das Alter, in dem manche Mädchen auffällig zu rosafarbigen Kleidungsstücken neigen. Aber die psychodynamische Entwicklung nimmt keinen völlig anderen Weg als zuvor: In Kindergruppen von Drei- bis Fünfjährigen schlagen etwa Mädchen häufiger eine gerechte Verteilung von dargereichter Schokolade vor, ganz im Gegensatz zu ihren männlichen Altersgenossen (Willingham & Cole 1997).

Vom fünften bis zum elften Lebensjahr – in der Latenzperiode, so nennt man in der Entwicklungspsychologie den Altersabschnitt vor Beginn der Pubertät – ist der Mittelpunkt des kindlichen Interesses das Erlangen von Fähigkeiten und die Erkundung der Umwelt. Das Kind wird fähig, auf Lustbefriedigung zu verzichten, sie auf einen späteren Zeitpunkt zu verschieben oder in sachliches Interesse umzusetzen. Die Psychoanalyse nennt das Sublimierung. Kulturelle Werte werden von Vorbildern übernommen (Eltern, Lehrer, Nachbarn, Bekannte, Klubleiter, Trainer) und kognitive Fähigkeiten weitertrainiert. Die Schule und das Spielen mit Geschlechtsgenossen nehmen an Bedeutung zu, während die genitale Sexualität keine Rolle spielt. In dem Alter entwickelt sich ein starkes Geschlechtsbewusstsein mit einer oft scharfen Geschlechtertrennung mit richtiggehender Aversion und völligem Unverständnis für das andere Geschlecht. Hier wird das Über-Ich des Kindes bereits mit Erwartungen der Gesellschaft – insbesondere mit Blick auf die Geschlechterrollen – gefüttert.

Studien mit Kindern ab dem fünften Lebensjahr zeigen bei Mädchen die Vertiefung der Empathie, die vergleichsweise stärkere Entwicklung der Sprache (besonders für emotionale und beziehungsbezogene Inhalte) schon sehr deutlich. Sie dokumentieren das Interesse für Menschen und Schönheit und unterstreichen die soziale Kompetenz. Wenn sie irgendwo neu sind, beobachten Mädchen die Gruppe genau, bevor sie sich integrieren und passen sich der Gruppe feinfühlig an (Yin: soziale Intelligenz). Buben hingegen intervenieren viel schneller, sie wollen das Spiel ändern und womöglich dominieren. Auf der anderen Seite sind Mädchen in der Gruppe viel offener für neue Kinder beiderlei Geschlechts, die hinzukommen (Maccoby 1999). Verhaltensstudien zeigen, dass Mädchen untereinander mehr Körperkontakt haben, einander mehr streicheln, sich gegenseitiges frisieren (verschönern), mehr Blickkontakt austauschen, mehr Kommunikation pflegen, einander signifikant mehr Geheimnisse anvertrauen, sich selbst viel mehr offenbaren und gefühlsbetonter miteinander umgehen (Grove et al., 2015). Mädchen haben auch eine bessere Rechtschreibung (Baron-Cohen 2009b).

Mädchen sprechen kooperativer: sie zeigen mehr Verständnis und Respekt gegenüber dem anderen, aber auch versteckte Andeutungen von Missfallen bis hin zur Falschheit. Buben hingegen sind direkter, grober, konfrontativer, verletzender, klarer und kompromissloser (Leaper 1991). Jungen neigen viel stärker zu antisozialen Verhaltensstörungen als Mädchen. Auch interpretieren Buben andere Kinder häufiger als feindselig und aggressiv, als dies Mädchen tun (Happé & Frith 1996) – ganz im Sinne einer kompetitiven Yang-Logik.

Etwa ab dem achten Lebensjahr können Mädchen ein »soziales Fettnäpfchen« viel besser erkennen als gleichaltrige

Buben (Baron-Cohen et al,. 1999). Mädchen signalisieren dem Gesprächspartner mehr Zustimmung, lassen andere reden, indem sie beim Reden Pausen machen, erkennen im eigenen Beitrag den Inhalt der Vorrednerin an und pflegen das Gespräch als sozialen Bindungsprozess (Maccoby 1999). Bereits Mädchen im Alter von fünf Jahren haben ein besseres sprachliches Gedächtnis oder eine bessere Erinnerung an einzelne Wörter – eine Überlegenheit des weiblichen Geschlechts, das bis ins Erwachsenenalter anhält (Baron-Cohen 2009a). Mädchen und erwachsene Frauen sind auch besser im sogenannten *Digit Span Test*. Das bedeutet, sie können sich besser sinnlose vorgelesene Zahlen merken. Weniger gut als Jungen können sie aber die dreidimensionale sinnlose Anordnung von Bauklötzen wiedergeben (Baron-Cohen 2009b). Mädchen lesen besser als Buben – besonders Geschichten mit sozialen Zusammenhängen (Baron-Cohen 2009b). Die Dominanzhierarchie ist bei Bubengruppen viel klarer definiert als bei Mädchen (Rich Savin-Williams 1987).

Buben hingegen suchen sich in der Latenzperiode ihre Freunde nach Interesse (zum Beispiel Skateboard oder Fußball), pflegen weniger Vertrautheit, zeigen auch weniger emotionale Abhängigkeit und weniger Verletzlichkeit. Jungs zeigen exzessives Interesse an Gruppenspielen wie etwa Fußball (Baron-Cohen 2009a), geben sich häufiger Befehle und geraten dadurch auch schneller in Streit und Machtkämpfe. Sie neigen zu offen egoistischer Motivation und Angeberei. Bei Buben werden kommunikativ wesentlich mehr Monologe beobachtet, im Sinne eines monologischen Diskurses. Mädchen hingegen pflegen tendenziell einen dialogischen Diskurs (Campbell 1995). Buben schneiden sich signifikant häufiger gegenseitig das Wort ab, erteilen Befehle, stoßen Drohungen aus, prahlen mit ihrem Können, weigern sich, Anweisungen anderer Jungs zu befolgen, unterbrechen den anderen beim Reden, versuchen sich gegenseitig zu übertrumpfen und beschimpfen sich gegenseitig (Grove et al., 2013).

Studien zeigen, dass sechsjährige Buben ihre Körperkraft deutlich häufiger und rücksichtsloser einsetzen – etwa, um durch ein Okular schauen zu dürfen. Der stärkste Knabe schaut am längsten durch. Mädchen hingegen zeigen im gleichen Versuch weniger Aggression und mehr Empathie. Bei Mädchengruppen findet sich mehr verbale Taktik und Überredungskunst, um ans Okular zu kommen (Grove et al., 2013). Wenn Kindern große Plastikautos zur Verfügung gestellt werden, spielen die Buben sehr viel häufiger Karambolage, während die Mädchen umsichtiger, empathischer fahren und Zusammenstöße meiden (Maccoby 1999). Der verhaltenspsychologisch beobachtete männliche Spielstil besteht in erster Linie darin, Kräfte zu messen (Maccoby 1999). Jungs konkurrieren fünfzigmal häufiger um Spielsachen, Mädchen wechseln sich zwanzigmal häufiger freiwillig ab (Baron-Cohen 2009b).

Geschlechtsspezifische Unterschiede in den mathematischen Fähigkeiten sind in allen Studien ab dem siebten Lebensjahr wahrnehmbar. Dieser Unterschied besteht mehr in der mathematischen Problemlösung als im bloßen Rechnen. Die Psychologin Doreen Kimura beschreibt diese Beobachtung auch bei Kindern, die denselben Lehrer für beide Fähigkeiten hatten (Kimura 2000). Der sozial bedingte Einfluss des Lehrers ist damit etwas unwahrscheinlicher. Bei Experimenten mit Kindern, die sich an einer Straßenkarte orientieren sollen, sind Buben überlegen (Baron-Cohen 2009b). Sie können sich die Straßenkarte besser merken. Sie können eine Straßenkarte auch besser zeichnen – was bedeutet, die erlebte Gegend zu einer Karte abstrahieren (in ein System bringen). Mädchen hingegen überbetonen bei derselben Aufgabe einzelne Merkmale, die sie besonders beeindruckt haben (zum Beispiel das

Café an der Ecke) (Galea & Kimura 1993). Buben erkennen außerdem relevante Einzelheiten besser: in einem Testfilm erkennen Jungen und Männer Anzeichen von Personen oder Tiere in einem Wald wesentlich früher als dies Mädchen und Frauen tun. (Geary 1995).

Im *mentalen Rotationstest* werden zwei Formen präsentiert und gefragt, ob es sich umgedreht um dieselbe Figur handelt. Bei diesem Test sind männliche Teilnehmer ab dem fünften Lebensjahr bis ins hohe Alter hinein schneller und antworten korrekter als ihre weiblichen Altersgenossen. Dieses Phänomen lässt sich nicht nur für alle Altersgruppen, sondern auch für alle Kulturen reproduzieren (Collins & Kimura 1997). Schon Buben konstruieren dreidimensionales mechanisches Gerät wesentlich besser als gleichaltrige Mädchen (Baron-Cohen 2009b). Buben haben ab dem neunten Lebensjahr eine bessere Vorstellung, wie eine dreidimensionale Figur flach ausgelegt wird. Sie können auch besser eine Figur nachbauen, von der sie nur eine Luftaufnahme gesehen haben (Kimura 2000). Ab der Pubertät nähert sich die geschlechterspezifische Kognition dem Erwachsenenalter an (siehe Kapitel 5).

Wenn wir in der ödipalen Phase und der Latenzperiode also einen Einfluss der Gesellschaft auf das Über-Ich postulieren, so ist doch bemerkenswert, dass die tendenziell personale Ausrichtung des weiblichen Geschlechts und die tendenziell funktionale Ausrichtung des männlichen Geschlechts sich nicht mehr grundsätzlich ändern. Diese psychoanalytische Erkenntnis wird auch empirisch bestätigt: In den verschiedenen Kulturen gleichen sich die psychologischen und kognitiven Unterschiede von Mann und Frau extrem. Richard Lippa schließt daraus, dass in erster Linie konstitutionelle Unterschiede die männliche und weibliche Wesensart prägen und nicht so sehr soziologische (Lippa 2010). Dass der Sozialpsychologe Lippa damit einem unkritischen Biologismus huldigt, ist wohl auszuschließen. Zur Erinnerung: Biologismus ist nicht die biologische Erklärung eines Phänomens nach wissenschaftlichem Ausschluss eines relevanten gesellschaftlichen Einflusses. Biologismus bedeutet die unkritische Übertragung biologischer Fakten auf nicht-biologische Verhältnisse sowie deren einseitige Deutung anhand biologischer Erklärungsmuster.

Es ist in diesem Zusammenhang überzeugend, dass sich Mädchen als Mädchen verhalten, bevor sie wissen, dass sie überhaupt Mädchen sind. Natürlich erkennen sie später ihre Zugehörigkeit zur Gruppe (der Mädchen) und wollen sich dieser Gruppe anpassen – etwa durch eine spezielle, das Geschlecht scheinbar identifizierende Kleiderfarbe. Die Farbe kann sich gesellschaftlich durchaus wandeln, aber weniger das Bedürfnis der Zugehörigkeit zur eigenen Gruppe. Für Buben gilt natürlich dasselbe. Deren Grobschlächtigkeit vom ersten Lebensjahr an ist durch den Testosteronspiegel recht gut erklärbar.

Die Berufswahl der Millennials

Kinder unterscheiden sich also von Anfang an geschlechtsspezifisch in Begabung, Interessen und Neigung. Das durchzieht schon die orale und anale Phase und wird durch die gesellschaftliche Prägung in der ödipalen Phase und Latenzperiode zumeist nicht abgeschwächt (aber auch nicht besonders verstärkt). Irgendwann in der Jugend oder dem frühen Erwachsenenalter ist dann die Berufswahl dran. Die spricht natürlich Bände über Begabung, Interessen und Neigung des Einzelnen und prägt natürlich auch seine Zukunft.

Die Psychologin Rong Su von der University of Illinois at Urbana-Champaign und ihre Kollegen unternahmen 2009 eine aufwändige Metaanalyse der Studien über Berufsinteressen der Millennials. 47 Studien mit über 500.000 untersuchten Personen wurden ausgewertet. Die Metaanalyse ergab, dass Männer lieber sachbezogen arbeiten und Frauen lieber personenbezogen. Dieser Unterschied hatte statistisch gesehen eine immense Effektstärke. Männer zeigten stärkere sachbezogene Interessen und Forschungsinteressen, während Frauen stärker in künstlerischen, sozialen und alltäglichen Bereichen arbeiten wollten. Unterschiede zeigten sich auch im Interesse an Technik, Naturwissenschaft und Mathematik. Ganz ähnlich sind die Ergebnisse von Richard A. Lippa. Wie bereits erwähnt, organisierte er 2010 eine kulturübergreifende Studie von über 200.000 Millennials aus 53 Nationen – praktisch rund um die Welt. Er fand überall dieselben Unterschiede in der männlichen und weiblichen Persönlichkeit: Frauen neigen in 53 verschiedenen Kulturen vermehrt personenzentrierten Berufen zu, Männer sachbezogenen Berufen. Und zwar nicht mehrheitlich, sondern in jeder einzelnen Kultur. Bemerkenswert ist, dass genau dieser Unterschied (funktional sachbezogen versus beziehungsorientiert personenbezogen) von der oralen Phase an messbar ist.

Dass das Unbewusste bei jungen Erwachsenen geschlechterspezifisch verschieden ist, zeigt sich auch in der Wahrnehmung. Bei einem Experiment mit einem Stereoskop, bei dem man zwei Bilder (Gesicht versus Gegenstand) übereinanderlegen kann, sodass eines der Bilder unbewusst ausgeblendet werden muss, sehen männliche Millennials signifikant öfter mechanische Gegenstände, während Frauen mehr menschliche Gesichter wahrnehmen (Baron-Cohen 2009a). Das ist beeindruckend: Blitzschnell und ohne dass das gelöschte Bild in das Bewusstsein tritt, können unbewusste Kräfte entscheiden.

So ist es erklärlich, dass einige Berufe fast nur von Männern ergriffen werden: Metallverarbeitung, Büchsenmacher und Geigenbauer etwa. Unter den 45 Nobelpreisträgern für Physik seit dem Jahr 2000 ist keine einzige Frau, unter den 43 Nobelpreisträgern für Chemie im selben Zeitraum nur eine einzige: Ada Yonath, die israelische Strukturbiologin, die 2009 für *Die Studien zur Struktur und Funktion des Ribosoms* die Auszeichnung zugesprochen bekam. Insgesamt sind seit dem Jahr 1901 nur 1,0 Prozent der Physikpreisträger weiblich (204 Männer und 2 Frauen). Unter den Preisträgern für Chemie sind 2,3 Prozent weiblich (170 Männer und 4 Frauen). Dass hier gesellschaftliche Umstände eine erhebliche Rolle spielen, ist selbstverständlich mitzubedenken. Aber zur gleichen Zeit (mit den gleichen Umständen) waren immerhin 12,4 Prozent der Literatur- und 15,3 Prozent der Friedensnobelpreisträger weiblich, das sind 14 beziehungsweise 16 Frauen.

Nicht nur im Berufsinteresse schlagen sich Yin und Yang nieder. Auch die Gesprächsthemen variieren: In einer Metaanalyse über die Kommunikation der Geschlechter beschreibt die Psychologin Deborah Tannen, dass Männer im Arbeitskontext signifikant öfter über Systeme sprechen (also neue Geräte, Computer, Werkzeug, Autos, Sport und so weiter). Frauen hingegen tauschen sich lieber über soziale Themen aus (etwa Kleidung, Frisuren, Veranstaltungen, Beziehungen, Haushaltsfragen, Kinder und ähnliches mehr).

Bei den angeführten Studien und ihren Ergebnissen geht es darum, mehrheitliche Verhaltensweisen und Tendenzen zu belegen und nachzuweisen. Das bedeutet natürlich nicht, dass es nicht auch ausgezeichnete Physikerinnen, Mathematikerinnen, Chemikerinnen oder Ingenieurinnen gibt. Auch wenn dies keine Berufe sind, die die Mehrzahl der Frauen in besonderer Weise ansprechen. Ebenso gibt es freilich sehr talentierte Erzieher, Friseure, Altenpfleger, Sozialarbeiter, etc. …

Dass es zwischen den Geschlechtern gewisse biologische Unterschiede in somatischer, emotionaler und kognitiver Hinsicht gibt, ist die eine Seite. Die andere Seite ist, wie die Gesellschaft richtig (falls es hier überhaupt so etwas wie richtig und falsch gibt) damit umgeht. Wir finden eine tendenziell funktional-sachbezogene Neigung bei Männern und eine beziehungsorientiert-personenbezogene Neigung bei Frauen, die von der Geburt bis zur Berufswahl reicht. Wie sollen wir damit umgehen? Über die Asymmetrie des Wahlrechts, den historisch wohl größten und bedeutendsten Gendergap, wurde schon berichtet. Der ist – global betrachtet – eine unendliche Geschichte: Im Jahr 2015 hatten Frauen in Saudi-Arabien (zu einer simplen Kommunalwahl) erstmals(!) das aktive und passive Wahlrecht. Die Mehrzahl der saudischen Frauen besitzt noch dazu keinen Personalausweis, was die Grundvoraussetzung ist, um wählen gehen zu dürfen.

Saudi-Arabien ist ohnehin ein trauriger Sonderfall: hier darf eine Frau das Land ohne Genehmigung ihres »männlichen gesetzlichen Vormundes« nicht verlassen. Erst seit Anfang 2008 dürfen Frauen alleine in einem Hotel wohnen, dies war ihnen vorher nur in der Begleitung ihres Vormundes gestattet. Dieser Vormund ist bis zur Ehe in der Regel der Vater, die Brüder oder gegebenenfalls ein Onkel – jedenfalls immer ein Mann. Ab der Heirat ist dann der Ehemann der Vormund. Der Vormund ist für Straftaten, die eine Frau begeht, mitverantwortlich. Bei kleineren Delikten hat sich oft der männliche Vormund vor Gericht zu verantworten, bei größeren Delikten in der Regel beide. Erst seit 1966 dürfen Frauen in Saudi-Arabien Schulen besuchen. An der Universität müssen Studentinnen die Vorlesungen männlicher Dozenten am Bildschirm verfolgen. Frauen in Saudi-Arabien sind viele Berufe einfach verboten. Nach ihren Interessen und Neigungen wird nicht gefragt. Erst seit 2004 dürfen sie Firmen selbst führen, das heißt Verantwortung für ein Unternehmen tragen. Bis 2018 war es saudischen Frauen untersagt, selbst ein Auto zu lenken. Hier wird die konstitutionelle Unterschiedlichkeit zu einer absurden institutionellen Ungerechtigkeit pervertiert.

Aber wie steht es mit Gesellschaften, die dem konstitutionellen Unterschied entgegenwirken wollen? Ein interessantes Phänomen beobachten die internationalen Testpsychologen in den letzten Jahren: Die größten psychologischen Unterschiede zwischen den Geschlechtern finden sich in Ländern, die sich der Geschlechtergleichheit verschrieben haben! Solche Länder wollen mit Informationstagen, verpflichtenden Gendervorlesungen an den Unis, Girls-days für technische Berufe, mit Quoten und sonstigen staatlichen Regelungen Frauen in alle Positionen bringen. Die skandinavischen Länder zum Beispiel nehmen hier eine Vorreiterrolle ein. Trotzdem entscheiden sich die Menschen dort vermehrt für geschlechtstypische Berufe. Am niedrigsten ist der psychologische Unterschied in patriarchalisch geprägten Ländern (etwa in Indien), ausgerechnet dort also, wo man es am wenigsten vermuten würde. Wenn Männer und Frauen also ganz frei wählen können, entscheiden sie sich – ihren verschiedenen Interessen entsprechend – unterschiedlich. In Indien etwa, wo ein Informatik-Job eine Existenzabsicherung bedeutet und wenig Alternativen geboten werden, entscheiden sich wesentlich mehr Frauen für diese Arbeit als in Deutschland. Der prominente Psychologe David P. Schmitt weist 2015 darauf hin, dass man diese Verschärfung der Geschlechtsunterschiede in gendergerechten Gesellschaften nicht nur bei der Berufswahl und in der Psyche, sondern auch bei der Kognition und sogar bei physischen Fähigkeiten findet.

Frauen legen umso mehr Wert auf *Wohlwollen und Freundlichkeit* und andererseits auf *Vielseitigkeit*, je egalitärer, emanzipierter und gendergerechter die Länder sind, je mehr die soziale, Gesundheits- und Beschäftigungs-Gleichheit unter den Geschlechtern erreicht ist. In Finnland und Schweden zum Beispiel sind die Geschlechterunterschiede diesbezüglich extrem (Schwartz & Rubel-Lifschitz, 2009). Frauen können sich in diesen freien Ländern offensichtlich weiblicher geben und verhalten.

Leider ist es aber auch bei den psychischen Krankheiten nicht anders: Bei der Depression etwa ist der Gendergap in gendergerechten Ländern höher als in weniger gendergerechten Ländern (Van de Velde, Bracke, & Levecque, 2010). Das bedeutet, dass in modernen Ländern mehr Frauen depressiv sind (im Vergleich zu Männern) als in patriarchalisch geprägten Ländern. Die Soziologin Rosemary Hopcroft von der University of North Carolina vermutet, der Effekt habe mit den Kindern zu tun. Laut Hopcroft machen Kinder Frauen in gendergerechten Ländern oftmals depressiv, weil sie einen Karriereknick bedeuten. In weniger gendergerechten Ländern hingegen würden eigene Kinder Frauen glücklicher machen, weil sie ihrer unbewussten Sehnsucht entsprechen (Hopcroft & McLaughlin, 2012). Auch beim *Neurotizismus* zeigen alle nationenübergreifenden Studien mehr betroffene Frauen in moderneren Gesellschaften (Schmitt, 2015). Dieser höhere Angstpegel kann leicht mit dem Stress zu tun haben, den eine permanente Doppelbelastung durch Karriere und Kinder bedeutet. In Ländern, die besonders geschlechtergerecht sind, zeigten sich bei Frauen mehr *Traurigkeit*, mehr *Angst*, mehr *Schamgefühle* und mehr *Schuldgefühle* (Fischer & Manstead, 2000).

Wie groß ist der Unterschied?

Wir haben schon viel über die statistischen Unterschiede von Mann und Frau gehört, über Tendenzen in die eine oder die andere Richtung. Aber wie groß sind diese Unterschiede überhaupt? Das Schwarz-Weiß-Denken in Bezug auf Männer und Frauen ist seit vielen Jahrzehnten überholt. Es ist das unbestrittene Verdienst der Gender-Theorie, Geschlechter nicht mehr über einen Kamm zu scheren. In Geschlechterfragen gibt es eine größere Aufmerksamkeit und Behutsamkeit. Dass alle (!) Frauen so sind und alle (!) Männer genau anders, ist im 21. Jahrhundert nicht haltbar. (Das war es eigentlich nie, aber es hat früher keiner darüber nachgedacht!). Zwar hängen noch manche Zeitgenossen an starren Klischees, aber diese alten Bilder und Vorstellungen sterben erfreulicherweise aus. Männer sind nicht vom Mars und Frauen nicht von der Venus.

Bis auf die genetischen, gonadalen und genitalen Unterschiede – es gibt etwa keinen Mann mit Uterus und keine Frau mit Hoden – überlappen sich nämlich die verschiedenen körperlichen, emotionalen und kognitiven Eigenschaften, die in den vergangenen Kapiteln erörtert wurden. Diese Überlappungen werden nach dem Mathematiker Johann Carl Friedrich Gauß die *Gaußsche Glockenkurve* genannt. Diese beiden Gaußschen Kurven von Männern und Frauen schneiden sich bei fast allen Eigenschaften. Die Frage lautet daher: Wie groß ist der Überlappungsbereich? Wie ähnlich sind sich die Geschlechter?

Man könnte sagen, dass Männer zwölf Zentimeter größer sind als Frauen. Mit einer gewissen Spitzfindigkeit muss man dieser Aussage widersprechen: Denn Männer sind nur *im Durchschnitt* zwölf Zentimeter größer als Frauen. In Wirklichkeit sind (nur) etwa fünf Sechstel aller Männer körperlich größer als die durchschnittliche Frau (mit 165 Zentimeter). Also gibt es durchaus Frauen, die 190 Zentimeter groß sind und damit den durchschnittlichen Mann (mit 178 Zentimeter) überragen. Aber innerhalb der Gruppe der 190 Zentimeter großen Menschen befinden sich nur mehr etwa fünf Prozent Frauen und 95 Prozent Männer. Und dieser Prozentsatz reduziert sich immer weiter, je mehr Körpergröße man annimmt. Das erklärt sich durch das Prinzip zweier sich teilweise überschneidender Gaußscher Verteilungskurven: die größten Menschen sind höchstwahrscheinlich Männer, die kleinsten höchstwahrscheinlich Frauen. Die Verteilung ist in der Regel symmetrisch. Das bedeutet, auf der anderen Seite der Skala verhält es sich genau umgekehrt: Frauen sind zwar durchschnittlich kleiner als Männer, aber es gibt durchaus Männer, die kleiner sind als die durchschnittliche Frau (das schon erwähnte letzte Sechstel der Männer).

Je kleiner eine Person ist, umso eher ist sie eine Frau und umso unwahrscheinlicher ist sie ein Mann. Aber von der Körpergröße auf das Geschlecht zu schließen, ist nicht möglich. Diesbezüglich kann man nur mit Wahrscheinlichkeiten rechnen: Je größer eine Person ist, umso kleiner ist die Wahrscheinlichkeit, dass es sich um eine Frau handelt – und umgekehrt. Wenn man allerdings einen weiteren Parameter hinzufügt, der ebenso ungleich, aber überlappend verteilt ist, wird die Trefferquote größer. Mit den Informationen Körpergröße und Muskelkraft etwa lässt sich das Geschlecht zwar auch noch nicht zu 100 Prozent richtig bestimmen, aber die Aussagegenauigkeit nimmt zu. Sammelt man viele Parameter, erhält man irgendwann eine Liste, die auch die 190 Zentimeter große Frau eindeutig zuordnen kann, etwa weil sie trotz ihrer Größe viel Empathie und eine große Lesegeschwindigkeit aufweist.

Die Überlappung der Verteilungskurven ist universal: Die stärksten 20 Prozent der Frauen haben etwa dieselbe körperliche Leistungsfähigkeit wie die schwächsten 20 Prozent der männlichen Bevölkerung. Aber dieses Prinzip zweier sich teilweise überschneidender Gaußscher Verteilungskurven ist eine wichtige Information in der Genderdiskussion, die nicht allen Diskussionsteilnehmern zugänglich ist. So stellt etwa die bereits erwähnte Genderforscherin Malin Ah-King von der Uppsala Universität in Schweden in ihrem Buch *Genderperspektiven in der Biologie* (2014) die Behauptung auf, dass sich Männer und Frauen in ihrer Muskelmasse nicht grundlegend unterscheiden. Wie Malin Ah-King schreibt *»verfügt eine erhebliche Anzahl von Frauen über eine größere Muskelmasse als manche Männer«*. Ob die Autorin dafür ist, dass Frauen und Männer bei Olympischen Spielen folgerichtig gegeneinander antreten sollten, lässt sie aber offen.

Es gibt Frauen, die sich räumlich besser orientieren können, mehr Körperkraft haben und mehr Gewicht heben können als so mancher Mann. Das gilt auch für alle anderen körperlichen, emotionalen und kognitiven Unterschiede zwischen Mann und Frau, die in den vorhergehenden Kapiteln besprochen wurden. Da es aber nicht nur *einen* Gruppenunterschied gibt, sondern *unzählige,* verschärft sich die Grenze zwischen Männern und Frauen in der Summe immer weiter bis sie eindeutig wird und sich die Gruppen klar unterscheiden. De facto ist die Zuordnung zu einem Geschlecht aufgrund dieser vielen Parameter, die wir intuitiv (also unbewusst, ohne zu denken) erfassen, bei 99 Prozent der Mitmenschen eine Sekundendiagnose. Dafür braucht es keinen prüfenden Kontrollblick in die Hose. Ob diese Parameter gesellschaftliche (etwa Kleidung) oder biologische (wie Körperbau) Kennzeichen sind, ist da zunächst nicht erheblich.

Die große Frage ist heute nicht mehr, ob statistische Unterschiede zwischen den Geschlechtern existieren, sondern nur noch, wie relevant diese Unterschiede für den Alltag sind. Hier setzt die umstrittene *Gender similarities hypothesis* der Genderspezialistin Janet Hyde aus dem Jahr 2005 an. Hyde anerkennt zwar die vielen signifikanten psychologischen Unterschiede zwischen Mann und Frau, aber nur wenige sind ihrer Meinung nach relevant. Dazu zählt sie manche motorischen Fähigkeiten wie Wurfweite und Wurfgeschwindigkeit, sowie die Sexualität und die Aggression. Alle anderen Unterschiede sind nach Überzeugung Hydes so klein, dass die beiden Gruppen sich zu 75 Prozent überschneiden würden (in der Statistik spricht man von Effektstärken D von 0,35 und weniger). Zu den Eigenschaften, bei denen es fast keine Unterschiede gibt, rechnet Hyde etwa die mathematische Fähigkeit. Das Ergebnis des Wiener Medizintests könnte sie mit ihrer Hypothese nicht erklären.

Richard Lippa widersprach Janet Hyde umgehend mit einer *Gender reality hypothesis.* Er kritisierte, Hyde habe viele Studien und viele psychologischen Unterschiede (wie etwa das hochsignifikant unterschiedliche personen- versus sachbezogene Interesse) übersehen. Dennoch wurden Hydes Thesen von der kanadisch-britischen Journalistin Cordelia Fine 2010 in ein populärwissenschaftliches Buch gepackt. Der kämpferische Titel lautete: *Die Geschlechterlüge. Die Macht der Vorurteile über Frau und Mann.* Mit diesem Titel offenbart die Autorin bereits, worum es ihr geht. Lippas Kritik hat Fine in ihrem Buch nicht erwähnt.

Die bereits erwähnte Arbeit des Psychologen Marco Del Giudice von der Turnier Universität, die er zusammen mit Tom Booth und Paul Irwing von der Universität von Manchester 2012 vorlegte, widerlegt Hyde mit einer statistischen Erklärung. Sie untersuchten über 10.000 Millennials mit dem 16-Persönlichkeits-Faktoren-Test (16PF), der als der älteste und weltweit am häufigsten verwendete Persönlichkeitstest gilt (siehe Kapitel 4). Der Faktor B, also abstraktes Denken, wurde wegen bekanntermaßen besonders stark ausgebildeter Geschlechtsdifferenzen ausgeklammert. Jeder einzelne der getesteten Persönlichkeitsmerkmale kam zwar über eine Überlappung der beiden Gaußschen Kurven von bis zu 45 Prozent nicht hinaus. Statistiker sprechen von einer Effektstärke D von etwa 0,75. Die

Unterschiede sind damit immer noch viel deutlicher als Hyde behauptet hatte. Del Giudice, Booth und Irwing berücksichtigten aber alle 15 Unterschiede der Persönlichkeits-Faktoren in einer Rechnung[17] und kamen plötzlich auf eine sehr hohe Differenzierung. Die beiden Gruppen wurden damit deutlich unterscheidbar, mit einer Überlappung der Gruppen von nur mehr zehn Prozent! Das entspricht einer Effektstärke von D = 2,71. So weit sind ungefähr Äpfel und Birnen auseinander.

In der Tat erscheint das statistische Argument von Marco Del Giudice stimmig. Wenn sich Tisch und Stuhl durch eine Vielzahl von Eigenschaften unterscheiden, ist das etwas ganz anderes, als wenn sie sich nur durch eine einzige überlappende Eigenschaft unterscheiden würden – etwa die Farbe. Bei der Unterscheidung von Tisch und Stuhl muss die Vielzahl der Unterschiede berücksichtigt werden und nicht jede Eigenschaft einzeln wegen Überlappungen als irrelevant abgetan werden.

Damit wissen wir: Die Summe der Unterschiede macht den Unterschied. Es mag also sein, dass eine Frau 190 Zentimeter groß ist, aber aufgrund ihrer anderen Eigenschaften wird sie trotzdem unbewusst sehr stimmig als Frau wahrgenommen. Die einzelnen Kriterien für Männlichkeit und Weiblichkeit werden in den nächsten zwei Kapiteln formuliert.

---

17 Mithilfe der sogenannte Mahalanobis D multivariate Analyse.

8

Das männliche Unbewusste

Die positive Psychologie hat Aristoteles wiederentdeckt. Davon hat die Psychologie insgesamt sehr profitiert. Aristoteles hat den Weg zu einem gelungenen Leben vorgezeichnet. Anhand dessen hat die positive Psychologie die Stärken und Tugenden wiederentdeckt, die den Menschen frei, selbstbestimmt und letztlich glücklich machen. Aber hier geht es um eine andere Erkenntnis des großen griechischen Gelehrten: die Lehre von Substanz und Akzidenzien.

Das Wesentliche und das Zufällige

Aristoteles versteht unter Substanz den inneren, nicht materiellen und damit auch nicht wahrnehmbaren Kern einer Sache. In etwa das Prinzip oder die Idee. Nehmen wir als Beispiel einen gewöhnlichen Tisch. Die Akzidenzien sind die veränderbaren, aber wahrnehmbaren Eigenschaften, die dieser Tisch haben kann. Das Möbel kann also groß sein oder klein, drei oder vier oder sechs Beine haben oder sogar gar keine. Man kann den Tisch anmalen, aber er bleibt Tisch: die Substanz bleibt gleich. Nur ist er dann blau und nicht mehr grün. Selbst wenn man ein Tischbein absägt, bleibt der Tisch ein Tisch – wenn auch ein defekter, instabiler. Das lateinische Wort *accidens* bedeutet zufällig, unwesentlich, äußerlich. Nur wenn man den Tisch ganz zersägt oder verbrennt, ändert sich seine Substanz. Dann ist der Tisch kein Tisch mehr, sondern ein Haufen Asche. Aber die Substanz, das Wesen, erkenne ich nur durch die veränderlichen Akzidenzien. Ich kann den Tisch nur durch die Farbe und seine räumliche Ausdehnung wahrnehmen.

Die Substanz ist also das unveränderliche Wesen, die Akzidenzien sind das Veränderliche (die aber in der Summe auch ganz wichtig sind!). Das Geniale an diesem Konzept ist, dass man über das Veränderliche durch die Erfahrung von vielen Objekten auf das Unveränderliche kommt. Das nennt man in der Philosophie *Induktion.* Ein einjähriges Kind entwickelt langsam eine Vorstellung davon, was ein Tisch ist. Es erfasst unbewusst schrittweise das Wesen eines Tisches. Je mehr Tische es sieht, umso mehr verfestigt sich das innere Bild. Es wird wahrscheinlich überrascht sein, wenn es erstmals einen ungewohnten Tisch sieht. Einen Tisch, der mehr oder weniger als vier Beine hat, und der vielleicht nicht braun, sondern rot ist. Aber so verfestigt sich in seinem Kopf immer mehr das Bild eines Tisches.

Mit Hilfe dieser inneren Vorstellung beurteilt das Kind unbewusst ein konkretes neues Möbel. Es muss nicht mehr nachdenken, die Prozesse laufen automatisiert. Ein Blick: Tisch! Die Information kommt aus dem Unbewussten, in dem das Wissen über den Tisch gespeichert ist. Langsam wird das Kind den Tisch auch von einem Stuhl unterscheiden können, obwohl beide Möbelstücke viele Gemeinsamkeiten haben (die Gaußschen Verteilungskurven der Beinanzahl von Tisch und Stuhl überlappen zu 95 Prozent!) und man einen Tisch schon mal als Stuhl oder einen Stuhl als Tisch verwenden kann. Und sicherlich gibt es auch Stuhldesigner, die als Gag die Grenzen zwischen Tisch und Stuhl verwischen und mit der Uneindeutigkeit spielen.

Trotzdem weiß jedes Kind mit spätestens drei Jahren sehr

genau, was ein Tisch ist und was ein Stuhl (und übrigens auch, was ein Mann ist und was eine Frau). Es hat seine Erfahrungen mit vielen Tischen und Stühlen gemacht und damit sein Bild vom Tisch verinnerlicht und seine unbewusste Vorstellung geformt. Es hat das Wesen – die Substanz – eines Tisches erfasst, der jetzt auch von konkreten Akzidenzien befreit werden kann. Damit wird es in Zukunft jeden Tisch als Tisch erkennen, auch wenn es diesen einen konkreten Tisch noch nie gesehen hat. Und es ist sehr wahrscheinlich, dass es das Wesen des Tisches gar nicht bewusst erklären könnte. Oder nur sehr unzulänglich. Es lässt sich von inneren Bildern, von unbewussten Stereotypen leiten.

Aus dieser Sicht ist es dem menschlichen Unbewussten möglich, die vielen akzidentiellen Geschlechtsunterschiede zu summieren, um daraus so etwas wie die Substanz – das Wesen! – von Männlichkeit und Weiblichkeit zu destillieren. Wenn viele Menschen ähnliche Erfahrungen gemacht haben, entwickeln sich Stereotype. Ein Stereotyp ist eine im Alltagswissen präsente Beschreibung von Personen oder Gruppen, die einprägsam und bildhaft ist und als typisch behauptete Eigenschaften (Akzidenzien) schablonenhaft auf Einzelpersonen bezogen werden kann. Stereotype können relativ starre, weit verbreitete Vorstellungsbilder werden. Der Sozialpsychologe Lee Jussim, Professor an der Rutgers University in New Jersey, ist ein bekannter Antisemitismusforscher. Jussim hat sich in den vergangenen Jahren wissenschaftlich eingehend mit dem Thema Stereotypien beschäftigt. Er fand heraus, dass das gängige Vorurteil, Stereotype seien automatisch falsch, weil sie eben Stereotype seien, ein weit verbreiteter Irrtum ist. Wissenschaftlich sei das nicht haltbar.

Jussim schreibt: *»Die so genannte stereotype accuracy – also die Übereinstimmung einer stereotypen Vorstellung mit entsprechenden Studienergebnissen – ist eine der stärksten Korrelatio-*

nen in der Sozialpsychologie. Sie korrelieren hochgradig. Kulturelle Stereotype – d. h. Vorstellungen, die in einer Gesellschaft weit verbreitet sind – korrelieren sogar noch höher, während sonst die durchschnittlichen Korrelationen in der Sozialpsychologie generell sehr niedrig sind.«

Der Begriff *Stereotype* ist wie die verwandten Begriffe *Klischee, Rollenbilder* und *Geschlechtervorurteile* auch bei uns in Europa leider zu einem Totschlagargument verkommen, das die Debatte emotionalisiert. Eine geordnete Diskussion oder sachliche Analyse ist damit nicht mehr ohne weiteres möglich. Das Forschungsergebnis, dass gesellschaftlich entwickelte Stereotype – wie etwa die über Frau und Mann – zu einem hohen Prozentsatz zutreffen, ist eine revolutionäre Erkenntnis, die auch vermehrt in die gesellschaftliche Debatte einfließen sollte.

Das männliche Es

Jeder Mensch kann gefühlt etwas mit dem Begriff »Männlichkeit« anfangen. Das kann die eigene Person betreffen oder den Ehemann oder sonst irgendeinen Bekannten. Den wenigsten liegt aber eine formulierbare präzise Definition auf der Zunge. Manchmal, weil noch nie darüber nachgedacht wurde, manchmal aber auch, weil das Bild vom Vorbewussten ins Verdrängte abgerutscht ist. Weil es tabuisiert und verboten wurde. In dem nun folgenden Abschnitt werden die somatischen, emotionalen und kognitiven Akzidenzien, die den Mann ausmachen, zusammengetragen und es wird versucht, die Substanz – das Wesen der Männlichkeit – daraus zu erahnen. Natürlich wird nicht jeder Mann alle Kriterien erfüllen, aber je mehr er erfüllt, desto männlicher wird er von seiner Umwelt – und von sich selbst – erlebt. Das Wesen der Männlichkeit ist unabhängig von einzelnen Akzidenzien.

Da allein die 15 Persönlichkeitskomponenten eines einzigen Tests eine so hohe Effektstärke aufweisen, dass die männliche mit der weiblichen Gruppe nur noch zehn Prozent überlappen, kann durch Hinzunahme weiterer unzähliger Studienergebnisse wahrscheinlich eine Überlappung von unter ein Prozent erreicht werden. Das hilft, immer weiter zum Wesen, zum Kern vorzudringen.[18]

Das Wesen der Männlichkeit, wie es im Unbewussten repräsentiert wird, besteht kurz gefasst aus drei Dimensionen, die auf den drei Dimensionen der Konstitution (siehe Kapitel 2) gründen: auf somatischer Ebene (1) die Stärke, auf thymopsychischer Ebene (2) die emotionale Stabilität und auf noopsychischer Ebene (3) die Sachlichkeit. Es handelt sich um Begabungen, ähnlich der Musikalität, der Fähigkeit zu Zeichnen oder zu Tanzen. Diese Talente kann man fördern – oder verkümmern lassen.

Erste Dimension der Männlichkeit: die Stärke

Die erste Dimension ist die Stärke. Damit ist sowohl die physische als auch die psychische Stärke gemeint. Der Mann ist aufgrund seiner Muskelmasse und seines massigen Knochenbaus im Schnitt physisch deutlich stärker als die Frau. Er ist auch – unabhängig von der Körperkraft – beim zielgenauen Werfen und Einschätzen von Geschwindigkeit und Flugbahn eines Geschosses der Frau überlegen. Wir haben das bereits ausführlich behandelt.

Die psychische Stärke ist bei der physischen Stärke naheliegend und zeigt sich in der testpsychologischen Untersuchung: der Mann ist widerstandsfähiger, also emotional weniger stör-

18 Zur besseren Lesbarkeit ist bei den bereits in Abschnitt I zitierten Studien auf die erneute Quellenangabe verzichtet worden.

bar (etwa durch Kritik oder Gruppendruck) und zeigt gleichzeitig eine höhere Selbstbehauptung und Dominanz – ist also weniger willig oder fähig, sich sozial anzupassen. Er kann Stress besser standhalten und so Extremsituationen besser meistern. In Psycho-Tests weist der Mann eine höhere emotionale Robustheit auf. Er ist – in der fachpsychologischen Bedeutung der Begriffe – also weniger sensibel und empfindsam. Eine Facette der Männlichkeit ist die männliche Entschlossenheit. Überraschend viele weibliche Millennials fordern das von ihren Männern ein: die Fähigkeit, Entscheidungen zu treffen, Risiko auf sich zu nehmen, dazu zu stehen und notfalls ohne Jammern die Konsequenzen zu tragen. Handschlagqualität, Festigkeit, Tapferkeit sind gefragt.

Zur ersten Dimension der Männlichkeit gehört auch die männliche Aggression. Sie ist über weite Teile testosterongesteuert und ein in Tieren und Menschen verankertes, biologisch fundiertes Verhaltensmuster zur Verteidigung und Gewinnung von Ressourcen sowie zur Bewältigung potenziell gefährlicher Situationen. Schon das Spiel der Buben ist weit aggressiver und kompetitiver (also den Wettbewerb suchend, konkurrierend) als das der Mädchen. Auch in der Kommunikation sind Buben und Männer direkter, grober, konfrontativer, verletzender, klarer und kompromissloser, aber durchaus auch durchschaubarer und ehrlicher. Aggression hat keinen guten Ruf, hat aber nicht nur negative Seiten. Innerhalb der Psychotherapie betrachtet etwa die Gestalttherapie Aggression als eine nützliche Form der Erregung, die dazu dient, Hindernisse zu beseitigen und die Umwelt an sich anzupassen. Destruktiv oder zu Gewalt wird Aggression erst bei Kontrollverlust und narzisstischer Rücksichtslosigkeit. Jeder Mann muss lernen, mit seiner Stärke richtig umzugehen. Aristoteles nennt das die Tugend der Tapferkeit.

Ein gutes Mittel zur Dosierung der Aggression ist übrigens

die Anwesenheit der Weiblichkeit. Das mildert die Umstände und funktioniert sogar im Tierreich. Wenn im spanischen Stierkampf der Stier zu sehr wütet und den wackeren Matador in die Ecke drängt, deeskaliert man die Situation, indem man einige Kühe in die Arena treibt. Der Stier beruhigt sich augenblicklich. Ähnliche Phänomene kann man beim Menschen beobachten. Frauen können Situationen deeskalieren. Mit der Aggression eng verwandt ist eine Grundskepsis, ja ein feindseliges Misstrauen gegenüber anderen Menschen: Männer weisen höhere Werte für Wachsamkeit und eine skeptische Haltung auf – sind also wesentlich weniger vertrauensvoll als Frauen.

Zur ersten Dimension der Männlichkeit gehört weiterhin die Bereitschaft, Verantwortung zu übernehmen. Männer haben in der Regel mehr Selbstvertrauen und damit weniger ängstliche Besorgtheit um sich selbst. Männer sind kompetitiver und suchen damit in der Gesellschaft tendenziell Macht und Wettbewerb, haben mehr Führungsanspruch, ein (psychologisch messbar) höheres Pflichtbewusstsein und mehr Leadership. Sie sind sich – im Gegensatz zu Frauen – ihrer Überlegenheit sehr wohl bewusst, wenn sie tatsächlich überlegen sind. Manchmal allerdings überschätzen sie sich da auch. Aufgrund ihres hohen Selbstwertgefühls, ihrer Stärke und der Aggression besteht aber auch die Neigung, in den Narzissmus abzukippen oder gar in die antisoziale Persönlichkeitsstörung. Natürlich gibt es auch weibliche Narzissten, doch wesentlich häufiger sind Männer von Narzissmus befallen.

Zum männlichen Muster gehört schließlich auch ein starkes sexuelles Wollen und Begehren. Der Mann ist interessierter an Sexualität. Er ist durch optische Reize leichter erreichbar, hat einen höheren Sexualtrieb, neigt aber auch vermehrt zu allen möglichen problematischen Sexualstörungen (von Exhibitionismus über Sodomie bis zur Pädophilie). Männer haben also ungleich öfter mit einer labilen Sexualität zu kämpfen als Frauen. Die männliche Sexualität wird interessanterweise durch dasselbe Hormon gesteuert wie die Aggression.

Cineastisch wird die erste Dimension der Männlichkeit besonders oft dargestellt. In der legendären Verfilmung von *Endstation Sehnsucht* (1951) spielt Marlon Brando bravourös den ruppig-groben Stanley Kowalski, der polternd und gewalttätig das Stück dominiert. Er missbraucht seine Stärke, prügelt seine Frau und vergewaltigt seine verrückte Schwägerin. Aber er misstraut dieser Schwägerin auch und überführt sie als Betrügerin. Auch Maximus, den Russell Crowe in *Gladiator* (2000) spielte, zeichnet sich vor allem durch physische und psychische Stärke aus – diesmal gegen eine Übermacht, nicht gegen schwache Frauen. Eine dritte Facette greift der Film *Im Wendekreis des Kreuzes* (1983) auf, in dem Gregory Peck den historischen Monsignore Hugh O'Flaherty spielt. Von den Nazis verfolgt rettet er mit dem Wissen des Papstes in Rom tausenden Juden das Leben. Während sich Maximus in schlimmster Bedrängnis nur wehrt, gibt der Priester O'Flaherty aus freien Stücken sein bequemes Leben auf, um unter Todesgefahr anderen zu helfen.

Zweite Dimension der Männlichkeit: die emotionale Stabilität

Empathie und Gefühle sind für viele Männer eher störend. Sowohl die eigenen als auch (und besonders) fremde. Noch dazu solche, die vielleicht schnellen Veränderungen ausgesetzt sind. Emotionen folgen keinen wirklich berechenbaren Gesetzen, sind also kein System. Das extreme männliche Gehirn ist das des Autisten. Es ist blind für Gefühlszustände. In der Psychologie lautet das Fachwort dafür *mindblind.* So erkranken neunmal mehr Männer als Frauen an Autismus und Asperger-Syndrom.

Dass der Mann mehr emotionale Stabilität zeigt, ist heute sicheres Wissen. Das bedeutet, er ist emotional weniger leicht störbar. Wahrscheinlich hat das damit zu tun, dass er eine größere Distanz zu seinen Gefühlen hat. Und insgesamt sicher auch weniger Gefühle. Aus diesem Grund hat der Mann auch weniger psychische Erkrankungen, die die Emotionen betreffen: weniger Depressionen, weniger Angsterkrankungen, weniger emotional instabile (das heißt Borderline-) und histrionische (früher hysterische) Persönlichkeitsstörungen. Der Mann hat definitiv weniger Einfühlungsvermögen in andere. Er hat demzufolge auch weniger Bedürfnis, über Gefühle zu sprechen und verfügt dafür dann auch über sehr viel weniger Worte.

Er liebt seine Höhle als persönlichen Rückzugsort. Bei Männerfreundschaften legt er mehr Wert auf gemeinsame Aktivitäten als auf emotionale Nähe und vertraulichen Austausch von Gefühlen oder gar Körperkontakt. Im Männergespräch redet man dann weniger über Menschen als über Systeme, also neue Geräte, Computer, Werkzeug, Autos, Sport, und so weiter. Öfter auch mal über Frauen – aber das dann mehr als inoffizielle Selbsthilfegruppe. Überhaupt neigt der Mann innerhalb des eigenen Geschlechts mehr zum monologischen Diskurs. Mit dem Reden tut er sich insgesamt nicht leicht: Außerhalb seines Fachgebietes ist er schwerfällig, verfügt über weniger Vokabular und macht beim Sprechen mehr sinnlose Pausen. Männer haben viel mehr Sprachstörungen. In der Partnerschaft kann der Mann richtig nervös werden, wenn ihm seine Frau zu nahe kommt und Nähe und Intimität einfordert. Dann fühlt er sich in die Ecke gedrängt.

Männer haben im Umgang mit anderen Menschen weniger emotionale Wärme. Sie sind wenig personen- und beziehungsorientiert, sondern mehr sach- und funktionsorientiert.

Sie neigen deswegen auch vermehrt zu sachzentrierten Berufen, bei denen sie weniger persönliche Kontakt haben. Männer werden in der Regel bei Gesprächen ohne Sachthema schneller unruhig.

Sie weisen aber vor allem in sämtlichen Untersuchungen kulturübergreifend einen niedrigeren Neurotizismus auf. Das ist ein Maß für emotionale Labilität und Angst um sich selbst. Neurotizismus ist demnach das Gegenteil von emotionaler Stabilität. Es ist die Neigung zu Nervosität, Reizbarkeit, Launenhaftigkeit, zur Unsicherheit, zu Traurigkeit, zu Klagen über alle möglichen Problemchen und Wehwehchen, zu psychosomatischen Schmerzen und zu einer dauerhaften Unzufriedenheit. Viele andere Studien zeigen außerdem, dass Männer auch weniger zu negativen Emotionen (Scham, Antipathie, Frustration und Pessimismus) neigen. Im Übrigen zeigt der Mann keine hormonell verursachten Schwankungen der Stimmungslage, wie es beim biologisch verursachten prämenstruellen Syndrom der Fall ist.

Insgesamt kann man sagen, der Mann ist eher »schwerhörig«, was seine eigene Befindlichkeit betrifft. Das kann auch Nachteile haben: Männer kommen bei einer Krebserkrankung signifikant später zum Arzt, weil sie die Symptome nicht wahrgenommen oder ignoriert haben. Andererseits führt diese »Schwerhörigkeit« sich selbst gegenüber auch zu mehr Selbstdistanz und Sachlichkeit. Das alles bedeutet emotionale Stabilität. Diese Eigenschaft macht es ihm leichter, einen Sachverhalt ohne persönliche Betroffenheit objektiver zu beurteilen.

Im Film sehen wir die zweite Dimension der Männlichkeit etwa im historisch blendend recherchierten Streifen *Ein Mann zu jeder Jahreszeit* (1966). Paul Scofield spielt in diesem Film Sir Thomas Morus: Morus bleibt seinen Prinzipien treu. Weder des Königs Schmeicheleien noch seine Drohungen, weder der

Gefühlsausbruch seiner Frau noch die listigen Argumente der Lieblingstochter Margaret, ja nicht einmal die Angst vor dem Tod können ihn von seiner Linie abbringen. Morus bleibt ein Mann – zu jeder Jahreszeit. Und Scofield bekam für seine Darstellungskunst 1966 den Oskar.

Dritte Dimension der Männlichkeit: die Sachlichkeit

Das männliche Interesse und Denken ist in der Regel stark sachbezogen und wenig personenbezogen. Das »Lieblingskind« des Mannes ist das System. Diesem einen System widmet er gerne sein Leben. Konzentriert, fokussiert und gerne auch mit Scheuklappen. Das kann zum Beispiel ein Bienenstock sein, ein Motorrad oder ein psychologischer Mechanismus. Er legt keinen Wert auf Vielseitigkeit. Das Motto *von allem ein bisschen* ist ihm ein Gräuel. Auch neigt er eher zur Introvertiertheit und weniger zur emotionalen Selbstoffenbarung. Er hat ein größeres Gehirn und ein besseres dreidimensionales Vorstellungsvermögen, kann sehr gut Landkarten zeichnen und sich damit orientieren, mathematische Probleme lösen und hat einen scharfen analytischen Blick, mit dem er schnell relevante Einzelheiten erkennen und Wesentliches von Unwesentlichem unterscheiden kann. Deswegen denkt er auch feldunabhängig. Das bedeutet, er lässt sich von irrelevanten Details nicht verwirren. Lauter Fähigkeiten, mit denen man gut alleine klarkommt.

Der Mann kann entweder (a) als Systembauer glücklich werden: indem er Häuser, Städte, philosophische Lehren oder Gesetzessammlungen konstruiert, die dann (hoffentlich) auch funktionieren. Er kann aber auch (b) Systeme entdecken wollen, wie zum Bespiel biologische oder physikalische Gesetzmäßigkeiten. Der Drang, etwas Neues zu entdecken und die weißen Flecken auf der Landkarte zu füllen, ist stark von der männlichen Systematisierungs-Sehnsucht geprägt. Außerdem kann er sich (c) der Analyse verschreiben. Dinge zu erforschen und zu ordnen, von vorne und hinten zu beschauen, stundenlang darüber zu grübeln: das kann für einen Mann Glücksgefühl bedeuten. Auch der Umgang mit Zahlen und Computer ist von der männlichen Systematisierungs-Sehnsucht geprägt. Je abstrakter, umso schöner. Lieber sauber und reproduzierbar als springlebendig und schwammig.

Am Schluss bleibt noch (d) der Spezialist: er will möglichst alles über ein beschränktes Gebiet wissen. Und wer dann eine Frage zu den Hühneraugen der Tsetsefliege hat, den wird der Spezialist mit seinem umfassenden Wissen beglücken. Lieber alles von einem mikroskopischen Gebiet als ein wenig von allem wissen, das ist seine Devise. Das Gehirn des Mannes ist scheuklappenartig gebaut: wenn er mit einem Problem beschäftigt ist, werden die anderen Themen stillgelegt. Männlich ist ein lineares Denken, ein zielgerichtetes, fokussiertes Problemlösen, ein emotionsloses und absolut beziehungsfreies methodisch-analytisches Vorgehen. Der Spezialist ist nicht unbedingt zweckorientiert. Sein Tun macht ihm unglaubliche Freude, es verschafft ihm intellektuelle Befriedigung. Der Spezialist kann auch monatelang tüfteln, mit welchem Wachs bei welchem Wetter welcher Ski noch eine halbe Sekunde schneller flitzt. Hier läuft der Mann Gefahr, zum Freak zu werden. Unter Freak versteht man eine Person, die eine bestimmte Sache, zum Beispiel ihr Hobby, exzessiv beziehungsweise über ein »normales« Maß hinaus betreibt, diese Sache zum Lebensinhalt macht und andere wichtige Dinge (wie etwa Familie) vernachlässigt.

Fall 19: Der Schüchterne

Der 23-jährige Maximilian D. kommt wegen einer Pornographiesucht zum Psychiater. Er tue da etwas, was er nicht will und das verstehe er gar nicht, da er an und für sich sehr rational sei. Er habe kein moralisches Problem mit Pornographie, überhaupt nicht, aber er wolle nicht so viel Zeit mit etwas Sinnlosem verschwenden, sondern gerne mehr Zeit für sein Mathematikstudium aufwenden. Er hätte noch nie eine Freundin gehabt, sei aber prinzipiell interessiert an dem Thema. *»Ich bin gegenüber Frauen schüchtern. Ich habe mich noch nie auf ein Wagnis eingelassen. Ich bin ein logisch denkender Mensch und möchte vorausplanen, wie ich mit einer Frau richtig umgehen kann und soll. Ich kenne einige Frauen, die meisten interessieren mich nicht. Eine hat mich mal interessiert, aber da habe ich nie einen Schritt gemacht. Jetzt habe ich sie abgehakt. Die Mädels, die ich kenne, sind für mich körperlich nicht anziehend. Es kann schon sein, dass der Pornokonsum meinen Geschmack verändert hat. Aber sie ziehen mich auch charakterlich nicht an: Die, die ich kenne, kommen rücksichtslos zu spät! Ohne mit der Wimper zu zucken! Das ist eine Unart. Sie haben zwar einen sehr fröhlichen Zugang zum Leben, aber bei Rückschlägen ist diese Fröhlichkeit dann überhaupt nicht mehr da. Das nenne ich wankelmütig. Ich diskutiere gerne mit Leuten, die ihre Gedanken erklären können. Das können die nicht. Die bleiben an Punkten stehen, sie ziehen nicht die Konsequenzen daraus, denken nicht weiter, beziehungsweise nicht weit genug. Sie sind nicht blöd, aber haben sich mit manchen Sachen nicht ausreichend beschäftigt. Ihre Schlussfolgerungen sind für mich nicht nachvollziehbar.«*

Maximilian D. mag ein guter Mathematiker sein, mit Empathie hat er nicht viel am Hut. Er beobachtet Frauen scharf (auch außerhalb seiner Sucht) – und hat doch keine Ahnung vom anderen Geschlecht. Er hätte gerne eine Freundin. Und die würde ihm zweifellos auch sehr gut tun.

Auf der ganzen Welt bauen die Männer Häuser, basteln an Systemen und interessieren sich weniger für Kommunikation und den Umgang mit Menschen – außer eben wieder als Spezialisten: Für den Seelenforscher Sigmund Freud etwa war die Psyche das System, das er zu ergründen suchte. Und aus seinen Erkenntnissen konstruierte er den von ihm so benannten *psychischen Apparat*, also die bekannte Aufteilung in Es, Ich und Über-Ich. Dabei wird ganz physikalisch berechenbar verschoben, verdrängt und sublimiert. Auf der ganzen Welt kochen zu 90 Prozent die Frauen das Essen für die Familien, aber die Spitzenköche sind mehrheitlich männlich, weil es hier um ein verschrobenes Spezialistentum geht und nicht um das praktische Sättigen hungriger, geliebter Mäuler als Teil eines Beziehungsgeflechtes.

Die dritte Dimension der Männlichkeit wird humorvoll dargestellt vom schrägen aber genialen Dr. Emmett »Doc« Brown in der Science-Fiction-Film-Trilogie *Zurück in die Zukunft* (1985). Doc Brown baut aus einem DeLorean DMC-12 Sportwagen eine Zeitmaschine. Ernster zeigt sich diese Dimension in der Figur des Dr. Malcolm Sayer, gespielt von Robin Williams in *Zeit des Erwachens* (1990). Dr. Sayer ist besessen von der fixen Idee, seit Jahrzehnten komatöse Patienten zum Leben zu erwecken. Er arbeitet die Nächte durch, schaut nicht links und nicht rechts und überwindet alle Widerstände. Ins Pathologische kippt die dritte Dimension der Männlichkeit schließlich in *A Beautiful Mind – Genie und Wahnsinn* (2001). Der Film erzählt das Leben des historischen Mathematikers John Forbes Nash (überzeugend gespielt von Russell Crowe) mit künstlerischer Freiheit nach. Nash hat ein unglaubliches Gespür für Zahlen, aber dafür sehr, sehr wenig für Empathie. Der Film endet gut: seine Frau kommt zurück und er bekommt den Nobelpreis. Apropos Frau: die Frau wird im nächsten Kapitel besprochen.

9

Das weibliche Unbewusste

Analog zum vorherigen Kapitel werden hier die Kerncharakteristika zusammengefasst, die das Unbewusste der Frau ausmachen. Man könnte das – philosophisch gesprochen – auch ihr inneres Wesen nennen. Es wird von Körperlichkeit, Emotionalität und Kognition geprägt. Die zugehörigen Akzidenzien, die an diesem Wesen hängen, haben viele Frauen gemeinsam und unterscheiden diese als Gruppe von der Gruppe der Männer. Je mehr solcher Eigenschaften eine Frau in sich vereint, umso weiblicher wirkt sie auf Männer – und andere Frauen. Und umso weiblicher fühlt sie sich auch.[19]

Unbewusst gefühlte Weiblichkeit – also das weibliche Es – besteht aus drei Dimensionen, die wiederum auf den drei Dimensionen der weiblichen Konstitution ruhen: Schönheit und Lebenssinn, emotionale Intelligenz und soziale Kompetenz. Auch diese sind wie Talente zu verstehen, die kultiviert oder verdrängt werden können. Begabungen, die gepflegt oder brachliegengelassen werden.

Diese drei Dimensionen sind – analog dem weiblichen Gehirn – viel enger vernetzt als die drei Dimensionen des Mannes. Die eine Dimension befördert die andere. So ist es für die soziale Kompetenz wichtig, dass man sich gut in andere einfühlen kann. Interesse für Menschen macht das Interesse für

19 Die Studien zur Weiblichkeit wurden in den vorigen Kapiteln zitiert.

die Pflege der eigenen Erscheinung, Schönheit und Ausstrahlung plausibel. Die Kehrseite der Schönheit ist die Verletzlichkeit: hier ist die Frau viel näher an den anderen Menschen dran als der Mann. Den anderen wichtig zu nehmen, impliziert aber auch, dass es wichtig ist, wie man selbst wahrgenommen und ob man gemocht wird.

Erste Dimension der Weiblichkeit: Schönheit und Lebenssinn

Die Frau hat testpsychologisch nachgewiesen mehr Sinn für Ästhetik und Schönheit. Sie legt mehr Wert auf ihr äußeres Erscheinungsbild. Das ist soziologisch naheliegend. Sie ist das Geschlecht, das als schön gilt und vom Mann optisch deutlich mehr begehrt wird als umgekehrt. Sie wird rein somatisch um ihrer weiblichen Formen begehrt, was evolutionsbiologisch auf ihre Fruchtbarkeit und ihre Fähigkeit, Leben in die Welt zu setzen, zurückzuführen ist. Je fruchtbarer, umso begehrenswerter und schöner erscheint die Frau: idealerweise im Alter von Anfang Zwanzig. So ist die Schönheit letztlich ein Hinweis auf das Leben.

Das kulturübergreifende Phänomen des Schminkens ist ein Hinweis darauf, dass die Frau ihr gepflegtes Äußeres einsetzt, um jung auszusehen und zu gefallen. Der Körper der Frau zeichnet sich durch Weichheit und Rundungen aus, weniger durch exorbitante Muskelmasse. Kinder und Männer schätzen das als Symbol des Lebens gleichermaßen. Der Sinn für das Schöne hat vielleicht auch damit zu tun, dass die Frau das spirituellere Wesen ist. Frauen sind religiöser, können aber auch leichter in Esoterik und Aberglauben abrutschen.

Die Schönheit und die Nähe zum Leben hat, wie bereits angedeutet, eine Kehrseite: die Verletzlichkeit. Einerseits ist eine schwangere Frau oder eine mit einem Säugling im Arm schutzbedürftig. Andererseits vergleicht die Frau ihr Äußeres viel öfter mit dem Aussehen anderer Frauen und leidet überproportional unter kritischen Kommentaren über ihr Aussehen – etwa über ihre Figur. Das ist übrigens eine der Hauptursachen für Essstörungen.

Frauen zeigen in psychologischen Tests eine niedrigere psychische Robustheit und damit höhere Sensibilität und Empfindsamkeit. Die Frau ist im Schnitt unsicherer, zeigt eine höhere Besorgtheit, hat weniger Selbstvertrauen, eine höhere emotionale Störbarkeit, hält Stress deutlich schlechter aus und hat weniger emotionale Stabilität. Auch die emotional instabile Persönlichkeitsstörung kommt bei ihr viel häufiger vor. Sie ist empfindlicher und reagiert negativer auf unangenehme Stimuli. Die Frau neigt auch zu negativer Emotionalität, also Schuldgefühl, Schamgefühl, Verlegenheit, Antipathie. Alle diese Emotionen haben eine soziale Komponente: die Angst, von anderen negativ beurteilt zu werden.

Deutlich ist auch, dass die Frau ab der Pubertät kulturübergreifend einen höheren Neurotizismus aufweist. Damit neigt sie eher zu Nervosität, Reizbarkeit, Launenhaftigkeit, zur Unsicherheit, zu Traurigkeit und Melancholie. Sie neigt zu eher negativen Affektlagen und klagt eher über körperliche Schmerzen, über Ärger und Ängste, über das Leben oder die Ungerechtigkeiten des Alltags. Höher ist auch die Neigung zu psychosomatischen Schmerzen und dauerhafter Unzufriedenheit. Die Frau ist selbstunsicherer als der Mann und emotional stärker von ihrer Umgebung und ihren Hormonschwankungen abhängig. Für das prämenstruelle Syndrom gibt es beim Mann kein Äquivalent.

Die Frau ist in feinmotorischen Verrichtungen zwar geschickter, aber körperlich zweifellos schwächer. Das macht etwas mit einem Menschen und ist psychisch und sozial relevant: in allen Gesellschaften ist die Frau wesentlich häufiger

Opfer von Verbrechen und viel seltener Täter. Sie ist weniger aggressiv und misstrauisch. Ganz im Gegenteil. Sie verhält sich warm, freundlich und vertrauensvoll; fast müsste man sagen: beschwichtigend. Sie kann sich viel besser vernetzen, was evolutionsbiologisch Sinn macht, da sie weniger Muskelkraft und Aggression zur Selbstverteidigung zur Verfügung hat. Ihr besonderer Sinn für das Leben äußert sich auch darin, dass Frauen sich selbst viel seltener das Leben nehmen – und anderen Menschen noch weniger.

Fall 20: Der Wandel der Sehnsüchte

Die 27-jährige Renate L. berichtet über ihre Männerbeziehungen: *»Ob ich Kinder will, weiß ich nicht so genau. Als ich 17 war, war mein größter Wunsch den Traummann zu treffen, zu heiraten, Kinder zu kriegen. Ganz einfach, wie im Bilderbuch. Der Traum wurde mir mit 18 zerstört durch einen 20 Jahre älteren Mann, der mich entjungfert und am selben Abend vor mir mit einer anderen Frau herumgeschmust hat. Danach war mein Ideal tot. Als zweites hatte ich einen 15 Jahre älteren stockkonservativen Rechtsanwalt. Der wollte mich unbedingt heiraten und dann jede Menge Nachwuchs. Ich wollte da aber Karriere machen, wollte auf mich selber schauen, mich niemandem anvertrauen. Er wollte, dass ich zu ihm nach Wien komme. Ich habe geantwortet, ob er mit mir auch nach London ginge oder nach Paris, wenn ich dort einen lukrativen Job bekommen würde. Da hat er mich schließlich nach zwei Jahren verlassen. Ich war damals sehr verletzt – im Nachhinein verstehe ich ihn. Danach hatte ich viele, viele One-night-stands. Das ist in unserer Branche überhaupt kein Problem. Am nächsten Tag begegnet man sich und tut so, als wäre nichts gewesen.*

Josef und ich sind jetzt seit zwei Jahren zusammen. Unsere Beziehung passt schon länger nicht mehr. Er ist zehn Jahre älter als ich und ein Freigeist, ein Lebenskünstler. Ich habe ihm immer das Zug-Ticket nach Graz gezahlt. Das hat sich so ergeben, hat mich aber nie gestört – jetzt finde ich es plötzlich komisch. Er denkt über die Zukunft gar nicht nach und lebt in den Tag hinein. Er hat mich gedrängt, in Graz eine größere Wohnung zu nehmen – und jetzt zieht er nicht ein, weil er angeblich in Wien eine so günstige hat. Auf ihn ist kein Verlass.

Er ist nicht der Typ zum Heiraten und Kinderkriegen. Ich kann ihn mir als Vater auch gar nicht vorstellen. Er will dezidiert nicht heiraten, das hat er mir ganz zu Beginn schon gesagt. Gut, am Anfang war unsere Beziehung eine reine Sexbeziehung. Ich hatte noch drei andere Männer parallel, die ich regelmäßig getroffen habe. Freundschaft plus, Sie wissen schon. Dann wollte Josef mehr, und hat darauf bestanden, dass ich mit den anderen Schluss mache. Das hat mir gefallen. Aber jetzt ist von Verbindlichkeit keine Rede mehr.

Eigentlich will ich schon Kinder, wenn ich einmal ganz ehrlich zu mir bin. Ich glaube nur nicht mehr daran … Ich träume auch von einer Hochzeit und dem verbindlichen Heiraten. Ja das muss ich einmal vor mir selbst aussprechen: eigentlich will ich geheiratet werden! Das wird mir Josef aber nie bieten. Vielleicht fühle ich mich deswegen so unwohl bei ihm?«

Renate L. kreist ungefragt um das Thema Kinder. Leider ist sie immer wieder an Männer geraten, die ihr nicht gut getan haben. Ihr erster Sexualkontakt hat sie gleich schmerzhaft traumatisiert und gedemütigt. Das hat ihre Träume zerstört, die sie sich damals noch eingestehen konnte. Ihr jetziger Freund, Josef, ist unverlässlich und unverbindlich. Am Schluss nähert sie sich wieder dem Kinderthema. Durch das Aussprechen des Ungesagten in der Therapie wird es ihr bewusster: sie wünscht sich neues Leben.

Viele Filme stellen die Verletzlichkeit und Schönheit einer Frau dar. Herausragend in der Filmgeschichte ist vielleicht der Kassenschlager *Ein Herz und eine Krone*, eine Filmromanze aus dem Jahr 1953. Die junge, wunderschöne und bezaubernde Kronprinzessin Ann – gespielt von Audrey Hepburn – fällt in die Hände des Journalisten Joe Bradley, gespielt von Gregory Peck. Sie vertraut ihm, während er sie für seine Zwecke missbrauchen will. Sie verlieben sich, küssen sich, und am Ende verzichtet er aus ritterlicher Rücksicht auf eine lukrative Story, die ihr schwer geschadet hätte. Für Hepburn bedeutete diese Rolle den Durchbruch in Hollywood, ihre bezaubernde, entwaffnend weibliche Darstellung brachte ihr sogar den Oscar.

Zweite Dimension der Weiblichkeit: emotionale Intelligenz

Alle Studien belegen, dass Frauen emotionaler sind. Es ist überraschend, wie seltsam dieses bekannte Faktum im 21. Jahrhundert schon klingt. Die Frau verfügt einerseits über viel mehr Empathie, kann also andere Emotionen besser spüren und sich besser in andere Menschen (Männer wie Frauen) einfühlen. Das gelingt ihr über Spiegelneurone in ihrem limbischen System (das Zentrum im Gehirn, das für Emotionen zuständig ist), von denen sie über eine Vielzahl verfügt. Ihr (Mit)Gefühl kann allerdings so stark werden, dass ihr die Abgrenzung nicht mehr gelingt. Die Frau hat hirnphysiologisch ein assoziatives Denken und ein emotionales Problemlöseverhalten. Sie ist offener für neue Erfahrungen und legt mehr Wert auf Vielseitigkeit als auf Spezialistentum und Detailfetischismus.

Die Frau ist andererseits in der Summe ihrer Akzidenzien freundlicher, verträglicher und gefühlvoller. Sie zeigt eine höhere Kontaktorientierung und mehr emotionale Wärme, mehr Sanftheit, mehr Empfindlichkeit, mehr Feinfühligkeit und eine höhere Vertrauensbereitschaft. Aufgrund der Erfahrungen, die wir gemacht haben, findet sich diese Repräsentanz als inneres Bild in unserem Unbewussten. Die Frau neigt aber drittens auch zu mehr negativen Emotionen und kann diese bei anderen Menschen wiederum sehr sensibel wahrnehmen. Sie ist viertens affizierbar, das bedeutet, sie reagiert auf Gefühle anderer mit denselben Gefühlen – und das besonders im negativen Bereich: sie kann also sehr gut mittrauern, aber nicht ganz so gut mitfeiern.

Die psychiatrischen Erkrankungen der Frau kreisen auch um die Emotionalität: mehr Depressionen, mehr Angststörungen, mehr posttraumatische Belastungsstörungen, mehr Panikattacken, mehr Prüfungsangst, mehr Sozialphobie, mehr Tranquilizerabusus (Sucht nach Beruhigungsmittel), mehr emotional instabile Persönlichkeitsstörungen, mehr histrionische Persönlichkeiten. Dafür zeigen Frauen interessanterweise eine stärkere sexuelle Stabilität als Männer: bis auf die sexuelle Appetenzstörung sind alle Sexualstörungen – besonders die sexuellen Abweichungen – ein männliches Problem.

Cineastisch findet auch die zweite Dimension der Weiblichkeit oft Beachtung: Im bereits erwähnten Kultfilm *Endstation Sehnsucht* (1951), zu dem Tennessee Williams das Drehbuch schrieb, arbeitet Regisseur Elia Kazan neben dem gewalttätigen Stanley Kowalski noch zwei überaus interessante Frauencharaktere heraus: die treue Stella Kowalski (gespielt von Kim Hunter) und ihre schillernde Schwester Blanche DuBois (Vivien Leigh). Stella ist empathisch, fühlt sich ein in die Probleme ihrer Schwester und ist bis zur Selbstaufgabe für sie da. Sie ist schwanger. In ihrer Gutmütigkeit und Gutgläubigkeit kann sie sich aber nicht abgrenzen und wird erst durch das Misstrauen ihres groben Mannes auf das zwielichtige Spiel ihrer Schwester aufmerksam. Blanche hingegen präsentiert sich affektiv-hysterisch, sexuell-verführerisch, dann wieder zurückhaltend-keusch, verliert in ihrer emotionalen Instabilität den Boden unter den Füßen und verwischt phantastisch bewusst/unbewusst die Grenzen zwischen Wunsch, Fantasie, Lüge und Manipulation. Sowohl Hunter als auch Leigh wurden für ihre brillante Charakterdarstellung mit dem Oscar ausgezeichnet.

Dritte Dimension der Weiblichkeit: die soziale Kompetenz

Eine zentrale Aussage über das Wesen der Frau ist, dass sie beziehungsorientiert denkt. Auch die beiden anderen Dimensionen weisen darauf hin. Die Frau weist eine deutlich höhere Kontaktorientierung auf: Sie sucht selbstlose, kooperative Beziehungen, ist fürsorglich und neigt deswegen vermehrt zu personenzentrierten Berufen (Lehrerin, Erzieherin, Krankenschwester, Sozialarbeiterin, Pädagogin, Ärztin, Innenarchitektin, Übersetzerin, Psychologin ...). Die Berufe werden für viele Frauen umso attraktiver, je hilfloser das Gegenüber ist: Traumberuf Säuglingsschwester. Besonders ausgeprägt ist das paradoxerweise in besonders gendergerechten Nationen, wie etwa in Skandinavien. Der Philosoph Karol Wojtyla verstand unter dem Terminus »Genius der Frau« in diesem Sinne die *Fähigkeit für den anderen da zu sein*. Die weiblichen Talente, Neigungen und Begabungen kommen der Beziehungsfähigkeit entgegen.

Verglichen mit dem Mann, wünscht sich die Frau mehr Nähe und reagiert in der Partnerschaft mit mehr negativen Emotionen, wenn sie von ihrem Mann zurückgewiesen wird. Sie will Gemeinsamkeit und legt in Beziehungen großen Wert auf Harmonie, Wohlwollen und Freundlichkeit. In der Freundschaft mit anderen Frauen möchte sie enge Vertraulichkeit und gegenseitiges Verständnis. Sie redet mit Freundinnen gerne über soziale und Beziehungs-Themen – jedenfalls nicht über Systeme und deren Funktion. Ein interessantes Gesprächsthema ist für sie auch das äußere Erscheinungsbild der anderen (Frauen). Im Gespräch betont sie häufiger, wie viel der Gesprächspartner ihr bedeutet, in Gruppen reagiert sie feinfühliger auf Neuankömmlinge und Fremde. Sie hat mit ihren Freundinnen mehr Körperkontakt, tauscht mehr Blicke aus, pflegt mehr die Beziehung und die Kommunikation und offenbart sich und ihre Gefühle mehr als Männer dies untereinander tun. Sie ist im sozialen Kontext insgesamt extravertierter. Das bedeutet, sie kann sich einer Gruppe oder einer Einzelperson leichter öffnen und anvertrauen.

Schon unter Mädchen entwickelt sich ein dialogischer Diskurs – also die Fähigkeit zum Dialog auf gleicher Augenhöhe. Das Mädchen kann bereits ab dem achten Lebensjahr soziale Fettnäpfchen besser erkennen und sich so besser an Gesellschaftsnormen anpassen. Es neigt beim Kinderspiel zu kooperativem Rollenspiel, das genaue Gegenteil zu gleichaltrigen Buben.

Die Frau sucht auch in Stresssituation – im Gegensatz zum Mann – das Gespräch mit jemand anderem, vernetzt sich und bittet leichter um Hilfe. Es tut ihr gut, sich auszusprechen und senkt ihren Stresspegel. Sie will gesehen, gehört, verstanden werden. Die Lösung eines Problems ist für sie nicht mehr so dringend, wenn sie nicht mehr alleine vor diesem Problem steht. Sie beklagt sich öfters – oft im Sinne eines Appells. Dies wird beim (männlichen) Gegenüber manchmal als lästiges Jammern wahrgenommen. Die Frau weist in psychometrischen Tests eine höhere soziale Anpassung auf, das bedeutet, dass sie weniger Selbstbehauptung beziehungsweise Dominanz zeigen und sich weniger von der Gruppe absetzen will/kann.

Im Gespräch lächelt die Frau ihr Gegenüber häufiger an und hält auch mehr Blickkontakt. Sie genießt bei beiden Geschlechtern mehr Vertrauen. Ein weiterer Aspekt ist die Mütterlichkeit. Die Mutter hat pro Zeiteinheit signifikant mehr Blickkontakt mit ihren Kindern als der Vater. Sie kann ohne viel Nachdenken ihre Sprache so an das Kind anpassen, dass dieses sie besser versteht als den Vater. Was auch dazu passt: die Frau ist flexibler, anpassungsfähiger und gleichzeitig gewissenhafter.

Die Frau ist zudem universell sprachbegabter: von der Wortflüssigkeit (»Verbal fluency«) bis zum Wortgedächtnis. Sie kann den Sinn eines Textes besser wiederholen und hat überhaupt ein besseres sprachliches Gedächtnis. Mädchen beginnen früher zu reden, Frauen können nach Schlaganfällen besser sprechen und weisen wesentlich weniger Sprachstörungen auf als Männer. Aus diesem Grund sind in jedem Dolmetscher-Studium wesentlich mehr Frauen zu finden. Diese sprachliche Fähigkeit kommt ihrer Beziehungsorientierung sehr entgegen. Die Frau spricht mehr Wörter pro Tag. Die Sprache ist ihr ein wichtiges Instrument der sozialen Vernetzung. Dabei geht es nicht nur um Informationsaustausch, sondern auch darum, Befindlichkeiten kundzutun. Frauen können aufgrund ihrer emotionalen Intelligenz viel besser vernetzen und zeigen in der Regel eine größere soziale Kompetenz.

Eine umwerfende Darstellung der dritten Dimension der Weiblichkeit gelingt Jennifer Connelly als Alicia Nash im bereits erwähnten Film *A Beautiful Mind. Genie und Wahnsinn.* Zu Recht hat auch sie für diese Leistung den Oscar bekommen. Die junge, hübsche Alicia bewundert das Genie ihres Lehrers, verliebt sich und versteht ihn. Sie macht ihren Mann gesellschaftsfähig, hält zu ihm, auch in seiner schweren Krankheit und allen damit verbundenen schrecklichen Krisen. Lange Jahre ist er ein hilfloses, arbeitsunfähiges Wrack, von der Welt scheinbar vergessen. Sie bleibt bei ihm, obwohl er jeden Glanz verloren hat. Als er später seine Dankesrede für den Nobelpreis hält, sieht er im Publikum nur mehr sie alleine – eine dramaturgisch besonders berührende Darstellung seiner Dankbarkeit.

10

Gegensätze ziehen sich an: Ergänzung und Harmonie

Kein Geschlecht ist »besser« als das andere, keines dem anderen überlegen. Beide Geschlechter haben ihre Talente, Stärken, Schwächen und Bedürftigkeiten, die sich jeweils durch die drei Dimensionen ergeben, in denen sie sich unterscheiden. Das Wesen der Männlichkeit, wie es im Unbewussten repräsentiert wird, besteht somatisch aus der Stärke, thymopsychisch aus der emotionalen Stabilität und noopsychisch aus der Sachlichkeit. Das Wesen der Weiblichkeit hingegen besteht somatisch aus dem Lebenssinn (kombiniert mit Schönheitssinn), thymopsychisch aus emotionaler Intelligenz und noopsychisch aus sozialer Kompetenz. Der Sozialwissenschaftler Christoph Gaspari hat bereits vor 30 Jahren die damaligen Studienergebnisse zusammengefasst und kommt bei der Generation vor den Millennials zu ganz ähnlichen Erkenntnissen: Männer sind stärker funktional, effizient und durchsetzungsfähig, Frauen hingegen mehr personal interessiert und sozial anpassungsfähig.

Die Bedürftigkeit

Beide Geschlechter sind aber auch hilfsbedürftig. Die Schwächen des Mannes sind meistens (1.) der Missbrauch seiner

Stärke, etwa als brutaler Schläger oder als rücksichtsloser Narzisst. Der Mann positioniert sich leichter außerhalb der Gesellschaft und bricht skrupellos deren Regeln. Das kann bis zur dissozialen Persönlichkeitsstörung gehen und damit zu einem Leben in Gefängnissen. Seine weitere Schwäche ist (2.) sein emotionaler Analphabetismus und seine soziale Inkompetenz. Der Mann weist eine deutlich niedrigere Empathie auf als die Frau und interessiert sich oft nicht besonders dafür, wie es anderen geht. Und schließlich (3.). sein weltfremdes Denken und einsiedlerisches Dasein, das ihn leicht zum Nerd oder zum Freak macht. Der Mann kann sich in einem Maß in Details verrennen, dass ihm das Leben dabei verloren geht.

Auch die Frau hat manche Schwächen. Das wären einerseits (a) ein körperliches gefallen Wollen um jeden Preis, bis hin zur histrionischen Persönlichkeitsstörung, bei der sie ihren Körper gezielt und kokett einsetzt. Sie kann sich in Äußerlichkeiten verlieren und etwa den ganzen Tag über Kalorien nachdenken (Essstörungen sind bei Frauen zehnmal häufiger als bei Männern). Dann neigt sie bisweilen zu (b) einer emotionalen Verlorenheit, die sich bis zur emotional-instabilen Persönlichkeitsstörung steigern kann – mit rasch wechselnden engen und intimen Freundschaften und schnellem Wechsel zwischen Idealisierung und Abwertung einer Bezugsperson. Und schließlich (c) ist da eine starke Abhängigkeit vom Urteil anderer, mit einer Tendenz zum Perfektionismus. Frauen sind sozial viel stärker vernetzt, sind von diesem Geflecht emotional aber auch viel stärker abhängig. Natürlich gibt es auch männliche Perfektionisten (dazu kommen wir noch), aber Frauen sind deutlich häufiger davon betroffen.

Die Erleichterung

Die gute Nachricht: Mann und Frau tun einander gut! Sie können sich gegenseitig beraten, ergänzen, fördern, optimieren und coachen. Viele Eigenschaften werden nur zu Defiziten, wenn sie einseitig übertrieben werden. Wer in Beratungsresistenz verharrt, muss damit leben, dass seine Defizite unkorrigiert Blüten treiben. Die Folge: die Persönlichkeit entwickelt sich ungünstig und man boykottiert seine Beziehungsfähigkeit. Weibliche und männliche Eigenschaften sind zwischen den Geschlechtern polar angelegt, sodass die Lösung oft wirklich in der Mitte liegt. So gleicht sein Misstrauen etwa ihre Vertrauensbereitschaft aus, ihre Leutseligkeit sein Einsiedlertum – und umgekehrt.

Solange die Geschlechterbeziehung auf Augenhöhe stattfindet, ist die Lösung mittig. Wenn aber einer von beiden dominieren will und die andere Position nicht gelten lässt, kippt die Situation. Dann häufen sich Probleme an, statt dass sie gelöst werden. Dasselbe passiert, wenn ein Mann oder eine Frau seine/ihre eigenen Eigenschaften gering achtet, verleugnet und deswegen in die Beziehung nicht mehr einbringen kann.

Konkret kann die Frau dem Mann helfen, indem sie ihn (1.) aus der Theorie in die Vielfältigkeit des Lebens und die bunte Welt des Alltags holt, ihm (2.) Empathie, Fürsorge, Verletzlichkeit, Intimität und vielleicht sogar Liebe lehrt und (3.) indem sie ihn gesellschaftsfähig macht.

Er hingegen kann ihr helfen, indem er ihr (a) Sicherheit und Bestätigung gibt, weil er ihre Verletzlichkeit schützt und ihre Schönheit wertschätzt, (b) die Vielzahl an oft widersprüchlichen Gefühlen mit emotional stabilem Systematisierungsvermögen sortiert und (c) ihr eine gesunde Distanz dazu vermittelt, was die anderen und die Gesellschaft von ihr erwarten.

Wir haben schon im dritten Kapitel gesehen, dass sich

Gegensätze unbewusst anziehen. Jetzt wissen wir warum: weil sie sich gegenseitig ergänzen. Das Unbewusste von Mann und Frau hat eine intuitive Ahnung von der Heilkraft des anderen. Nicht nur körperlich, aber auch. Je ausgeprägter männliche beziehungsweise weibliche Eigenschaften sind, desto anziehender wirkt das beim anderen Geschlecht. Vor allem dann, wenn man bei sich selbst ein Defizit wahrnimmt. Jetzt können wir die Attraktivitätsforschung viel besser verstehen: dass Frauen breite männliche Schultern und ein muskulöser Körperbau anzieht, ist der männlichen Stärke geschuldet, die ihr mit Entschlossenheit, Tapferkeit und emotionaler Stabilität Sicherheit geben kann. Dass die körperliche Schönheit der Frau für den Mann unbewusst Fruchtbarkeit signalisiert und so die Verbindung zum Leben herstellt (Arterhaltung), haben wir schon von der Evolutionsbiologie gelernt.

Mit diesem Wissen können wir nun auch die prominentesten Kommunikationstipps der letzten 20 Jahre nachvollziehen: *Frauen sind anders. Männer auch* von John Gray. Das Buch ist in über 40 Sprachen übersetzt und mehr als 50 Millionen Mal verkauft worden. Das offenbart doch einiges über das kollektive Unbewusste. Gray sagt, der Mann kommuniziert auf der Sachebene, das heißt er will Fakten vermitteln. Die Frau hingegen kommuniziert auf der Beziehungsebene, sie will Gefühle ausdrücken. Er bietet Problemlösungen. Sie will und bietet Verständnis, Mitgefühl und Aufmerksamkeit. Der Mann denkt erst und drückt sich dann aus. Wenn er noch nicht zu Ende gedacht hat, redet er eher überhaupt nicht. Die Frau spricht bereits, während sie gleichzeitig noch nachdenkt, wobei sie eher frei assoziiert. Der Mann interagiert durch Wettkampf und Konkurrenz: Er will gewinnen, der andere soll verlieren. Die Frau interagiert mit anderen durch Verbundenheit und Gemeinsamkeit. Während Männer darauf warten, um Hilfe gebeten zu werden, sprechen Frauen über Probleme, um jemandem nahe zu sein und nicht unbedingt, um (sofort) eine Lösung zu finden. Kritiker wie die feministische Sprachwissenschaftlerin Deborah Cameron werfen Gray nicht ganz zu Unrecht vor, dass er die Normalverteilung der Gaußschen Glockenkurve nicht berücksichtig hat und dadurch manchmal in stereotypes Denken gerät.

Die Traumfrau

Intuitiv hat der Millennial-Mann Sehnsucht nach dem Weiblichen, weil es ihm gut tut. Damit sind bei weitem nicht nur anatomische Kurven gemeint, wie die Attraktivitätsforschung suggeriert. Der Mann sehnt sich nach (a) ihrer schutzbedürftigen Schönheit (da kann er seine Kraft endlich mal sinnvoll einsetzen). Er sehnt sich (b) nach ihrer geheimnisvollen Emotionalität und (c) nach ihrer erstaunlichen Fähigkeit, sich gesellschaftlich zu integrieren. Natürlich hat er das zwar irgendwie auch, aber bei weitem nicht in diesem Ausmaß. Er kann also etwas lernen und bekommt eine andere Perspektive. Für ihn bislang unlösbare Probleme lassen sich mit Unterstützung der Frau lösen.

Wie ein vielleicht etwas extremer Millennial-Mann tickt, ist in Fall 16 geschildert (»Der Nerd«). Matthias A. hat die Systematisierungsfähigkeit zum Exzess getrieben, aber sonst ist einiges auf der Strecke geblieben. Er weicht Menschen aus, vermeidet Gespräche, ist sozial sehr schlecht angebunden. Mit ihm kann man zwar über Computer reden, aber sonst über nichts. Auch Empathie ist nicht so seins: Der Trauer kann er sich nur theoretisch nähern. Er hätte gerne eine Frau, weil sie so anders ist. In der Nähe solcher Wesen wird er aber immer nervös und noch verschlossener. Man kann im Therapiegespräch richtig mit Händen greifen, wie diese defizitäre Männlichkeit nach weiblicher Erlösung dürstet.

Männerträume haben nicht immer mit stereotyper weiblicher Schwäche zu tun: Im Film *Wonder Woman* hat Schauspielerin Gal Gadot zwar Wunderkräfte, mit denen sie jeden Mann verprügeln kann, ist aber ansonsten ausgesprochen weiblich, nicht nur äußerlich. Nach Ansicht von Andreas Borcholte von *Spiegel Online* gelingt der Schauspielerin die schwierige Balance zwischen staunendem Mädchen vom Lande und würdevoll-weiser Gotteskriegerin, ohne ihre Figur in Klischees abgleiten zu lassen. Die Hauptfigur besteche dadurch, dass sie ihre Weiblichkeit und auch körperliche Attraktivität durch charakterliche Eigenschaften hervorhebt, statt diese durch eine übermäßige Betonung körperlicher Attribute – auch männlicher – zu kompensieren. Statt Aggression, Kaltblütigkeit und Brutalität seien Empathie, Besonnenheit und Sanftheit ihr bevorzugter Weg der Konfliktlösung und damit das »Zentrum und Herz des Films«. In der Tat: Weiblichkeit besteht nicht immer darin, sich vom starken Helden retten zu lassen. Wonder Woman etwa wird bärenstark dargestellt, aber gleichzeitig so wunderschön, dass es den Männern (im Film) die Sprache verschlägt (beides somatische Dimension!). Auch in beiden anderen Dimensionen zeigt sie sich als ausgesprochen weiblich. Männer begehren eine Frau nicht aufgrund ihrer Körperkraft. Der Film wurde einer der erfolgreichsten Filme des Jahres 2017.

Was wir von diesem Film lernen können: am Ende muss genug Weiblichkeit übrig sein, um das Männchen anzulocken. Die Attraktivitätsforscherin Lora Park hat 2015 in einer Studie herausgefunden, dass Millennial-Männer analytisch denkende Frauen als wenig attraktiv empfinden. Das liegt wahrscheinlich daran, dass Männer die Attribute kompetentes Handeln, Konkurrenzfähigkeit und analytisches Denken als männlich empfinden. Männer stehen (wie eben auch Frauen) auf das ganz andere. Dazu gehört offensichtlich auch die kognitive Dimension.

Aus demselben Grund sehnen sich Millennial-Frauen (bewusst oder unbewusst) nach Männlichkeit: Sie spüren intuitiv, dass ihnen diese gut tut. Sie finden es attraktiv, wenn ein Mann (1.) stark ist und weiß, was er will (überraschend viele sprechen von den »starken Schultern«, an die sie sich lehnen wollen). Sie finden es anziehend, wenn ein Mann (2.) nicht gleich zu weinen beginnt, wenn sie mal gereizt und unausgeglichen sind. Und sie mögen es (3.), wenn er kompetent ist (ein Loser geht einfach gar nicht).

Fall 21: Der brillante Unbekannte

Eine 38-jährige Frau kommt zum Psychiater. Frau Restituta R. schildert: *»Ich bin seit zehn Jahren verheiratet. Mein Mann mag mich. Ich habe zwei Kinder im Alter von sieben und zwei Jahren. Während der ersten Schwangerschaft habe ich mich in einen anderen Mann verliebt. Der geht mir bis heute nicht aus dem Kopf, also seit sieben Jahren. Er ist wahrscheinlich geschieden, genaues habe ich nicht herausfinden können. Ich habe näheren Kontakt gesucht – er war sehr abweisend. Der Mann beeindruckt mich durch seinen Erfolg. Ich sage Ihnen nicht, welchen Beruf er hat. Ich möchte nicht, dass Sie das, was ich Ihnen erzähle, nachher im Internet recherchieren. Er ist ein bekannter Mann, ein Promi. Er ist echt gut – er ist brillant. Ich war schon bei einer anderen Psychologin, aber sie hat gesagt, sie nimmt meinen Fall nicht an.«*

Frau R. räuspert sich, macht eine Pause und schaut den Psychiater prüfend an. Dann fährt sie fort: *»Er war jahrelang mein Forschungsobjekt. Ich habe schon seinen Stammbaum gezeichnet. Ich bin mit meinem Leben nicht zufrie-*

den, mit meinem Beruf auch nicht und mit meinem Mann sowieso nicht.« In der Ehe sei es stinklangweilig, sie hätten nur *»alle heiligen Zeiten«* Sex, das wäre also etwa zweimal pro Monat.

Ihr Mann sei Angestellter, ein harmloser Typ, der keiner Fliege etwas zuleide tun könne, der sehr im Haushalt engagiert sei und überhaupt am liebsten Hausmann wäre. Trotzdem wäre zuhause ein ständiges Chaos. Sie könne sich nicht dazu motivieren, aufzuräumen. Kurz vor dem Termin beim Psychiater hätte sie noch Mon Chéri-Bonbons bei ihrem unbekannten Traummann in der Kanzlei abgegeben mit ihrer Visitenkarte darauf. *»Vielleicht meldet er sich ja.«*

In der nächsten Stunde, eine Woche später, berichtet sie, dass der besagte Mann die Pralinen ungeöffnet zurückgeschickt hat. *»Mein Ich gehört auf jeden Fall gestärkt. Ich habe viele Umwege gehen müssen, weil mein Ich nie wirklich stark war«*, sagt sie. Dann kommt das Thema auf die Ehe: *»Mein Mann ist acht Jahre älter als ich. Die Ehe hat zu kriseln begonnen, weil ich nach der Eheschließung mein Studium unbedingt fertigstellen wollte. Da hatten wir dann vier Jahre keinen Sex miteinander. In der Zeit habe ich mich in einen anderen Mann verschaut. Nicht den jetzigen. Der wollte aber nichts von mir, den musste ich vergessen. Ich empfinde den Haushalt als degradierend. Den Mann, um den es geht – nennen wir ihn Persona non grata –, habe ich später aus den Medien kennengelernt. Er war bei einer Fernsehdiskussion herausragend, dann habe ich ihn erstmals gegoogelt.«*

Frau R. bringt nächste Woche einen DIN A4-Zettel mit. Auf dem listet sie auf, was sie alles für oder wegen Persona non grata gemacht hat: viele E-Mails geschrieben, bis er ihr einen Rechtsanwaltsbrief geschickt hat, auf Facebook seine Freunde angeschaut, den Wunsch entwickelt, ein drittes

Kind zu haben (er hat drei), Klavier zu lernen (er kann Klavier spielen), Interesse für sein Fachgebiet, den Grundbuchsauszug seines Hauses ausheben lassen und das Haus oft vor Ort angeschaut oder ohne Notwendigkeit vorbeigefahren, zwei Hunde aus dem Tierheim seiner Gegend genommen (er hat zwei Hunde), ihn mehrfach täglich über sieben Jahre gegoogelt, seine Frau oft gegoogelt, Familien- und Freundeskreis rekonstruiert, seinen Stammbaum zusammengestellt. *»Ich habe versucht, möglichst viel rauszufinden über die Persona non grata ohne ihn direkt zu fragen – also hauptsächlich über das Internet. Gleichzeitig hatte ich Angst, dass das Internet mein nicht perfektes Leben sichtbar macht: überlanges Studium, dadurch lange keine Erwerbstätigkeit.«*

Sie übergibt dem Psychiater einen Anwaltsbrief, indem sie aufgefordert wird, das Stalking einzustellen. Den Namen des Stalkingopfers hat sie dabei schwarz eingefärbt.

Frau R. ist sicherlich ein Extremfall, deswegen kommt sie ja auch – ganz zu Recht – zum Psychiater. Alleine der Schritt, diese Gefühle und Handlungen in einem geschützten Setting offenzulegen, helfen in solch einem Fall ganz enorm. Sie hat ihr Agieren und ihre Gefühle ja jahrelang peinlichst geheim gehalten – vor allem vor ihrem Mann. Solange sie allerdings dem Arzt gegenüber noch Geheimniskrämereien um die Identität der ominösen Persona non grata hegt, ist sie noch nicht ganz weg von ihrem zwanghaften Verhalten.

Es ist bemerkenswert, wie sehr sich die Geschlechter unterscheiden, wenn es um die Attraktivität des beruflichen Erfolgs des Gegengeschlechts geht. Die Attraktivitätsforschung ist voll mit Studien wie der soeben zitierten von Lora Park. Vielleicht sind beruflich erfolgreiche Frauen für Männer immens bedrohlich, das mag schon sein. Umgekehrt gilt das jedenfalls nicht. Offensichtlich finden Frauen erfolgreicher Männer noch genug andere ureigene Dimensionen, die sie in die Beziehung einbringen könnten ohne unterzugehen. Männer hingegen könnten von erfolgreichen Frauen deswegen verschreckt sein, weil sie die Konkurrenzsituation fürchten und keine andere Dimension mehr einbringen können. In seinem auffallend erfolgreichen Buch *Liebe und Respekt* analysiert der US-amerikanische Familientherapeut Emerson Eggerichs, dass Männer sich in der Beziehung respektvolle Anerkennung, Frauen hingegen liebende Nähe wünschen. Wahrscheinlich befürchten Männer, diese Anerkennung zu verlieren, wenn ihre Frau beruflich erfolgreicher ist als sie. Corinna S. ist fast zehn Jahre jünger als Restituta R. und in einer ganz anderen Lebenssituation:

Fall 22: Keine jungen Hüpfer!

Die elegant, betont weiblich gekleidete Corinna S. ist 28 Jahre alt und kommt wegen zweierlei Themen zum Psychiater: Erstens sei sie unzufrieden mit ihrem Job. Und zweitens hätte sie noch nie eine Beziehung mit einem Mann gehabt. Das wäre ihr in der Zwischenzeit peinlich. In Gesellschaft möchte sie das möglichst verbergen. Sie sieht das als Makel an und hat das Gefühl, dass alle voll Mitleid über sie reden. *»Aber es war nicht der Richtige dabei – und ich will nur einen im Leben haben.«* Mittlerweile habe sie extreme Sehnsucht danach und könne sich gar nicht mehr auf ein anderes Thema konzentrieren. *»Ich sehne mich nach Umarmungen, Nähe, Gesprächen, nach einem ›Wir‹. Das konnte ich lange kompensieren durch Stress beim Studium, durch Jobs und Aktivitäten alleine. Das geht jetzt alles nicht mehr.*

Ich habe Männer bis zum 24. Lebensjahr völlig uninteressant empfunden, da musste ich mich um mein berufliches Weiterkommen kümmern. Dann hat sich alles gewendet.

Wenn ein Mann mir gefällt, dann befällt mich große Angst. Ich lasse die Rollos runter, werde abweisend und verhindere weitere Treffen. Ein Mann muss für mich vor allem intelligent sein. Ein Idiot ist ein No-Go. Gebildet muss er auch sein, natürlich. Er muss ähnliche Werte haben wie ich, Einfühlungsvermögen, tiefgründig, fesch sein – beziehungsweise Ausstrahlung haben – wirklich männlich muss er sein und natürlich deutlich älter als ich, also so ungefähr vierzig. Was mache ich mit so jungen Hüpfern? Die kann man doch nicht ernst nehmen!

Die Partner meiner Freundinnen sind komplette Weicheier: die können nicht sagen, wo es langgeht oder was wir jetzt machen. Ich will einen Mann, der das kann. Er muss Entschlossenheit zeigen, die Richtung vorgeben. Ich kann durchaus dagegen rebellieren, das muss er aushalten. Ich träume von einem starken Mann, der so männlich ist, dass ich mich ihm unterordne. Aber das muss er sich erkämpfen. Mit Frauen streite ich viel, mit Männern nie, außer mit Schwulen, da kann ich streiten wie mit einer Frau.«

Corinna S. hat ursprünglich ein Leben geführt wie die asexuelle Leonie Y. (Fall 5) aus dem ersten Kapitel. Jetzt sind ein paar Jahre ins Land gezogen: Sie ist älter und reifer geworden und ihre Bedürfnisse haben sich gewandelt. Frau S. sucht, was sie nicht hat – und nicht ist. Das ist natürlich und normal. Die von vielen Millennial-Frauen angemahnte männliche Entschlossenheit – etwa auch in Fall 13 (Kapitel 4) – geht in Richtung psychische Stärke. Dass Frauen mit Niveau nicht nur auf die Körperlichkeit – breite Schultern, viele Muckis – achten, ist zu erwarten. Immer neu verwunderlich ist aber, dass Frau S. sich als moderne Frau wünscht, dass der Traumprinz ihr Vorgaben gibt, gegen die sie zwar rebelliert, aber – wenn er stark bleibt (was sie hofft) – sich dann fügt. Lange Zeit wollte sie gar keinen Mann (ihrer Karriere geschuldet). Jetzt plötzlich will sie so einen!

Was wir hier finden ist eine innere Widersprüchlichkeit. Bei vielen Millennials kommt es zum emotionalen *Clash of Civilisations,* einem wirklichen Loyalitätskonflikt (siehe Abbildung 2). Einerseits sind da die unbewussten Bedürfnisse (Es-Impulse), andererseits die gesellschaftlich antrainierten Verhaltenskodizes (moralisierendes Über-Ich). Die Psychotherapeutin Maja Storch beschreibt meisterhaft das Dilemma der modernen, emanzipierten Millennial-Frau, die neugierig und unabhängig, attraktiv und beruflich erfolgreich ist und ihr Leben fest im Griff hat. Aber wenn sie einem Mann mit hochgradiger, spürbarer Männlichkeit begegnet und sich verliebt, dann geschehen merkwürdige Dinge: das Bauchgefühl ist aufgewühlt. Die Sehnsucht nach Hingabe wird in ihr wach, obwohl ihr intellektueller Überbau – wie sie sozialisiert wurde – Freiheit und Autonomie reklamiert.

Wiederum fühlt man sich an den Hype um *Shades of Grey* erinnert, auch wenn Corinna S. nicht direkt einen Sadisten herbeiwünscht. Bemerkenswert ist bei ihrem Fall, dass im (fantasierten) Spiel der Geschlechter Corinna durchaus vorhat, Widerstand zu leisten und sich ihm nur ergibt, wenn er das aushält, ihr widersteht. Vielleicht meint die Unerfahrene, so die wahre Stärke eines Mannes einschätzen zu können? Apropos Unerfahrenheit: Corinna will keinen Gleichaltrigen, die sie sogar als *»junge Hüpfer«* abwertet und glaubt, nicht ernst nehmen zu können. Möglicherweise hat das damit zu tun, dass Mädchen körperlich früher reif und entwicklungspsychologisch schneller erwachsen sind (siehe Kapitel 7). Jedenfalls stehen wir soziologisch gesehen vor Tatsachen: Die meisten Paare weisen einen entsprechenden Altersunterschied auf.

Mr. Right meets Mrs. Right

Beide Geschlechter haben also jeweils ihre Stärken und Bedürftigkeiten. Die spielen sich auf den drei Dimensionen ab – und zwar zusammenpassend. Schwarz-Weiß-Denker haben jetzt das Schlüssel-Schloss-Prinzip vor Augen. Mann trifft Frau: Klack! So einfach ist das aber nicht. Jeder Mann ist individuell verschieden, mit seinem ganz speziellen somatischen, thymo- und noopsychischen Profil – und jede Frau auch. Alle zeigen zwar Konturen aus den jeweils drei charakteristischen Dimensionen ihres Geschlechts – Stärken und Schwächen, Talente und Bedürftigkeiten –, aber jeweils sehr individuell geformt. Das Ganze fügt sich zwischen Mann und Frau – wenn es denn passt – tatsächlich wie ein Puzzle zusammen, aber dieses Puzzle ist bei jeder Liebesbeziehung verschieden! Kein Mann weist bei jeder männlichen Eigenschaft automatisch 100 Prozent auf. Und keine Frau der Welt hat natürlich null Prozent Stärke, emotionale Stabilität und Sachlichkeit. Das anzunehmen wäre dümmlicher Biologismus! Es gibt kein Alles-oder-Nichts-Prinzip! Im Tanz der Geschlechter ist weder 100 Prozent noch 0 Prozent Empathie die Regel, sondern irgendwas dazwischen. Sie wird vielleicht 73 Prozent haben, er zum Beispiel 46 Prozent. Auch in der Systematisierungsfähigkeit, der sozialen Kompetenz und allen anderen Parametern zeigen sich ganz individuelle Muster wie bei einer charakteristischen, einmaligen Puzzleoberfläche.

Partnerschaft gelingt, wenn die jeweiligen Profile zum gegenseitigen Vorteil genutzt werden können. Viele können sich gegenseitig aber nicht riechen, Eros springt nicht an, obwohl sie Mann und Frau sind. Da passen die Profile wohl nicht zusammen. Manche stört, dass er belehrend ist, oder sie blaue Augen hat, er komisch lächelt, ein Spargeltarzan ist oder zu muskulös. Manchmal stört ihre Dominanz oder seine Schwäche. Anderen ist das egal oder sie finden es sogar attraktiv. Diese Mischung aus somatischen, thymo- und noopsychischen Eigenschaften macht die Puzzleoberfläche aus, die auf eine andere Puzzleoberfläche trifft. Und auch die Anziehung, der Eros, ist nicht schwarz-weiß, sondern grauschattiert: selten 100 Prozent, öfter noch 0 Prozent, meist irgendwas dazwischen.

Es stimmt natürlich, dass jeder Mann auch »weibliche Anteile« hat. Präziser formuliert hat er in einer der vielen Eigenschaften, die die Geschlechter statistisch unterscheiden, mehr arithmetische Nähe zum weiblichen Durchschnitt als zum männlichen Durchschnitt. So könnte er etwa etwas mehr Empathie als der durchschnittliche Mann aufweisen – oder mehr Angst. Dasselbe gilt für die sogenannten »männlichen Anteile« der Frau. Genau das besagen die Statistik von Mann und Frau: es gibt bei praktisch allen Eigenschaft die Möglichkeit für Überlappung. Es ist sogar sehr wahrscheinlich, dass es bei den vielen hundert Parametern irgendwo einen Ausreißer gibt. Wenn das Ichideal moralisierende Verbote des Über-Ichs übernimmt – etwa »Männliche Männer sind Schweine« oder »Frauen dürfen nicht mehr weiblich sein« –, können diese wenigen Ausnahmen zelebriert und die vielen männlichen Eigenschaften verdrängt werden. So verliert der Mann immer mehr sein ureigenes Profil – er verneint das eigene Talent. Doch je mehr sich ein Mann von seiner Männlichkeit entfernt, umso weniger attraktiv ist er für das andere Geschlecht und umso schlechter funktioniert das Liebesleben zwischen den Geschlechtern. Für Frauen gilt dasselbe.

David S. (Fall 4) aus Kapitel 1 etwa hat durch eine therapeutische Falschinformation eine Vorstellung verinnerlicht, die mit seiner ursprünglichen emotionalen Stabilität konkurriert. Sein Über-Ich sagt: Weinen ist dringend notwendig und darf keinesfalls unterdrückt werden. David hat sich in der Folge für die Vorstellung und gegen sein Talent, die innere Konstitution entschieden (siehe Abbildung 2). Viele Millennial-Männer wie er haben so das Gespür für die eigene Männlichkeit verloren (beziehungsweise Frauen auch das für ihre Weiblichkeit). Es ist psychologisch kein Gewinn, sondern eher ein Verlust, wenn Männer ihre weiblichen Seiten auf Kosten ihrer Männlichkeit entfalten wollen (und umgekehrt). Damit werden sie unecht, aufgesetzt, konstruiert und verlieren ihre Innerlichkeit, ihre Mitte, ihr Wesen, ihre Identität. Und noch dazu ihre Attraktivität für das andere Geschlecht.

Je mehr Zugang ein Mensch zu seinem Inneren, zu seiner körperlichen, emotionalen und kognitiven Konstitution, also zu seinem Unbewussten hat, umso mehr ruht er in sich. Wenn ein Mann also selbstbewusst seine Männlichkeit und eine Frau selbstbewusst ihre Weiblichkeit in sich entdeckt und kultiviert, können sie Eros und damit ihr Liebesleben befördern.

Natürlich ist eine Partnerschaft mit der körperlichen, emotionalen und kognitiven Anziehung allein noch nicht gelungen. Eros bedarf der Reinigung, um nicht nur die kurzfristige Befriedigung, sondern das langfristige gemeinsame Glück zu leben. Dauerhafte Liebe ist Entdeckung des anderen und überwindet so den egoistischen Zug, der in jedem steckt. Liebe muss verzichten lernen und wird so Sorge für den anderen. Liebe ist sicherlich »Ekstase«, aber Ekstase nicht (nur) im Sinn des rauschhaften Augenblicks, sondern Ekstase als ständiger Weg aus dem in sich verschlossenen Ich zur Freigabe des Ich, zur Hingabe – und so zur Selbstfindung. Victor Frankl spricht diesbezüglich von wahrer Selbstverwirklichung. Das ist der Weg vom Eros zur Agape, der im letzten Kapitel vertieft wird.

Das Ich tritt also zurück, um dem Du Raum zu geben. Das hat Martin Buber gemeint, als er so schön formulierte *»Am Du wird der Mensch zum Ich.«* In der Beziehung der Geschlechter gilt analog: erst an der Frau entdeckt der Mann den umfassenden Sinn seines Talents zur Männlichkeit. Und für Frauen gilt das Gleiche umgekehrt.

Abschnitt III

Die Rettung des Eros

11

Liebestöter #1: Beratungsresistente Männlichkeit

Solange sich die Geschlechter auf gleicher Augenhöhe begegnen, kann jeder der beiden Partner seine Qualitäten symmetrisch in die Beziehung einbringen. Diese Polarität ist hilfreich. Erst zwei Augen sehen räumlich – eines alleine nur zweidimensional. So ähnlich ist es in der Partnerschaft: Der eine tut dem anderen gut. Weiblichkeit ist Balsam für die männliche Seele. Männlichkeit streichelt die weibliche Seele. Das System ist genial – aber störanfällig. Denn in der geheimnisvollen Welt des Unbewussten sind vier Liebestöter aktiv. Sie bringen Asymmetrie in die Beziehung und vertreiben damit den Eros. Um diese Liebestöter geht es: beratungsresistente Männlichkeit (dieses Kapitel), verdrängte Männlichkeit (Kapitel 12), beratungsresistente Weiblichkeit (Kapitel 13) und verdrängte Weiblichkeit (Kapitel 14).

Wie die Liebestöter die Liebe töten

Allen vier Beziehungskillern ist gemeinsam, dass durch Verdrängung des einen oder anderen Aspektes das Gleichgewicht verloren geht. Im Tanz der Geschlechter kommt das Paar aus dem Tritt und steigt sich gegenseitig schmerzhaft auf die Füße. Wenn nicht sogar einer zu Fall kommt und den anderen gleich mitreißt. Der psychodynamische Mechanismus läuft entweder über die Verdrängung der Komplementarität: Es wird verdrängt, dass man sich in einer Paarbeziehung wechselseitig ergänzt. Damit wird der Beziehungs-Input des Partners für zu leicht befunden. Oder aber der psychodynamische Mechanismus verläuft über die Verdrängung des eigenen Wesens. Dann verliert man selbst an partnerschaftlichem Gewicht. Wie auch immer: Am Ende ist die Balance dahin. Bildlich gesprochen: Am Ende kippt die Waage in die eine oder in die andere Richtung. Und Eros – der die ausgewogene Horizontale braucht – ist der Leidtragende.

Die klassischen Liebestöter sind die ungecoachte Männlichkeit und die ungeordnete Weiblichkeit. Beides kennen Psychiater, Schriftsteller und überhaupt alle Menschenkenner seit Jahrhunderten. Beiden Liebestötern ist gemeinsam, dass sie die jeweils eigenen Defizite und Bedürftigkeiten verdrängt haben, die eigenen Vorzüge überschätzen und die komplementären Talente des Gegenübers nicht wahrnehmen. Das künstliche Ichideal lautet in etwa: »Das andere Geschlecht darf mich nicht beeinflussen«. So kommt es zur Abwertung des anderen. Dadurch kann das gegengeschlechtliche Korrektiv nicht in Anspruch genommen werden. Dies wiederum führt zu einem Überschießen der eigenen korrekturbedürftigen Eigenschaften. Das macht die Partnerschaft äußerst unharmonisch und bringt den Eros mit der Zeit zum Absterben.

Wesentlich häufiger trifft man unter Millennials die beiden Liebestöter verdrängte Männlichkeit und verdrängte Weiblichkeit. Diese Form emotionaler Selbstverstümmelung ist relativ neu. Beide Formen dieser Selbstkastration haben gemeinsam, dass der/die Betroffene keinen bewussten Zugang mehr zu seiner/ihrer physischen, emotionalen und kognitiven Konstitution hat. Das eigene Talent wird verleugnet. Der Grund dafür: unbewusst glaubt man, so dürfe man nicht sein. Ein inneres Verbot verhindert Selbstbewusstsein. Betroffene spüren ihr wesenhaftes Inneres nicht mehr. Sie verdrängen es, können es dadurch aber nicht auslöschen. In der Person entsteht eine Dissonanz. Es kommt zu einer Widersprüchlichkeit zwischen Gewolltem und Konstitutionellem. In der Beziehung kann das eigene Gewicht nicht mehr eingebracht werden. Die eigene Persönlichkeit verliert an Farbe und Lebendigkeit. Das Gleichgewicht ist dahin. Die Waage kippt. Selbst in dem Fall, dass beide symmetrisch an Gewicht verlören, ginge das ausbalancierte Wechselspiel der Geschlechter verloren. Die Paar-Dynamik würde am äußersten Nullpunkt erstarren. Der innere Missklang, diese Dissonanz zwischen Gewolltem und Konstitutionellem tötet den Eros. Die Anziehung der Geschlechter versiegt und das macht die Partnerschaft – falls es sie überhaupt gibt – äußerst unharmonisch. *»Es ist, als ob beide Geschlechter Mühe hätten, die psychologischen, biologischen und anatomischen Unterschiede in der sexuellen Begegnung voll zur Entfaltung zu bringen«*, attestiert der wohl bekannteste Paartherapeut des deutschen Sprachraums, Jürg Willi, der Generation der Millennials.

Die Archetypen der Männlichkeit

US-Psychoanalytiker Robert L. Moore reaktivierte die Archetypen nach C. G. Jung und entwickelt daraus die vier Archetypen der Männlichkeit, die im Unbewussten repräsentiert sind: der Krieger, der König, der Prophet und der Liebhaber. Der Archetyp des Kriegers repräsentiert die Dimension der physischen und psychischen Stärke. Der Archetyp des Königs steht für emotionale Stabilität. Ein Reich kann nur mit emotionaler Distanz und ohne Manipulation gut regiert werden. Der Archetyp des Propheten bezeichnet am ehesten die Dimension der Sachlichkeit. Der Prophet bringt die Dinge auf den Punkt und spricht sie unerschrocken aus, auch wenn ihm das den Kopf kostet. Der Archetyp des Liebhabers schließlich zeigt sich im respektvollen Kontakt mit der Frau, in der Begegnung auf Augenhöhe. In der Entfaltung dieser vier Archetypen würde der Mann zur Höchstform auflaufen. Würde er diese vier Archetypen voll entfalten, wäre er durch und durch männlich und für Frauen äußerst anziehend.

Aus psychoanalytischer Sicht schlummern die Moore'schen Archetypen in jedem Mann. Sie werden von ihm zum Teil oder komplett entfaltet – oder eben gar nicht. Jeder Archetyp hat bei Moore seine zwei Schattenseiten. Das sind zwei Abgründe, zwischen denen der Mann balancieren muss, um seine wahre Männlichkeit zu entwickeln: der Schattenkrieger ist Sadist oder Masochist, der Schattenkönig Tyrann oder Schwächling. Der Schattenprophet erweist sich als Manipulant oder opportunistischer Mitläufer. Und der Schattenliebhaber ist ein Süchtiger oder impotent. Bei allen vier Archetypen könnte man also von übertriebener oder untertriebener Männlichkeit sprechen: rücksichtslos oder kastriert. Beides steht der kultivierten Männlichkeit gegenüber. Wenn erfolgreiche Millennial-Frauen wie Julia A. aus Kapitel 4 (Fall 13) sich »Männlichkeit« von ihrem Partner wünschen, so sehnen sie sich mit Sicherheit nach der kultivierten Männlichkeit, nicht nach den dunklen Schatten.

Dominiert die Männlichkeit in der Partnerschaft asymmetrisch und wird nicht durch Weiblichkeit korrigiert und abgefedert, entwickelt sich beim Mann erstens ein Missbrauch seiner Stärke, bis hin zur narzisstischen Rücksichtslosigkeit, zweitens ein autistisches, weltfremdes Denken und einsiedlerisches Dasein und drittens ein emotionaler Analphabetismus und soziale Inkompetenz. Der Soziologe Dieter Otten postuliert in seinem Buch *Männerversagen*, dass der Mann gesellschaftlich gesehen das »anomische Geschlecht« ist. Anomie bezeichnet in der Soziologie einen Zustand fehlender oder schwacher sozialer Normen, Regeln und Ordnung. Auf sich allein gestellt, könne der Mann kein taugliches Sozialverhalten entwickeln. Er braucht das emotionale und soziale Coaching durch die Frau. Unabhängig von Schichtzugehörigkeit oder Bildungsniveau neigt er zu assozialem Verhalten und kann sogar in kriminelle und soziopathische Händel verwickelt werden. Damit hat Otten zweifellos recht. Aber er vergisst zu erwähnen, dass die Frau gleichfalls den Mann braucht, wenn auch in anderen Bereichen. Dadurch geht in seiner Darstellung die Symmetrie verloren.

Die Anomie des Mannes zeigt sich besonders in seinem erschreckenden Mangel an Empathie, der manchmal unglaubliche Blüten treiben kann. In seiner Kopflastigkeit ist der Mann anfällig für intuitionslose Verirrungen: Der Kopf kann an einem System basteln, das die Bodenhaftung verliert und am Ende jeder Menschlichkeit entbehrt. Der Schreibtischtäter Adolf Eichmann ist ein Beispiel hierfür: Der Hilfsarbeiter stieg in der NS-Zeit aufgrund seiner Systematisierungsfähigkeit zum SS-Obersturmbannführer auf. Er war für die logistische Ausführung des Holocaust zuständig. Emotionslos, fast stolz berichtet er im Jerusalemer Prozess von technischen Details und der praktischen Lösung von organisatorischen Problemen. Hannah Arendt spricht von der »*Banalität des Bösen*« und von der »*Ideologie der Sachlichkeit und der Planbarkeit*«, die sich gut in Eichmanns Satz fassen lässt: »*Wenn diese Sache einmal gemacht werden musste,… dann war es besser, wenn Ruhe und Ordnung herrschten und alles klappte.*« Mit »Sache« meinte Eichmann das unfassbare Verbrechen der Judenvernichtung.

Der beratungsresistente Mann fällt in allen drei Dimensionen in die Rücksichtslosigkeit, in den Narzissmus: Er stellt sich selbst über andere. Narzissmus ist pervertierte, verdrehte Männlichkeit (auch wenn es weibliche Narzissten gibt, dazu später in Kapitel 14). Der Narzisst missbraucht seine Stärke, seine Stabilität, seine Sachlichkeit und konterkariert die Archetypen des Mannes. Er missbraucht seine Qualitäten, um seine Umgebung zu missbrauchen. Der gute Krieger ist einer, der für die gute Sache, für den guten König sein Leben wagt. Der Narzisst ist sich dafür viel zu gut. Ein guter König wiederum ist laut Moore einer, der gerecht herrschen kann, nicht selbstsüchtig, sondern selbstlos. Auch das ist nicht so das Ding des Narzissten. Wenn er herrscht, dann zu seinem Vorteil. Der gute Prophet sagt die Wahrheit, auch wenn sie ihm den Kopf kosten kann. Für den Narzissten ist das doppelt uninteressant. Ihn interessiert weder die Wahrheit, noch würde er dafür den Kopf hinhalten. Und der Liebhaber? Er liebt – seine Frau. Das geht gar nicht. Denn dieser Platz ist im Herzen des Narzissten bereits besetzt: von ihm selbst. Der Krieger wird so zum Sadisten, der König zum Tyrannen, der Prophet zum Manipulanten und der Liebhaber wird zum Süchtigen.

Sadistischer Missbrauch durch den Schattenkrieger

Der Großmeister der deutschen Philosophie, Immanuel Kant, formulierte seinen kategorischen Imperativ: »*Handle nur nach derjenigen Maxime, durch die du zugleich wollen kannst, dass sie ein allgemeines Gesetz werde.*« Daran reibt sich der Narzisst. Dieses Prinzip ist ihm fremd: Er behandelt Frauen so, wie er selbst nicht behandelt werden möchte. Er will sich in seine Partnerin nicht hineindenken, weil diese eben nur eine Frau ist und nicht auf derselben Stufe steht wie er selbst. Dieses Verhalten hat dramatische Folgen.

Fall 23: Aber … ich bin doch ein Mann!

Herr Alfons H., ein 35-jähriger Maurer, kommt zur Therapie wegen einer akuten Beziehungskrise. Seine nunmehrige Ex-Freundin habe ihn bis aufs Blut gereizt. Und dann, meint er, passieren schon manchmal Sachen, die problematische rechtliche Konsequenzen zur Folge haben können. *»Stellen Sie sich vor, Herr Doktor, ich komme erschöpft nach Hause und nehme eine Dusche. Sie sitzt bequem auf dem Sofa statt mir ein Abendessen herzurichten und als ich aus der Dusche komme, erzählt sie mir so beiläufig, dass sie ihren Kollegen geküsst hat. Eigentlich hat sie gesagt, dass er sie geküsst hat und sie ihn ›zurückgeküsst‹. Da habe ich rot gesehen und diese provokante Schlampe aus meiner Wohnung geworfen. Zu ihrem Pech hatte sie nur einen Slip und einen BH an.«* Es war gerade Winter … *»Sie hat daraufhin wie wahnsinnig an die Türe geschlagen und laut geschrien, um mich wegen der Nachbarn unter Druck zu setzen. Die war Borderlinerin, die hat das drauf. Na da ist sie aber an den Falschen geraten. Es ist mir scheißegal, was die Nachbarn denken. Das hätte sie wissen müssen. Nicht mit mir! Erpressen kann sie wen anderen! Irgendwann hat sie aufgehört und ist abgezogen. Und jetzt habe ich diese lächerliche Anzeige von ihr …«*

Der Psychiater fragt Herrn H., was seine Ex-Freundin zu ihrem Verhalten motiviert habe. Eine Frau erzähle ihrem Partner so etwas ja nicht einfach so. Ob da vorher noch was anderes abgelaufen sei …? Herr H.: *»Naja, während ich in der Dusche war, hat sie mit meinem Handy gespielt und blöderweise ein SMS von der Susi gelesen. Die SMS ist gerade während der Dusche angekommen, alle anderen hatte ich eh gelöscht.«* Der Arzt fragt interessiert nach dem Inhalt der SMS. *»Naja, Susi hat sich für den Sex bedankt und sich* *ein weiteres Meeting gewünscht. Blöd gelaufen.«* Der Psychiater wendet erstaunt ein, dass das Vergehen seiner Ex dann aber wohl weniger schwerwiegend gewesen sei als das seine. Daraufhin Herr H., erstaunt: *»Aber Herr Doktor, ich bin doch ein Mann! Das ist ganz was anderes, das kann man nicht vergleichen …«*

Alfons H. ist ein Millennial von Mitte 30, also kein aussterbender chauvinistischer Dinosaurier. Er ist zwar Krieger: stark und entschlossen. Aber er missbraucht seine Kraft. Er ist einfach Narzisst, der Immanuel Kant einen guten Mann sein lässt. Die gesellschaftliche Diskussion der letzten 20 Jahre hat er wohl nur am Rande mitbekommen. H. ist der Meinung, was sich ein Mann in einer Beziehung leisten kann, ist für die Frau noch lange nicht erlaubt. *»Quod licet Iovi, non licet bovi«,* sagten die Römer. Was so viel bedeutet wie: Was der Gott Jupiter darf, ist dem Rindviech noch immer verboten. Natürlich würde Herr H. das ganz anders sehen, wäre er eine Frau. Er ist so ichzentriert, dass er die Tragweite seiner »Logik« nicht überdenkt. Wer den kategorischen Imperativ ablehnt, der öffnet sich damit zugleich folgerichtig für un-ethisches und un-moralisches Handeln. Der Narzisst kippt aus seiner inneren Unordnung des »Jeder ist sich selbst der Nächste« leicht in Entsolidarisierung, Rücksichtslosigkeit, Manipulation und Fremdausbeutung.

Tyrannischer Missbrauch durch den Schattenkönig

Ein guter König regiert selbstlos, nach den Kriterien der Gerechtigkeit: *suum cuique reddere* – jedem das Seine geben. Es zeichnet ihn aus, dass er sich (und seine Günstlinge) bereichern könnte, die Gesetze zu seinem Vorteil beugen und in seine eigene Tasche arbeiten könnte. Aber er tut es nicht. Nicht, weil er Angst vor Kontrolle hätte, sondern weil er seine Herrschaft als Dienst an allen sieht. Der Schattenkönig tut das alles nicht. Die narzisstische Variante missbraucht die Macht im Sinne eines Tyrannen. Und die kastrierte Variante will keine Verantwortung übernehmen.

Fall 24: Der mürrische Schwiegervater

Die 32-jährige Unternehmerin Frau Sigrid G. berichtet von ihrem Mann: »*Er ist stattlich und erfolgreich, aber wenn wir nach Salzburg zu seinen Eltern auf ihr Landgut beim Obertrumer See kommen, wird er wie ein kleiner Bub. Er wird dort vom Ehemann zum Sohn. Ich bin dort fremdbestimmt. Die Eltern haben ein großes Haus am Wasser. Wir bewohnen den Keller, der hat nur ein kleines Fenster. Das ist dort meine einzige Privatsphäre. Jedes fremde Geräusch stört mich.*

Der 75-jährige Vater meines Mannes bestimmt alles. Zum Beispiel darf nirgends Spielzeug liegen. Das ist bei meinen drei Töchtern fast unmöglich. Die Mädels dürfen auch nicht mit Kreide auf die Steine malen, obwohl der nächste Regen das wieder wegwaschen würde. Zudem bevorzugt mein Schwiegervater seine männlichen Enkel gegenüber meinen Mädels. Nach außen hin ist er aber scheißfreundlich: Wenn er mit mir spricht, erkenne ich an der Freundlichkeit seiner Stimme, ob er sich von anderen beobachtet weiß. Er ist ein Leben lang fremdgegangen – und meine Schwiegermutter hat es hinnehmen müssen.

Ich habe dort noch mehr Pflichten als zu Hause, aber viel weniger Rechte. Es sind lauter fremde Menschen dort, schon beim Frühstück. Für meinen Mann ist das dort das Paradies auf Erden. In Salzburg ist er nicht mehr mein Mann. In seiner

Familie bin ich das Schlusslicht. Ich werde geduldet, mehr nicht.

Der Vater ist ein wahnsinniger Egoist. Er sieht links und rechts nichts. Alle müssen auf ihn Rücksicht nehmen. Mein Mann traut sich nicht, ihm irgendwas zu sagen. Er will nach wie vor Aufmerksamkeit und Anerkennung von seinem Vater, hat ein Leben lang viel geleistet, um dem Vater zu imponieren. Er würde mich niemals gegen seinen Vater verteidigen, nicht einmal seine eigenen Töchter. Das ist, wie wenn ihm das Herz in die Hose rutscht, wenn der alte Trottel aufkreuzt. Wenn wir dort sind, hat er nicht einmal mehr sexuelles Interesse an mir.«

Der Schwiegervater von Frau G. steht im krassen Gegensatz zu seinem Sohn. Dem Vater macht das Ausüben von Autorität überhaupt keine Schwierigkeiten. Aber er setzt sie nicht für die Allgemeinheit ein: Herr G. ist Schattenkönig, ein Tyrann. Er ist beratungsresistent: Von seiner Frau lässt er sich in puncto soziale Kompetenz und emotionale Intelligenz nicht coachen. Hinter seinem Rücken reden alle schlecht über ihn – während er sein glorioses Selbstbild zelebriert.

Der Sohn des narzisstischen Schwiegervaters, der Ehemann von Frau G., ist auch eine Analyse wert. Auch er lebt keine kultivierte Männlichkeit, keinen aufgeblühten Archetypen. Er ist ein spiegelverkehrter Abklatsch des Vaters. Wo dieser Tyrann ist, ist er Schwächling. Wo der Vater Sadist ist, ist der Sohn Masochist. Der Sohn bedankt sich auch noch dafür und genießt es, wenn die Seinen unterdrückt werden. Wo dieser sexsüchtig ist, ist er impotent. Vom Vater zum Sohn: von Schattenreich zu Schattenreich. Es ist nicht untypisch, dass sich das Schattenreich im anderen Extrem vererbt. Ein kultiviert-männlicher Vater hingegen kann seine männliche Kultur viel öfter an seine Söhne weitergeben.

Eine weitere Millennial-Frau, Johanna R., arbeitet gerade im Rahmen einer Psychotherapie ihre Kindheit auf. Dabei präsentiert sie den kindlichen Blick auf ihre Eltern, sozusagen die »Froschperspektive«. Ihr Vater, Herr R., ist als Angehöriger der 68er-Generation bereits autoritätsfeindlich sozialisiert worden. So übt er seine »Autorität« ganz anders aus als Schwiegervater G. aus dem vorigen Fall:

Fall 25: Nie so werden wie die Eltern

Johanna R., 22 Jahre alt und von Beruf Model, erzählt aus ihrer Kindheit: *»Die Ehe meiner Eltern? Sie sind bestenfalls Freunde. Sie sind die Woodstock-Generation und haben sauspät geheiratet, sozusagen auf den letzten Drücker. Mein Vater war vorher schon einmal verheiratet. Aus dieser Beziehung habe ich einen Halbbruder, den ich praktisch nie sehe. Ich glaube, dass meine Eltern mittlerweile eine asexuelle Beziehung haben – sie schlafen getrennt. Dafür betätigt sich mein Vater umso intensiver im Internet und schaut sich da hauptsächlich Mädchen in meinem Alter an. Daraus macht er gar kein Geheimnis. Mich berührt das sehr unangenehm. Aber soll er nur machen, ich will es nur nicht so genau wissen.*

Am Anfang habe ich mit den Eltern im Ehebett schlafen müssen, das war, bis ich so elf Jahre alt war. Manchmal habe ich sexuelle Aktivitäten mitbekommen, von denen ich überhaupt nichts wissen wollte. Dann habe ich mich schlafend gestellt. Das möchte ich meinen Kindern niemals antun. Meine Mutter ist als erste aus dem gemeinsamen Familienbett ausgezogen. Irgendwann in der Pubertät wurde mir das Bett mit meinem Vater unangenehm und ich bin auch ge-

gangen. Dazu kommt, dass wir immer ganz nackt schlafen mussten – das ist mir jetzt ein Horror.

So wie meine Eltern will ich nicht verheiratet sein. Sie schimpfen gerne über andere Paare und reden sich ein, dass sie glücklich sind. Sie sind es aber nicht. Die anderen sind für sie immer die Spießer. In Wirklichkeit kenne ich wenige, die so ein spießiges Leben führen wie sie. Meine Mutter war in unserer Kindheit immer unglücklich. Immer gestresst, nie entspannt. Sie ist Juristin und hatte mehr ihre Klienten als uns im Kopf. So habe ich als Volksschulmädchen oft bis zu einer Stunde in der Schule auf meine Mutter warten müssen, weil sie auf meine Kosten irgendeinen ›wichtigen Termin‹ eingeschoben hatte.

Mein Vater ist ein hoffnungsloser Pantoffelheld. Er tut das, was die Mutti sagt. Sie verachtet ihn dafür. Sie bewundert ganz offenkundig andere Männer, besonders aus ihrer Partei. Da kennt sie viele Promis persönlich. Der frühere Bundeskanzler war ja davor Chef der Österreichischen Bundesbahn – sie findet alles an ihm großartig und lässt meinen Vater spüren, wie sehr er hinter diesem Wunderwutzi zurückbleibt.

Mein Vater ist ein hochgebildeter Spät-68er und hat ein seltsames Verhältnis zur Sexualität. Er hat mir häufig schmierige Komplimente gemacht. Vor meiner Mutter und anderen hat er so manchmal unangenehm euphorisch mein Dekolletee gelobt. Immer wieder hat er mir mit halbverliebtem Gesicht gesagt, dass ich so hübsch bin – und dann nachgesetzt, dass ich das aber nicht meiner Mutter erzählen darf. Zweimal hat er mir auch auf den Hintern gegriffen, aber wie um Macht zu demonstrieren, nicht unbedingt sexuell. Ich habe Schuldgefühle, so was über meinen Vater zu erzählen. Das habe ich auch noch nie erzählt. Ich liebe meine Eltern über alles.

Letzte Woche war ich mit meinen Eltern essen, erstmals seit langem. Es war scheußlich. Meine Mutter verachtet meinen Vater. Und umgekehrt interessiert er sich gar nicht mehr für sie. Er verdreht die Augen und schaut zu mir wie zu einer Verbündeten, wenn meine Mutter etwas sagt. Zugegebenermaßen kann sie auch wirklich bescheuert sein. Ich finde das aber respektlos von ihm. Er hat mich da immer reingezogen, nur diesmal war es mir endlich bewusst, was da läuft. Er schaut auch anderen Frauen nach, während meine Mutter dabei ist. Ich denke manchmal, dass er ein Arschloch ist.

Ich kann verstehen, dass er sie nicht aushalten kann, aber sie ist nicht unmöglich zu ihm. Er ist unmöglich zu ihr. Sie ist objektiv schwer erträglich, weil sie viel Blödsinn redet: Zeug, das niemanden interessiert, schon gar nicht in dem Detail. Sie ist pedantisch, kann sich nicht entspannen, ist im Alltag immer aufgeregt. Ich glaube, dass sie für ihn völlig unattraktiv ist. Gott verhüte, dass mir so was passiert mit meinem Mann. Er hilft ihr nicht aus ihren emotionalen Gedankenspiralen hinaus. Das könnte er, er tut es bei mir auch. Aber sie lässt es auch nicht zu. Das ist die andere Seite.

Ich bin immer benutzt worden für etwas. Mein Vater ist hochgradig manipulativ und hat mich oft gegen sie aufgehetzt. Wenn ich mich – was selten vorkommt – mit ihr gut verstehe, merke ich, wie er uns gegenüber nervös, aggressiv und streitsüchtig wird. Meine Mutter wird von meinem Vater als Nervensäge hingestellt – was in Ansätzen der Wahrheit entspricht.

Sie haben sich aneinander gewöhnt. Sie können sich das Leben ohne den anderen nicht mehr vorstellen. Mein Vater ist kunstsinnig – meine Mutter gar nicht. Alles, was mit Ästhetik, Musik oder Literatur zu tun hat, bringt ihn in Schwingung. Sie interessiert sich hingegen nur für Jura und die Gesetze. Ich glaube, sie bezieht ihr ganzes Selbstwertgefühl daraus, dass sie uns da voraus ist. Das juckt aber sonst niemanden in der Familie. Doch sie belehrt uns trotzdem ständig über diesen Schwachsinn. Zwangsbeglückung nennt das mein Halbbruder. Sie hilft gerne, aber nie selbstlos, sondern eher, um den anderen in Abhängigkeit zu bringen. Niemals vergisst sie einen Gefallen, den sie irgendwann einem anderen getan hat, und reibt ihn diesem immer wieder unter die Nase. Sie stellt sich ständig als Arme dar, die gestresst ist, weil sie sich für andere aufopfert. Auf das steigen wir schon lange nicht mehr ein. Meine Eltern sind mein wunder Punkt.«

Herr und Frau R. führen in den Augen der Tochter keine gute Ehe. In der Tat sind deren Beschreibungen eher unerfreulich. Ein Kind im Ehebett verhindert – oder zumindest behindert – eheliche Zärtlichkeit. Das Kind wird aber meistens als Schutzschild missbraucht – üblicherweise von der Mutter. Der Vater ist in dieser 68er-Ehe vom Archetyp des Propheten zum Schattentyp abgestiegen: Er ist hochgradig manipulativ und missbraucht seine Stellung als Vater. Wie viele Männer seiner Generation ist er sexualisiert und schreckt vor Übergriffen gegen seine eigene Tochter nicht zurück. Millennial-Frauen haben 2017/18 die Einstellung solcher 68er-Männer in der #MeToo-Kampagne erfolgreich aufgedeckt. Herr R. kann von Glück reden, wenn er nicht so an den Pranger gestellt wird. Außerdem ist er vom Liebhaber zum Schattentyp des Süchtlers abgestiegen.

Seine Frau entwertet ihn (und damit auch seine Männlichkeit) permanent vor der Tochter. Damit hat Frau R. ihren Mann psychoanalytisch vom Thron gestoßen und zum Schattenkönig des Schwächlings gemacht. Er schlägt zickig zurück, entwertet seine Frau und verliert dadurch weiter an Würde. Bemerkenswert ist, dass die Verachtung, die die Mutter für ihren Mann hat, von der Tochter übernommen wurde. Herr R. hat es letztlich nicht geschafft, eine kultivierte Väterlichkeit zu entwickeln, mit wohlwollender Stärke (erste Dimension der Männlichkeit) und kühlem Kopf (zweite und dritte Dimension). Damit sind wir bereits am Übergang zum nächsten Kapitel: der Verlust der Männlichkeit.

12

Liebestöter #2: Verdrängte Männlichkeit

Männlichkeit kann zum Narzissmus mutieren, wenn sie gegenüber wohlwollendem weiblichen Input abwehrend und beratungsresistent wird (Kapitel 11). Aber noch viel häufiger kommt es bei Millennials zur emotionalen Entmännlichung: die Verleugnung des eigenen Talents. Die psychoanalytischen Archetypen skizzieren anschauliche Bilder: der gute Krieger wird durch Kastration zum Masochisten, der gute König zum Schwächling, der Prophet zum opportunistischen Mitläufer und der Liebhaber zum Impotenten. Die Medizinerin, Psychologin und Soziologin Esther Vilar nannte das Resultat schon lange vor den Millennials den *»dressierten Mann«*, weil er ihr gar nicht mehr selbstbestimmt vorkam.

Wenn Männlichkeit ins Eck gedrängt, entwertet und manchmal auch kriminalisiert wird (von der Frau oder auch – im vorauseilenden Gehorsam – immer häufiger vom Mann selbst) und diese Weltsicht vom Mann unkritisch verinnerlicht wird, kommt es zur Verdrängung (siehe Abbildung 2). Konstitution wird zum Tabu, das Talent zum Fluch. Damit verliert der Mann Zugang zu den drei Dimensionen der Männlichkeit. Es kommt (1) zu einer massiven Schwächung, (2) zu einer emotionalen Destabilisierung und (3) zu einem Auseinanderbrechen der Systematisierungsfähigkeit. Das kann sich bis zur emotionalen Orientierungslosigkeit, zu einem Gefallenwollen um jeden

Preis und zu einer starken Abhängigkeit vom Urteil anderer auswachsen.

Verdrängung der Stärke: Warum Weicheier nicht sexy sind

Die deutsche Publizistin Cora Stephan spricht in der *Neuen Züricher Zeitung* scharfzüngig und vielbeachtet vom *»postheroischen Mann«*. Damit meint sie, dass der Millennial-Mann seine Frau(en) nicht mehr beschützen kann, wenn es darauf ankommt – wie etwa in der Kölner Silvesternacht 2016. Vielleicht wird es bei der somatischen Dimension am deutlichsten, was für alle drei Dimensionen gilt: der Mann verliert zwar Stärke (präziser: kann darauf nicht mehr zurückgreifen), gewinnt aber nichts an somatischer Weiblichkeit: er wird weder schöner, noch kann er schwanger werden oder stillen. Er verliert nur an Attraktivität für das weibliche Unbewusste.

Analysieren wir in diesem Zusammenhang den Fall 13 der Julia A. aus Kapitel 4 nochmals: Julia mag ihren Mann Carl irgendwie, findet ihn aber zu wenig männlich. Dann trifft sie Konrad: *»Ich will einen starken, dominanten Mann, der Entscheidungen trifft, der weiß, was er will, der mich mitzieht – wie Konrad.«* Ihr Mann ist rücksichtsvoll und zuvorkommend und überlässt ihr die Entscheidungen. Das findet sie nicht sexy. In der psychoanalytischen Deutung nach Moore ist ihr Mann nicht König, sondern Schwächling. *»Ich habe mir einen politisch-korrekten Frauenversteher ausgesucht – und jetzt fehlt mir die Männlichkeit. Er ist ein toller, moderner, toleranter Mann – aber ich finde ihn nicht anziehend.«* Auch der Sex funktioniert nicht mehr. Nach Moore heißt das: Julias Mann ist nicht (mehr) Liebhaber, sondern impotent. Julia nennt ihn einen politisch-korrekten Frauenversteher (nach Moore: nicht Prophet, sondern Opportunist). Sie hält ihn für ein Weichei (der Moore'sche

Schwächling) und stellt sarkastisch fest, dass alle seine Freunde genauso sind.

Sie spottet über seine Sorge um gesundes Essen (Moore'scher Schwächling) und seine fortschrittlichen politischen, feministischen Ideen. Psychoanalytisch gedeutet, haben wir es mit einem selbstkastrierenden Masochisten zu tun. Julia sagt: *»Er ist einfach harmlos!«* Harmlosigkeit ist bei einem Mann wirklich schlimm! Einem harmlosen Mann fehlen alle männlichen Attribute. Aber Julia stellt auch selbstkritisch fest, dass sie sich diese Harmlosigkeit selbst gesucht hat, um sich abzusichern: *»Er kann mir nicht wirklich weh tun, ich hänge gar nicht an ihm. Er kommt mir so konstruiert vor, so unecht, so Plastik, er hat keinen Zugang zu seinen aggressiven Gefühlen, ist stets freundlich und verständnisvoll zu allen«*. Seine soziale Angepasstheit und Freundlichkeit ist eher eine weibliche Qualität. Deswegen liebt sie ihn freundschaftlich, nicht partnerschaftlich. Eros blüht auf diesem Boden nicht sonderlich gut. Wenn man das analysiert und erklärt, ist das alles sehr plausibel. In Wirklichkeit aber läuft das alles unbewusst ab.

Noch ein interessanter Aspekt: Julia wirft ihrem Mann auch vor, dass er sich zu sehr um gesundes Essen sorgt. Dieses Phänomen nennt man in der Fachsprache *Orthorexie nervosa*. Dabei handelt es sich um eine Unterform des Perfektionismus. Betroffene sind von ängstlicher Sorge getrieben, das richtige, gesunde Essen zu sich zu nehmen und kreisen den ganzen Tag gedanklich um dieses Thema. Es ist relativ oft zu beobachten, dass entmännlichte Männer in irgendeine Form des Perfektionismus fallen, die eher weibliche Domänen sind (Gesundheitswahn, Schönheitswahn, Schlankheitswahn, Hypochondrie …).

Als Julia ihrem Mann vorwirft, er sei zu wenig männlich, kontert er, dass sie dazu weiblich sein müsse. Das sitzt! Da gibt sie ihm auch recht. Interessant, dass das beiden bewusst ist.

Bleiben wir bei einem Bild: Das Beziehungsgeschehen funktioniert in diesem Punkt wie die Wippe auf einem Kinderspielplatz. Je weiter einer draußen am Ende der Wippe sitzt, umso gewichtiger wird er. Umso weiter hinaus kann sich damit auch der andere wagen, ohne dass seine Seite der Wippe nach unten abstürzt. So verhält es sich auch beim Spiel der Geschlechter: Je mehr Männlichkeit und Weiblichkeit im Spiel ist, desto lebendiger und lustvoller wird es. Lähmung, Stillstand und gähnende Leere stellen sich dagegen ein, wenn beide auf dem waagrechten Balken ganz Richtung Mitte rutschen und sich vielleicht auch noch die Hand geben. In gefährliche Schieflage kommen sie, wenn einer außen und der andere ganz innen sitzt. Da können beide von der Wippe stürzen. Zumindest verliert das Leichtgewicht die Bodenhaftung und die Beziehung stagniert.

Julia gibt nicht auf: sie wirft ihrem Mann vor, dass sie das Geld verdienen muss. Da bleibe keine Zeit für Weiblichkeit, obwohl sie gerne weiblicher wäre. Da ist sie ungerecht. Ihr Mann hat sie nicht zur Karriere gezwungen. Aber vieles läuft unbewusst ab. Aus psychoanalytischer Sicht fordert sie von ihm den männlichen Archetyp König! Doch auf dem Ohr ist er taub. Er fühlt sich überhaupt nicht in der Lage, König zu sein. Das Thema ist bei ihm tabuisiert und verdrängt. Er hat sogar Angst davor, König zu sein. Vielleicht hat er sogar einen moralisch verbrämten Widerwillen dagegen. Der Königsthron ist für ihn bedrohlich, sogar tabuisiert und mit Verbotsschildern umgeben. Als Abwehrmechanismus versucht er, ihr Anliegen ins Lächerliche zu ziehen: Sie wolle ja nur versorgt werden und ihren Job als bloßes Hobby ausüben. »*Und ich soll der Versorger sein, wie die Superspießerfamilie in den 50er Jahren.*« Julia bejaht seine Überzeichnung – zu seiner Bestürzung. Ganz tief in ihrer Seele hat er etwas in Schwingung gebracht: Sie hat keine Lust mehr, 70 Stunden pro Woche in einer rücksichtslosnarzisstischen Welt zu arbeiten. Sie muss für Carl Krieger sein und für beide die Kohlen aus dem Feuer holen. Das sieht sie nicht als ihre Rolle.

Julia offenbart Carl provokant ihre Liebe zu Konrad. Dabei hofft sie, Carl werde endlich wie ein kriegerischer Liebhaber um sie kämpfen! Doch »als impotenter Schwächling« gibt er sie – zu ihrer großen Enttäuschung – unmännlich frei. Dabei schützt er Toleranz vor. Er ist in der Annahme sozialisiert worden, der moderne Mann dürfe das alles nicht mehr sein. Carl hält sich an leblose, realitätsferne Regeln, weil er keinen Zugang zu seinem männlichen Unbewussten hat. Für ihn sind Stärke, Entschlossenheit, Aggression, Abwehr, Besitzanspruch und Eifersuchtsgefühle tabuisiert.

Sehr ähnlich verhält es sich in Fall 1 im ersten Kapitel: Die verheiratete Frau Denise Ü. beginnt eine Affäre mit dem rücksichtslosen Narzissten Klaus, der noch dazu zwei Kinder hat. Mit ihm streitet sie nur, *»aber es gibt eine immense körperliche Anziehung«* (der Schattenliebhaber des Süchtigen). Klaus dominiert seine eigene Frau nach Belieben. Auch Denise Ü. behandelt er verletzend und respektlos (Schattenkönig Tyrann, Schattenkrieger Sadist). Trotzdem kann sie nicht von ihm lassen. Ihr Mann Michael ist brav und langweilig (Masochist, Schwächling, opportunistischer Mitläufer und Impotenter). Sie hat die Hosen an. Klaus ist kein guter Mann, das weiß sie genau. Intuitiv spürt sie sein Schattendasein. Weil aber Michael so überaus harmlos ist, findet sie Klaus' scheinbare Männlichkeit erfrischend. Sie spürt unbewusst seine Stärke, seine Entschlossenheit, seine Unbeirrbarkeit und sein Unbeeindrucktsein von weiblichen Protesten. Das ist einer, der sie einfach nimmt! Sie weiß, dass er ihr nicht guttut, aber sie spürt nicht (oder will es nicht spüren), dass auch Klaus eine Schattenexistenz ist: ein sadistischer Tyrann und manipulativer Sexsüchtiger. Deswegen zieht es sie körperlich mächtig zu diesem Typ

Mann hin, zu diesem »Mordsdrum voll Testosteron«. Es ist ein Phänomen, wie sehr Narzissten wie Klaus Frauen an sich binden können. Und wieder: *Shades of Grey*!

Fall 26: Der Angsthase

Der 34-jährige Angstpatient Fabian S. berichtet: *»Lange Jahre überlegte ich, wem ich die Schuld gebe: dem Vater oder der Mutter? Die Mutter hat mich mit dem Vater keine Abenteuer erleben lassen, der Vater hat mich nicht in die Männlichkeit eingeführt. Ich habe durch die Fehler meiner Eltern viele Erfahrungen nicht machen können. Jetzt erst habe ich verstanden, dass die Schuldfrage zu nichts führt.*

Mein Ziel im Leben mit 18 Jahren war: saufen und rauchen. Ich wollte nur nicht wie die Eltern werden. Sie waren die beiden einzigen Akademiker im Dorf. Ich habe immer geglaubt, dass Akademiker schlechte Menschen sind. Die Familie von nebenan, Vater Maurer, war total harmonisch mit vielen Kindern. Von 20 bis 25 war ich auf Drogen, von 25 bis 30 habe ich alles beruflich nachholen müssen und wie der Verrückte studiert.

Ich hatte immer volle Probleme mit dem Älterwerden. Ich habe mich bis vor kurzem als Jugendlicher gefühlt. Als junger Spund, der ungerechtfertigt älter geworden ist. Jetzt, durch die Beschäftigung mit meiner Männlichkeit, fühle ich mich erstmals wohl. Außerdem sind meine Ängste fast verschwunden. Das Männlichkeits-Ding hilft mir bei meinen Angstsymptomen: dass ich gar nicht erst einsteige in diese Gedankenspirale. Erstaunlich, dass auch die Partnerschaft viel besser läuft …«

Fabian S. hat Probleme mit der Männlichkeit. Er gibt anderen die Schuld für seine Probleme und verharrt jammernd in der Opferrolle. Fabian lernt aber in der Therapie, Krieger zu sein und nicht ständig seine Wunden zu lecken. Ein Krieger muss auch mal etwas einstecken können, es geht nicht um seine Befindlichkeit und seine Vergangenheit, sondern um seinen (Kriegs-)Dienst. Seit er sich mit seiner Männlichkeit beschäftigt und seine Stärke wiederentdeckt hat, sind seine Angstsymptome überraschend zurückgegangen: er kann sich viel besser von seinen Emotionen distanzieren. Wenn ein Patient sein Leben zurechtrückt, kann es zum Dominoeffekt kommen. Nie bearbeitete Lebensbereiche klären sich dann plötzlich mühelos auf.

Verdrängung der emotionalen Stabilität: Jammerlappen als Spaßverderber

Betrachten wir die zweite Dimension der Männlichkeit: die emotionale Stabilität. Hierzu passt die Millennial-Ehe von Christoph und Jessica U., die nur eineinhalb Jahre gehalten hat. Die Art der Beziehung zeigt eine Ratlosigkeit gegenüber der eigenen Geschlechterrolle. Es fehlt der Kontakt mit dem eigenen inneren Archetyp. Dennoch sind da durchaus traditionellen Erwartungen an Partner und Familie. Das Ganze ergibt ein ungeordnetes Gewirr an Gefühlen, Ideen und Sehnsüchten.

Fall 27: Der Unentschlossene – Teil 1

Christoph U., ein 30-jähriger Angestellter, hat Probleme mit seiner Ex-Frau Jessica und kommt deswegen zum Psychiater. Er berichtet, sie hätten zusammen einen dreijährigen

Sohn namens Maximilian. *»Wir waren eineinhalb Jahre verheiratet und sind seit einem Jahr geschieden.«* Mit der Geburt hätte sich die Beziehung verschlechtert. *»Meine Mutter hat sich eingemischt und wollte alles bestimmen. Das habe ich zu spät überrissen. Ich stand ständig zwischen den Fronten, zwischen den beiden Frauen. Nach der Trennung vor einem Jahr war es für mich schwer loszulassen – ich wollte noch weiterkämpfen. Vor sechs Monaten hatte ich ein paar Wochen eine neue Freundin. Dann hat Jessica erkannt, dass sie mich noch liebt. Daraufhin habe ich mit der anderen Frau Schluss gemacht. Dann habe ich viel Zeit mit Jessica verbracht. Unser gemeinsamer Wunsch war eine intakte Familie für unser Söhnchen. Was kann denn der dafür, dass wir es versemmelt haben. Wir haben mehr Zeit zu dritt verbracht und auch als Familie Sommerurlaub gemacht.*

Der Punkt ist: ich kann weder mit ihr noch ohne sie glücklich sein. Das macht mich wahnsinnig. Ich habe sogar darüber nachgedacht, vor die nächste U-Bahn zu springen.« Herr U. wendet sich an den Psychiater: *»Ich bin zu Ihnen gekommen, um herauszufinden, was ich will. Ich arbeite in Graz und war das letzte halbe Jahr am Wochenende immer bei ihr in Wien. Wir hatten auch wieder Sex miteinander. Ich habe ihr dann von meiner Zerrissenheit erzählt. Daraufhin hat Jessica den Versuch, es nochmal zu probieren, abrupt abgebrochen. Sie erwartet von mir, dass ich weiß, was ich will. Das hat weh getan, war aber auch irgendwie befreiend. Für Jessica war die gemeinsame Zeit eh gut, aber ich habe gemerkt, dass ich mich nicht auf sie einlassen kann. So konnte ich vor anderen Leuten nicht ihre Hand halten – nicht einmal vor dem kleinen Maximilian.*

Ich bin ein Mensch, dem sehr wichtig ist, was die anderen denken. Jessica ist ganz anders, ein Freigeist. Sie studiert Soziologie. Mein Problem war, dass ich mich selbst zurückge-

stellt habe. In den letzten Monaten der Ehe habe ich viel Jessica zuliebe gemacht. Während der Geburt unseres Sohnes war ich noch Student: ich habe viel studiert, um schnell fertig zu sein und für die Familie sorgen zu können. Jessica hingegen wollte mit mir gemeinsame Zeit verbringen. Sie hat meinen Stress nicht verstanden und nicht gutgeheißen. Meine Eltern haben unsere Miete bezahlt – und auch sonst viel. Eigentlich haben sie unser Leben finanziert. Gleichzeitig gab es immer mehr Konflikte zwischen meinen Eltern und Jessica – und ich stand dazwischen. Meine Mutter ist Psychotherapeutin und wusste alles besser. Zum Beispiel was die Babypflege betrifft. Meinen Eltern ging es nicht so gut miteinander. Ihre einzige Freude war der kleine Maximilian, deswegen haben sie ihn oft bekommen. Jessica war das gar nicht so recht. Aber mir war das Wohl meiner Eltern wichtiger.

Ich habe erst im letzten Jahr – nach der Scheidung – bemerkt, dass in meinem Leben nicht alles super gelaufen ist. Vor allem die Rolle meiner Mutter sehe ich inzwischen kritischer: ich habe viele Dinge gemacht, nur weil sie es wollte. Sie ist drübergefahren, wenn ich etwas anderes tat. Die Beziehung zwischen Jessica und meiner Mutter hat sich seit der Scheidung deutlich verbessert: Jessica hat meine Mutter vor einem halben Jahr unerwartet kontaktiert und sich für alles entschuldigt. Meine Mutter – die sich ihr ganzes Leben noch nie für irgendwas entschuldigt hat, weil sie immer recht hat – hat sich dann auch bei Jessica entschuldigt!

Nach der Geburt von Max war ich eine Zeitlang zu egoistisch. Ich bin passionierter Kletterer und bin in der Zeit viel klettern gegangen. Wir haben uns beim Klettern kennengelernt, aber natürlich konnte Jessica rund um die Geburt nicht mehr mit.

Als Jessica vor fast vier Jahren ungeplant schwanger geworden ist, war bei mir ein Auslandssemester in Australien geplant. Trotz Jessicas Schwangerschaft bin ich gefahren. Meine Eltern meinten, ein Auslandssemester würde sich im Lebenslauf hervorragend machen. Das hat Jessica mir lange übel genommen. Die Geburt war ein paar Tage nach meiner Rückkehr. Ich hätte sie fast versäumt. Sie hat kritisiert, dass mir alles wichtiger sei als sie, während ich unsere Zukunft gestalten wollte.«

Der Psychiater fragt, was in den letzten vier Monaten mit Jessica nicht gepasst habe. *»Eigentlich hat alles gepasst. Ich habe Gefühle für sie, aber ich hatte Angst, dass es wieder so wird wie in der Ehe. Das kann ich meinem Sohn nicht antun.«*

Für das Scheitern der Ehe sind nach Ansicht des Patienten zunehmende Streits seit der Geburt des Kindes verantwortlich. Ausschlaggebend für die Auseinandersetzungen war unter anderem die Mutter des Kindsvaters. Aus Sicht des jungen Paares hat sie sich massiv in die Beziehung und die Kindererziehung eingemischt und Anspruch auf das Kind angemeldet. Herr U. fühlte sich da passiv »zwischen den Fronten«, statt dass er entschlossen seiner Frau den Rücken gestärkt hätte. Ja, öfter scheint er wohl sogar Partei für seine Eltern ergriffen zu haben und das Kind gegen den Willen der Mutter als »Ehetherapie« für seine Eltern missbraucht zu haben. Insgesamt dürfte er den Weg des geringsten Widerstands gegangen sein. Wir finden hier einen Mangel am Archetyp des Königs.

Aber das Hauptproblem von Christoph U. ist wohl seine Ambivalenz. Was eine gemeinsame Zukunft mit seiner Ex-Frau betrifft, spricht er von »Zerrissenheit«: *»Ich kann weder mit ihr noch ohne sie glücklich sein«*. Christoph ist im Gefühlsstrudel. Er weiß nicht, was er will. Dabei ist nicht die Vernunft, sondern das Bauchgefühl der Motor seiner Gedanken: die

Angst um sich selbst. Jessica erwartet von Christoph, dass er endlich herausfindet, was er will. Sie braucht einen entschlossenen Mann, der Entscheidungen treffen kann und dazu steht (Archetyp König, männliche Dimension der Stärke und Entschlossenheit). Sie hat Verantwortung für ein Kind und braucht deswegen Klarheit. Sie will keine gefühlsbetonte Ambivalenz, kein memmenhaftes »Ich weiß nicht …«. Sie will ganz einfach einen Mann: einen Krieger, König, Propheten und Liebhaber. Keinen masochistischen Schwächling und impotenten Mitläufer, der nicht weiß, was er will und herumjammert.

Fall 27: Der Unentschlossene – Teil 2

In der nächsten Stunde erzählt Herr U., dass er nochmals mit Jessica geredet hat, ob sie nicht mit ihm eine Therapie machen wolle. *»Aber nachdem ich mein Problem offengelegt habe, will sie nicht mehr mit mir in Paartherapie. Für sie ist die Beziehung gestorben. Es geht ihr auf die Nerven, dass ich wie eine Memme heule und mich nicht entscheiden kann. Dass ich heute das sage und morgen das. Dass ich mich von absurder Angst beherrschen lasse und angeblich wehleidig bin wie ein 12-jähriges Mädchen. Aber ich stehe zu meinen Gefühlen. Ich glaube, sie will sich mit diesen Angriffen nur selbst schützen. Ihre Ablehnung hat mich im ersten Moment sehr getroffen. Ich habe geweint. Die Schmerzen werden aber aufgehoben durch das Wegfallen der Angst, dass sich die Ehe wiederholt. Wir werden eine freundschaftliche Beziehung haben. Das ist wichtig für Maximilian. Wir sind unterschiedliche Personen und sehr unterschiedlich aufgewachsen. Ich komme aus wohlhabendem und gebildetem Haus, sie nicht. Wenigstens heißt Maximilian U. und nicht Z. – so heißt sie nämlich mit Nachnamen. Bei uns hat sie sich nie richtig wohl* *gefühlt. Gleichzeitig bin ich sehr strukturiert und ordentlich. Ich bin ein Purist, ich mag keine Schnörkel. Jessica hingegen ist chaotisch, mag gerne alte Dinge mit einer emotionalen Geschichte, bunt durcheinandergewürfelt.«*

Zwei Wochen später berichtet Christoph: *»Ich habe Jessica zu erklären versucht, dass ausschließlich meine Ängste der Grund für meine Ambivalenz sind, aber das wollte sie nicht verstehen. Sie hat das Gefühl, mir nicht gut genug zu sein, sowohl sie selbst als auch unser Baby. Das wird bei ihr wohl auch so bleiben. Sie hofft, dass irgendwann ein Mann kommt, der ihr das Gefühl gibt, gut genug zu sein. Das hat mir leid getan. Ich frage mich, was ich will. Will ich eine Familie nur für meinen kleinen Sohn oder für mich? Ich will ihm ja eine ›happy family‹ bereiten, eine klassische intakte Familie. Aber will ich eine Zukunft mit Jessica? Wir sind täglich in Kontakt, ja eigentlich stündlich über Whatsapp.*

Meine Bauchgefühle widersprechen sich: Einerseits ist da die Angst, etwas zu verpassen. Ich bin ja noch sehr jung und kann noch so viel erleben. Andererseits habe ich den Wunsch, eine intakte Familie zu haben. Drittens ist da noch die Angst, Maximilian zu schaden durch die gescheiterte Familie. Und viertens fürchte ich, dass mit Jessica alles wieder so wird wie vor der Scheidung. Erst seit der Trennung von Jessica habe ich die Möglichkeit, mich selbst zu entscheiden. Ich muss jetzt auf niemanden Rücksicht nehmen. Das müsste ich mit Jessica gleich wieder aufgeben. Ich will diese Rücksichtslosigkeit nicht für immer, aber vielleicht für fünf Jahre, bis ich 35 bin. Ich habe in der Vergangenheit zu viel Rücksicht genommen und war zu wenig egoistisch. Bis zur Beamtenaufstiegsprüfung wäre es gut, das Leben unkompliziert zu gestalten. Für mich ist die Karriere kein Ziel, sondern Mittel zum Zweck, um meine Familie zu ernähren. Dass ich meinen Kindern das zurückgebe, was ich bekommen habe. Ziel war immer eine glückliche Familie. Jessica hatte immer das Gefühl, bei mir kommt die Familie nach meiner Karriere.«

Eine Woche später: *»Eine Angst habe ich vergessen: Dass Jessica einen neuen Partner hat und er mehr Papa ist als ich. Ich bin weiter täglich mit Jessica in Kontakt: Sie ist unglücklich, sie hat Versagensgefühle, weil sie Maximilian die intakte Familie nicht bieten kann. Sie meint, dass sie Schuld daran trägt. Sie fühlt sich einsam – findet aber schwer einen Mann, so mit Kind. Außerdem hat sie jetzt eine Zahnspange und ist nach der Erfahrung mit mir wählerisch geworden. Das macht es schwieriger. Ich rede ihr zu, dass sie sicher bald einen Netten findet. Aber ich fühle mich komisch dabei.*

Dieses Hin und Her ist für mich belastend. Es ärgert mich, dass sie sich nicht helfen lässt. Vor einer Woche habe ich ein interessantes Mädel kennengelernt. Aber: Jessica sendet unzweideutige Signale. So hat sie mir vorgestern ein SMS geschickt: ›Ich werde Rotz und Wasser heulen, wenn Du eine neue Partnerin hast.‹ Was soll ich denn damit anfangen? Ich war am Samstag bei ihr in Wien – also eigentlich bei Maximilian. Geplant war ein Mittagessen. Sie hat mich eingeladen zu übernachten. Hab ich gemacht. Eigentlich war ich die letzten fünf Wochenenden Freitag bis Sonntag bei ihr. Wenn ich Jessica anschaue, habe ich freundschaftliche Gefühle. Die täglichen Kontakte über SMS oder Whatsapp gehen weiter.«
Der Psychiater fragt Herrn U., ob er denn eine Partnerschaft eingehen würde, wenn Jessica jetzt »Ja« sagen würde.

Die Antwort: *»Ich weiß nicht …«*

Jessica benennt das zwar nicht so, aber im Grunde wirft sie Christoph mangelnde Männlichkeit vor. Dass es ihm an der ersten Dimension der Männlichkeit – Stärke und Entschlossenheit – fehlt, ist für Außenstehende mühelos wahrnehmbar.

Jessica vermisst neben der ersten aber außerdem die zweite Dimension, die emotionale Stabilität. Sie verweigert (leider) die Paartherapie und kritisiert, dass er wie eine Memme heult, wehleidig ist und sich nicht entscheiden kann. Sie hat recht: Statt die Kritik auf sich wirken zu lassen, interpretiert Christoph sie als Selbstschutz Jessicas.

Seine emotionale Berg- und Talfahrt ist enorm. Darin ist er ganz gefangen. Die eine Angst blockiert die eine Lösung, die andere die andere. Deswegen kann Christoph weder »Ja« noch »Nein« sagen. Das hassen Frauen an einem Mann, besonders, wenn sie ein Kind (von ihm) im Arm halten.

Auch die dritte Dimension der Männlichkeit ist nicht gerade stark ausgeprägt. Christoph kann trotz einer gewissen emotionalen Ambivalenz die Situation nicht sachlich analysieren. Er kommt nicht zu dem vernünftigen Schluss, dass Jessica ihn gerne zurücknehmen würde, wenn er denn Handschlagqualität im Sinne männlicher Entschlossenheit zeigen würde. Aus der Einsicht der Vernunft heraus könnte er mit seinem Willen die ambivalenten Bauchgefühle überstimmen und zu einer vernünftigen Entscheidung kommen. Das wäre gut, selbst wenn sich diese Entscheidung im ersten Moment vielleicht noch nicht so gut anfühlt.

Ein Höhepunkt des Gesprächs mit dem Therapeuten ist die Antwort auf die Frage des Psychiaters, ob er denn bei einem festen und beständigen »Ja« von Seiten der Frau zu einer Fortsetzung der Beziehung bereit wäre. Selbst unter dieser Bedingung sieht sich Christoph nicht in der Lage, sich für seine Frau und die Partnerschaft zu entscheiden.

Fall 27: Der Unentschlossene – Teil 3

Zwei Wochen später kommt Christoph U. wieder. Die Zeit war durchwachsen. Jessica braucht Abstand – dann schreibt sie wieder eine Whatsapp »Wir vermissen Dich!« Herr U.: *»Das ist zweimal in den zwei Wochen vorgekommen. Ich bekomme von ihr kalt-warm; es ist ein ständiges Hin und Her. Was ich will: ich will mit meinem Leben weitermachen. Und dann ruft der Sohn an, das Mäxchen: er vermisst mich. Kann ich nur auf mich schauen? Welche Schmerzen füge ich meinem Kind zu? Gestern abend beim Fernsehen mit seiner Mutter hat Maximilian gesagt: Jetzt fehlt nur noch die Kuscheldecke und der Papa. Das erzählt sie mir brühwarm und es geht mir nahe. Andererseits bin ich mir ziemlich sicher, dass ich mit Jessica nicht das Leben verbringen will. Ich könnte es ihr niemals recht machen. Aber dann wieder der Gedanke, was die anderen denken, wenn ich meine Familie im Stich lasse. Was tue ich meinem Sohn an? Er hat eine ideale Familie verdient.*

Freitagabend hatte ich eine Meinungsverschiedenheit mit Jessica. Ich war in Wien, sie wusste das. Sie schreibt ein SMS, dass ich das Kind sehen darf. Ich war aber auf einer Party – dafür bin ich nach Wien gekommen. Also bin ich nicht zu ihr gefahren. Am nächsten Tag war sie eisig. Das ganze Wochenende war sie abweisend. Am Montagabend überschüttet sie mich mit Vorwürfen: ›Du weißt nicht, was Lieben und Vermissen bedeutet … Du verzichtest freiwillig auf Deinen Sohn … Du hättest fragen sollen, ob du ihn sehen darfst‹. Sie sehen, Herr Doktor, ich kann es ihr nicht recht machen. 24 Stunden später kommt ein SMS: ›Und Du wirst bei uns oft vermisst – mit einem roten Herzchen!‹ Mit dem Nachsatz: ›Auch von mir – ich weiß nicht, ob dir das hilft oder ob ich mir den Nachsatz sparen soll … keine Ahnung – wieder Herzchen.‹«

Eine Woche später: »*Jessica sendet immer mehr Signale, dass sie mit mir zusammen sein will. Das erzeugt Druck in mir, weil ich überzeugt bin, dass ich das nicht kann. Die SMS von heute lautet: ›Vielleicht wird das doch noch was zwischen uns …?‹ Abgeschlossen mit rotem Herzchen. Ich habe ihr ein E-Mail geschrieben, dass sie solche Andeutungen lassen soll und wir nur mehr sachlich über Maximilian kommunizieren. Mal schauen, wie sie reagiert.*«

Nächste Woche: »*Morgen ist Weihnachten. Wir sind zuerst bei ihrer Familie, den Heiligen Abend verbringen wir zu dritt. Und am Tag darauf sind wir bei meiner Familie, jetzt wo sie sich mit meiner Mutter so gut versteht …. Ich habe das für Maximilian gemacht. Jessica hat jetzt auch zugestimmt, eine Paartherapie zu machen. Mein Problem ist, dass ich nicht weiß, ob ich sie noch liebe. Oder ob ich sie wie am Anfang liebe – ob das zurückkommt. Warum vermisse ich sie nicht?*«

Jessica sendet unvermindert Signale, zugegebenermaßen auch ambivalenter Natur, aber an der totalen Verunsicherung und emotionalen Instabilität von Christoph ändert sich nicht viel. Die Partnerschaft, die sie leben, ist im Moment für beide stressvoll, unbefriedigend und unklar. Der Abschluss der Geschichte – gleichzeitig der letzte Kontakt zwischen Arzt und Patient – ist eine neue Ungewissheit. Der Kommunikationswissenschaftler und Psychotherapeut Paul Watzlawick würde die Situation *»mehr desselben«* nennen. Die Psychotherapiestunden laufen ähnlich ab: dieselben Gefühle werden wiedergekaut. Christoph U. kommt trotzdem aus seinem Gefühlsstrudel nicht heraus. Die Prognose, solch eine Ambivalenz endgültig zu überwinden, ist leider eher schlecht. Zu befürchten ist eher ein Schrecken ohne Ende. Für ein Ende mit Schrecken fehlt beiden die nötige Entschlossenheit. Für eine stabiles »Ja« erst recht. Beide Partner verbleiben zunehmend in ihrer jeweiligen Single-Wohnung, man trifft sich immer wieder und gehört irgendwie zusammen, aber auch nicht. Beziehungsstatus: kompliziert. Bemerkenswert ist die tiefe Sehnsucht nach der traditionellen Familie, nach der heilen Welt, sowohl bei Jessica als auch bei Christoph.

Wäis Kiani, freie Journalistin und Expertin in Stil- und Modefragen, rechnet sehr provokant und durchaus amüsant mit der Sorte Mann ab, die ihrer Meinung nach in Stilmagazinen und Beziehungsratgebern als das Nonplusultra propagiert wird. Sie kritisiert jene Sorte Mann, die die *»Frau in sich«* entdeckt hat und diese nun kultiviert. Die Föhnfrisuren trägt und glaubt, sowohl auf dem Mars als auch auf der Venus zu leben. Die zwar heterosexuell sei, aber *»gerade schwul genug«*, um den Frauen angeblich zu gefallen. Kianis Beobachtung ist: Die neue frauenfreundliche Züchtung, die *»männliche Susi«*, gefällt Frauen überhaupt nicht. *»Sie ist unerotisch, zweckentfremdet, riecht pudrig und ist nicht ernst zu nehmen«*. Ihr Buch *Stirb, Susi!* versteht sie als Plädoyer für die guten alten männlichen Attribute. Nach dem Fall von Christoph und Jessica meint man zu verstehen, wovon sie spricht.

Verlust der Kompetenz: Asymmetrische Liebe

Alexander N. ist ein Millennial. Seine Freundin hat kürzlich mit ihm Schluss gemacht. Das ist tragisch, denn er wollte ihr einen Heiratsantrag machen und hatte schon den Ring gekauft. Für den Psychiater ist die Entwicklung vom glücklichen Liebespaar zur Trennung interessant und leider durchaus üblich.

Sie beginnt bei männlicher Impotenz, nicht untypisch für Millennials, die ja insgesamt weniger Sex haben als die Generationen davor (siehe Kapitel 1).

Fall 28: Die tote Hose

Alexander N., ein 29-jähriger Mechaniker, kommt wegen Potenzproblemen zum Psychiater. Seit fünf Jahren ist – oder besser war – er mit der drei Jahre jüngeren Anna zusammen. Anna lebt seit zwei Jahren in San Francisco, USA, und besucht dort die Uni. Sie hätte ursprünglich ein Jahr bleiben sollen, aber jetzt sei sie schon zwei Jahre dort. Ein Ende ihres Aufenthaltes sei im Moment nicht in Sicht, sagt Alexander. *»Die seltenen Male, wenn sie nach Hause kommt, hält meine Erektion nicht. Irgendwie ist sie für mich nicht mehr so attraktiv. Sie ist körperlich manchmal wie eine Fremde. Wir waren schon beim Sexualtherapeuten. Das war nicht so hilfreich. Der Urologe sagt, mein Testosteron ist komplett in Ordnung.*

Anna hat nach einem Jahr in den USA ein wissenschaftliches Projekt an Land gezogen. Davon erwartet sie sich eine große Karriere als Forscherin. Sie will das in dem Journal Science *publizieren. Sie redet fast nur mehr davon. Das Projekt ist ihr kleines Baby, an dem hängt sie sehr. Ich wollte ihr vor einem Jahr – bei ihrer geplanten Rückkehr – einen Heiratsantrag machen. Den Ring habe ich immer noch im Schreibtisch. Er macht mich traurig.*

Lange Rede kurzer Sinn: vor einer Woche hat sie mit mir Schluss gemacht. Wir sind getrennt. Sie sagt, es ist wegen dem fehlenden Sex. Jetzt sind wir gute Freunde, sagt sie. Sie ist seit ihrer Jugend in Psychotherapie wegen einer Zwangsneurose. Dass sie unsere Beziehung beendet hat, kam für mich völlig überraschend. Für mich ist fast alles zusammengebrochen. Anna verlängert jetzt nochmals ein halbes Jahr in den USA. Sie sagt, sie vermisst mich sehr und weint die ganze Zeit ins Telefon.

Meine Potenzstörungen haben vor zweieinhalb Jahren begonnen – nachdem ich wusste, dass sie nach Amerika geht. Nach außen habe ich sie bestärkt, zu gehen: es ist gut, wenn sie nach oben kommt. Nach innen ist in mir die Angst hochgekrochen, dass ich sie verlieren könnte. Sex war immer ein Tabuthema. Wir haben nie so richtig darüber reden können. Im Laufe der Zeit in den USA hat sie sich verändert: sie ist abweisend geworden, desinteressiert, konzentriert auf ihre Arbeit, weniger zärtlich, weniger anhänglich, weniger weiblich. Sie ist sehr selbstbewusst geworden. Es ist, als ob sie mich nicht mehr braucht. Ich finde das gut, wenn sie selbstbewusst ist, ich mag starke Frauen. Aber das ist zu viel, sie ist so weit weg und kreist um sich. Das belastet unsere Beziehung. Die ersten drei Jahre der Beziehung waren super.

Ich hatte beim Kennenlernen meine Lehre schon abgeschlossen, sie war am Anfang eine kleine süße Studentin. Heute stehe ich da mit abgebrochener Abendschule und sie hat zwei Master und arbeitet an ihrer Doktorarbeit. Ich habe immer mehr begonnen darüber nachzudenken, ob ich gut genug für sie bin. Als sie den BACC-Abschluss gemacht hat, haben meine Zweifel begonnen. Bei ihrem ersten und zweiten Master haben sie sich jeweils gesteigert. Ich wollte das Abitur im zweiten Bildungsweg nachmachen, aber das war mir dann doch zu mühsam.

Ich war gegen das zweite Jahr in den USA, weil das wissenschaftliche Projekt ihr kaum freie Zeit gibt – aber ich hab's nicht gesagt. Ich habe heftig zu masturbieren begonnen, nachdem sie nach Amerika abgehauen ist. Im letzten Jahr ist mir sogar die Lust darauf vergangen. Bei der Arbeit bin ich langsamer geworden, unkonzentrierter, bin antriebslos. Bevor sie weg ist, wollte ich die Arbeit wechseln, um beruflich weiterzukommen. Das habe ich nicht getan, weil ich so viel Zeit wie möglich bei ihr sein wollte. Im Nachhinein hat mir Anna vorgeworfen, dass ich die Arbeit nicht gewechselt habe.

Sie ist von ihrem Vater sehr verhätschelt worden. Derzeit wohne ich in ihrer Wohnung. Denn ich habe nach zwei Jahren Beziehung meine Wohnung aufgegeben. Wir haben zusammen ihre Wohnung hergerichtet und super möbliert.«

Eine Woche später kommt Alex wieder. *»Ich habe eine neue Wohnung gesucht und komme zwischendurch mal bei einem Kumpel unter. Ab nächster Woche wird das der Fall sein. Sie kommt mit Kollegen aus ihrem Labor nach Wien. Da habe ich keinen Platz mehr. Danach könne ich gerne wieder einziehen, hat sie gesagt. Schließlich wollen wir ja gute Freunde bleiben. Aber ich glaube, ich pack' das nicht.*

Anna ist komisch. Wir haben täglich Kontakt über Whatsapp, wir telefonieren und schicken uns täglich etwa 50 Botschaften hin und her. Sie sagt, sie brauche Abstand und müsse sich finden. Sie ruft mich an und weint ins Telefon, besonders wenn sie alkoholisiert ist. Dann sagt sie, dass es ihr sooo leid tut … Vielleicht hat sie einen anderen Mann?«

Wieder eine Woche später: *»Bis gestern Abend ist es mir gut gegangen. Aber heute ist sie da, ich soll für sechs Tage ausziehen, um den Leuten Platz zu machen. Die 50 Whatsapp laufen weiter. Ich liebe sie immer noch. Mein letzter Stichtag ist in einem Monat, dann schließe ich die Akte. Sie will, dass ich zum Geburtstag ihrer Mutter zum Familienessen komme und zur Party ihres Clubs. Sie will Schluss machen, weil im Bett nichts läuft. Sie sagt, sie habe keinen anderen, aber sie brauche Sex.*

Anna sagt, ich hätte die Vergangenheit nicht aufgearbei-

tet, und zwar den Tod meiner beiden Großmütter. Es gibt da so einen Familienkonflikt um die Erbschaft – jeder gegen jeden. Das kennt sie natürlich bis in alle Einzelheiten. Jedesmal, wenn ich böse gucke, bringt das Anna auf die Palme. Sie bezieht es immer auf sich.

Anna war beim Kennenlernen ein ganz anderer Mensch als heute. Sie war gutmütig, hat alles für alle getan, hatte 100.000 Freundinnen. Ich war wild, laut, cholerisch, abenteuerlustig. Jetzt macht sie Karriere in Amerika und ich bin ein Wrack!«

Die Beziehung zwischen Alex und Anna beginnt recht symmetrisch und entwickelt sich immer asymmetrischer. Psychoanalytisch gesprochen sitzen am Anfang König und Königin auf dem Thron und begegnen einander auf gleicher Augenhöhe. Beide haben etwas davon: In den ersten drei Jahren bringt er die Männlichkeit in die Beziehung ein, sie die Weiblichkeit: *»Anna war beim Kennenlernen gutmütig, hat alles für alle getan, hatte 100.000 Freundinnen. Ich war wild, laut, cholerisch, abenteuerlustig.«* Anna macht dann aber einen Master nach dem anderen und Alex bleibt Mechaniker. Seine Abendschule bricht er aus Faulheit ab. Der Abschluss ist ihm nicht wichtig genug. Die Königin gewinnt weitere Ländereien dazu, der König verliert Kriege. Er ist ihr intellektuell irgendwann nicht mehr gewachsen. Als die beiden sich kennengelernt haben, hat er sie bewundert und sie ihn. Sie hat seine Systematisierungsfähigkeit bewundert, er ihre Schönheit und Emotionalität – und für beide war alles in Ordnung. Jetzt fällt es ihr schwer, ihn für irgendetwas zu bewundern. Entlarvend ist folgender Halbsatz seiner Erzählung: *»Sie war am Anfang eine kleine süße Studentin«*. In der Psychoanalyse würde man sagen, dass er von ihr kastriert wurde. Das ist insofern bemerkenswert, als er ja tatsächlich sexuell versagt – und sie das auch noch als Trennungsgrund vorschiebt. Denn vorgeschoben ist der Grund allemal: wäre ihr der Sex mit ihm so wichtig gewesen, wäre sie nicht so weit weggezogen. In der Sprache der Archetypen ist die Analogie noch augenfälliger: vom Liebhaber zum Impotenten.

Vergessen wir nicht die bereits zitierte Studie von Lora Park (aus Kapitel 10): Männer halten systematisch-analytisch denkende Frauen für weniger attraktiv. Alex offenbart einen Blick in sein Inneres bei folgendem Satz: »*Sie ist abweisend geworden, desinteressiert, konzentriert auf ihre Arbeit, weniger zärtlich, weniger anhänglich, weniger weiblich. Sie ist sehr selbstbewusst geworden, es ist, als ob sie mich nicht mehr braucht. Ich finde das gut, wenn sie selbstbewusst ist, ich mag starke Frauen. Aber das ist zu viel, sie ist so weit weg und kreist um sich. Das belastet unsere Beziehung.*« Etwas überzogen auf den Punkt gebracht: Sie hat ihn nicht mehr bewundernd angehimmelt. Er hat ihr gegenüber an der ersten männlichen Dimension der Stärke verloren: er war nicht mehr der, an dessen starke Schulter sie sich stützen konnte, weil er ihre Probleme an einer amerikanischen Eliteuni gar nicht mehr verstand. Er hat ihr gegenüber auch an Systematisierungsfähigkeit verloren. Wenn sie einen Beitrag für das Spitzenjournal *Science* schreibt, wird Alex ihr schwerlich die Welt erklären können (dritte Dimension der Männlichkeit). Auch ist sie emotional immer unabhängiger geworden, während er – an seiner Impotenz und seiner Enttäuschung leidend – emotional nicht mehr so stabil war wie vor ihrer Abreise (zweite Dimension).

Der Verlust der Väterlichkeit

Viele Männer sind kein Vater, sondern bestenfalls ein Kumpel für ihre Kinder. Sie können ihre dreifachen männlichen Qualitäten ihren Kindern gegenüber nicht entfalten. Die 30-jährige Luzi F. berichtet von ihrem Mann:

Fall 29: Der übervorsichtige Vater

»Mein Mann ist sehr intelligent. Das war immer wahnsinnig attraktiv für mich. Er ist auch sehr sensibel. Oder zumindest möchte er sehr sensibel sein und gebärdet sich so. Denn sein Vater ist eher der coole Typ, und meine Schwiegermutter hat das immer kritisiert.

Unser Problem: er glaubt, dass er immer recht hat. Er lässt sich von mir nichts sagen. Ich darf ihm in der Erziehung keine Tipps geben, keine Beobachtung kundtun. Es ist ja gut, wenn er fürsorglich ist mit unseren zwei Söhnchen, aber er muss auch mir meinen Teil lassen! Die Jungs sind ein und drei Jahre alt und er vergöttert sie. Naja, sie sind ja auch sehr süß. Aber er nimmt mir meine Rolle weg, spielt die übervorsichtige Mutter. Er glaubt mir nicht, dass ich instinktiv weiß, was die Kinder brauchen. Sein Verhalten tut den Kindern nicht gut! Ich muss dann die Vaterrolle übernehmen: ›Lass sie doch, sie müssen das selber lernen!‹ Ich spiele da aber eine Rolle, bei der ich mich nicht wohl fühle. Aber ich schaue auf die Kinder. Und die brauchen einen Vater.

Er kann da nicht über sich hinaus. Sein Vater ist emotional sehr distanziert, er hat seine Kinder nie in den Arm genommen. Aber er ist eigentlich ein toller Papa und Großvater, von dem man alles haben kann. Mein Mann versteht sich auch sehr gut mit ihm. Aber sein Bruder ist drogensüchtig, und meine Schwiegermutter sagt immer, dies sei geschehen, weil er vom Papa zu wenig Liebe bekommen hat. Überhaupt macht sie ihren Mann immer schlecht und gibt ihm an allem die Schuld. Sie war immer extrem übervorsichtig. Das Muster hat mein Mann übernommen.

Aber das Übervorsichtige wird meinem Mann jetzt zu viel: Er schreit, das solle die Mama machen. Er nörgelt und jammert und schreit die Kinder an: ›Warum immer zum Papa? Ich bin zu viel zu Hause. Ich muss mehr weggehen, wie andere Männer auch?‹ Niemand verlangt von ihm, dass er daheim bleibt, außer er selbst. Die Kinder hängen total an ihm, weil er ihnen alles erlaubt. Er überfordert sich, weil er glaubt, immer und überall aufpassen zu müssen. Wenn der Dreijährige auf einen Sessel klettert, dann hüpft er um ihn herum. Er verlangt von mir, dass ich das auch mache. Aber das geht natürlich nicht. Die Kinder gehorchen ihm nicht: er gibt immer nach, wenn sie schreien. Das wissen sie genau. Sie brüllen bei ihm und bekommen, was sie wollen. Bei mir geht das nicht: deswegen machen sie es bei mir auch nicht.

Mein Mann fühlt sich sofort angegriffen, wenn ich mit ihm über Kindererziehung sprechen will. Und dann kommt der Gegenangriff. Er lässt sich von mir nichts sagen. Vielleicht habe ich anfangs seine mütterlichen, fürsorglichen Seiten zu viel gelobt. Ich habe ihn ehrlich bewundert, dass er das so super macht. Aber das war ein Irrtum: die Kinder lernen Grenzen und Ermutigung nur von mir.«

Herr F. weigert sich, so männlich zu sein wie sein Vater. Er hat schreckliche Angst, durch zu wenig Empathie und männliche Stärke eine Drogensucht bei seinen Kindern auszulösen (wie es bei seinem Bruder geschehen ist). Doch die Rolle, die er sich selbst zuschreibt, bekommt ihm nicht: sie überfordert ihn. Noch dazu verschiebt sich das gesamte Familiensystem: Frau F. muss die väterlichen Aufgaben übernehmen, den Buben Mut machen, sie aus der ängstlich-behütenden väterlichen Mütterumklammerung befreien und den Aufbruch zu neuen Ufern ermöglichen. Erich Fromm definierte das Prinzip der mütterlichen Liebe als bedingungslos, mit den Qualitäten Geborgenheit, Vertrauen und Sicherheit. Genau das lebt Herr F. Das Prinzip der väterlichen Liebe nach Fromm ist hingegen an Bedingungen geknüpft. Diese Rolle muss Frau F. übernehmen. Laut Fromm hat der Vater die Aufgabe, das Kind *»zu lehren und anzuleiten, damit es mit Problemen fertig wird, mit denen die Gesellschaft es konfrontiert«*. Niemand kann beide Aufgaben zugleich übernehmen.

Der Psychoanalytiker Alexander Mitscherlich hat bereits 1963 die Gesellschaft *Auf dem Weg zur vaterlosen Gesellschaft* gesehen. Darin sah er die Ursache des allgegenwärtigen Konformismus. Der Vater habe – so Mitscherlich – an Autorität dermaßen verloren, dass er seinen Söhnen keine Identitätsfigur und seinen Töchtern kein Halt mehr sein kann. Der Vater fördere nicht mehr geistige Fähigkeiten (dritte männliche Dimension) und auch nicht die Bereitschaft zur konstanten Arbeit. Mitscherlich erkennt die *»Entväterlichung«* am mangelnden Sozialisations- und Erziehungsgeschehen. Er beobachtet eine *»Entleerung der auctoritas (lat. Vorbild)«* sowie eine *»Verringerung der innerfamiliären potestas (lat. Macht) des Vaters.«*

Ganz ähnlich der Männerforscher Matthias Stiehler: Er beschreibt 2013 den *»unväterlichen Vater«* als ein zentrales Merkmal der Wohlstandsgesellschaft. Er betont, dass Väterlichkeit heute richtiggehend tabuisiert werde. Werte wie Prinzipienfestigkeit, Begrenzung, Partnerschaftsfähigkeit, Ehrlichkeit und Verantwortung gingen dadurch verloren. Diese väterlichen Werte kann man ohne Anstrengung mit den drei Dimensionen der Männlichkeit zur Deckung bringen. Stiehler plädiert dafür, Väterlichkeit als komplementäres Gegenstück zu Mütterlichkeit neu zu entwickeln. *»Heutzutage wird die Rolle der Väter fast ausschließlich in der Übernahme mütterlicher Aufgaben gesehen.*

Diese bestehen vor allem in Versorgung und Pflege der Kinder.« Herr F. ist über diesen Fallstrick gestolpert.

Übernimmt der Vater fast ausschließlich mütterliche Aufgaben, kommt es laut Stiehler schnell zu einer Konkurrenzsituation um die Zuneigung des Kindes. Wenn sich die gewünschte aktive Vaterschaft als Muttterersatz beziehungsweise Mutterentlastung verstehe (manchmal noch angereichert durch den »Spielkameraden Papa«), entwickele sich eine Einseitigkeit elterlichen Handelns, die das vermissen lässt, was herkömmlich als »Väterlichkeit« verstanden wird: Führung, Begrenzung, Strukturierung, Halt. Kinder brauchen den Archetyp des Königs, der sie mit wohlwollender Macht beschützt und stärkt, aber auch angstfrei und selbstlos zurechtweist. Kinder werden in Stiehlers Analyse als gleichberechtigte Familienmitglieder gesehen, die mitentscheiden können. Mit ihnen wird mehr diskutiert, um dann mehrheitlich zu entschieden, als dass ihnen klare und eindeutige Vorgaben gemacht werden. Das klingt durchaus positiv. Aber in Wirklichkeit überfordert das die Kinder – und die Väter.

13

Liebestöter #3: Beratungsresistente Weiblichkeit

Männern tut die Weiblichkeit ihres Gegenübers ausgesprochen gut. Ohne diese Weiblichkeit sind sie schlecht dran. Das gilt aber auch umgekehrt: Frauen profitieren von der Männlichkeit ihres Mannes. Falls er eine hat. Wenn die Frau diese Ressource nicht nützen kann, kann die Beziehung holprig werden. Dann fehlt die Relativierung ihrer Emotionalität durch eine starke Sachlichkeit und emotionale Stabilität. Ohne partnerschaftliches Feedback kann es passieren, dass sie jedes Bauchgefühl für eine tiefschürfende Erkenntnis hält. Die Frau kann dadurch beratungsresistent werden und sich verrennen.

Aber die Fähigkeit zur Nutzung der Ressource Männlichkeit nimmt ab: Viele Millennial-Frauen wissen nicht mehr, wozu ein Mann überhaupt zu gebrauchen ist. Besonders schmerzhaft wird die Beziehung, wenn die Frau ihren Partner abzuwerten beginnt und seine Männlichkeit nur mehr negativ sieht. Meistens ist die Frau aber gar nicht die Täterin, die den armen Mann »kastriert« hat. Sehr häufig hat er sich in vorauseilendem Gehorsam selbst dieser »schmerzhaften Operation« unterzogen (siehe Kapitel 12).

Beratungsresistenz hat schlimme Folgen für die Partnerschaft. Das haben wir schon beim Thema Männlichkeit gesehen (Kapitel 11). Bei Frauen ist das nicht anders: Wenn sich weibliche Emotionalität ungeordnet entfaltet und nicht durch emotionsferne Männlichkeit abgefedert wird, kann sie sich sowohl in fremdschädigendem als auch in selbstschädigendem Verhalten entladen. Am häufigsten jedoch führt ungeordnete Weiblichkeit zu Beziehungsproblemen, an denen beide Seiten gleichermaßen leiden. Alle drei Varianten werden im Folgenden durch Fälle aus der therapeutischen Praxis veranschaulicht.

Wozu frau den Mann brauchen könnte

Emotionalität kann sich in einer irrationalen Antipathie mit vorgeschobenen rationalen Begründungen entladen. Ein typisches Beispiel hierfür wäre die emotionale Ablehnung aufgrund sekundärer Merkmale – wie etwa das Aussehen (meist einer anderen Frau):

Fall 30: Das Geheimnis der Chefärztin

Ein 30-jähriger Millennial-Arzt berichtet von seiner Arbeitssituation: »*Ich arbeite unter einer geschiedenen Chefärztin. Sie ist so kurz vor 40 und hat ein Problem mit ihren Haaren. Sie leidet an chronischem Haarausfall, an vielen Stellen schimmerte ihre Kopfhaut schon durch. Das Problem ist augenscheinlich und lässt sich nicht mehr durch kosmetische Maßnahmen vertuschen. Sie trägt das Leiden tapfer, gibt sich selbstsicher und weltgewandt und lässt sich davon nicht ins Bockshorn jagen. Doch sie teilt sehr scharf ein in sympathische und unsympathische Menschen und behandelt diese auch entsprechend. Jede Krankenschwester, jeder Pfleger und jeder Kollege kennt ihren schlimmsten Trigger: immer, wenn eine junge Ärztin mit langen, schönen, wallenden Haaren frisch in die Abteilung kommt, wird diese von der Chefin recht brutal geschnitten und vor den Kollegen und Schwestern aufs Gröbste herabgewürdigt. Keine der jungen Schönheiten hält lange auf unserer Abteilung durch. Alle werden sie nach ein paar Wochen hinausgebissen. Die Begründung klingt immer recht ausgewogen, sachlich und objektiv. Aber jeder auf der Station hat den Zusammenhang durchschaut und kann ihn sogar schon vorhersagen, wenn wieder so jemand daherkommt. Alle – außer die Chefärztin selbst! Ihr bleibt der Zusammenhang verborgen, sie nimmt die junge Kollegin nur als unsympathisch, arrogant und aufmüpfig wahr. Ich habe mit ihr kein Problem – mit meinen Geheimratsecken.«*

Wie sagte Sigmund Freud so schön? »*Unvollständige Verdrängung von Es-Impulsen durch das Ich, wobei der verdrängte Impuls trotz der Verdrängung (verschleiert, gewissermaßen durch die Hintertüre) in das Bewusstsein und in das Verhalten einbricht*«. Damit meint er, dass das Über-Ich das Bauchgefühl der Antipathie als ungewollt definiert, weil es unsouverän ist (»Das gehört sich nicht«) und ins Unbewusste abdrängt. Die Chefärztin hat auch verdrängt, wie sehr sie unter ihrem äußeren Problem leidet. Das Kopfhaar ist immerhin keine Lappalie: hier geht es um einen zentralen Punkt in der ersten Dimension der Weiblichkeit. Deswegen reibt sich die Chefin auch nicht an männlichen Mitarbeitern. Aber sie will nicht so genau wissen, wie die Antipathie mit ihrem Leiden zusammenhängt. Die durch das Über-Ich manipulierte Vernunft muss eine andere Begründung für die Ablehnung finden, eine möglichst souveräne, unverdächtige. Im Marxismus spricht man da von intellektuellem Überbau. Aufgrund der Verdrängung kann die Vernunft das Bauchgefühl auch nicht erfassen und aufarbeiten. Das macht es dem Willen unmöglich, über den eigenen Schatten zu springen.

Dass sie ein Problem mit ihrem Haar hat, hat die Chefärztin verdrängt. Aber dieses Problem bricht *»durch die Hintertür«* als Aggression gegen die junge Kollegin wieder in das Verhalten ein, ohne dass die Chefärztin weiß, wie ihr geschieht. Für sie ist die fesche, langhaarige Kollegin eine Bedrohung. Aber das fühlt sich für sie anders an. Das Gefühl der Chefärztin signalisiert ihr authentische Intuition: die junge Kollegin ist impertinent, taugt nichts und ist für die Abteilung völlig ungeeignet. Vielleicht sind solche Verhaltensmuster der Grund, warum 90 Prozent der Frauen einen männlichen Chef wollen – auch dann, wenn sie die Frauenquoten befürworten! Die Soziologen Michael Guerian und Barbara Annis haben dieses Paradoxon in ihrem Buch *Leadership and the Sexes* gut herausgearbeitet.

Keiner ist da, der es wagen würde, die Emotionen der Chefin zu ordnen. Niemand macht ihr in einer nüchternen, emotionsfreien Analyse klar, dass die junge Kollegin weder arrogant noch aufmüpfig ist, durchaus Fachkompetenz aufweist und der Grund der Antipathie bei der Chefärztin selbst liegt. Keiner ist da, der ihr erklärt, dass ihre weibliche Intuition sich in diesem Fall irrt, weil ihre »Brille von der eigenen Betroffenheit beschlagen ist«. Die Ärztin ist alleinstehend. Wir wissen nicht, warum es zur Scheidung kam. Möglicherweise spielten bereits da Beratungsresistenz und damit einhergehende Dialogunfähigkeit eine Rolle. Ein Mann, der ihr wohlwollend zuhören und ihr ein männlich-kultiviertes Feedback geben würde, wäre für diese Frau ein Segen.

Viele Frauen sehen in bestimmten Situationen den Wald vor lauter Bäumen nicht. Das liegt an ihrer emotionalen Betroffenheit. Jeder Baum wird sensibel wahrgenommen. Dazu kommt eine entsprechende gefühlsmäßige Begleitmusik. Die Unterscheidung zwischen Beobachtung und Interpretation fällt Frauen schwerer als Männern. Psychologischen Studien zufolge stellen Frauen reflexartig einen persönlichen Bezug her. So stehen zum Beispiel die schönen Haare der jungen Kollegin im schmerzhaften Gegensatz zur eigenen (gefühlten, nicht realen) Unzulänglichkeit der Chefärztin. Dafür nehmen Frauen millimetergenau wahr, was Männern verborgen bleibt: ein minimales Minenspiel etwa, in dem das Gegenüber kurz die Maske fallen lässt. Die Summe dieser detailreichen Informationen, die Frauen zur Verfügung steht, ist schlichtweg nicht überblickbar. Die meisten Männer sehen »viel weniger Bäume«. Sie sammeln in derselben Situation nur einen Bruchteil an Informationen. Dieser Mangel an Sensibilität ist an und für sich ein Defizit. Dieses Defizit lässt sich aber für die Frau gut nützen: Männer können die Informationen, die sie von der Frau bekommen (die sie selbst nie so intensiv wahrnehmen würden), aufgrund ihrer inneren Leere viel besser verarbeiten. Sie hören weniger Störgeräusche, ihr Schreibtisch ist leer.

Männer können – ihrer emotionalen Distanziertheit geschuldet – das Gebiet des Waldes (mithilfe der Frau, die alle Bäume sehen kann) besser überblicken und abgrenzen. Zudem neigt der Mann aufgrund seiner Systematisierungsfähigkeit dazu, Chaos zu ordnen und Landkarten zu entwerfen. Er entwirft ein System, ordnet in wesentlich und unwesentlich, unterscheidet zwischen persönlich und sachlich, zwischen scharfer Beobachtung und emotionsgeladener Interpretation. Die Yang-Intelligenz ist aber keineswegs besser als die Yin-Intelligenz, sie ist lediglich anders. Das emotionale Defizit des Mannes wird nur im Zusammenhang mit der Kehrseite ihrer weiblichen Begabung zur Hilfe. Mann und Frau ergänzen sich. Wenn sie auf ihn hört, kann er ihr manchmal helfen. Umgekehrt kann sie ihm in seinem anomischen Problem, in seiner sozialen Schwäche (siehe Kapitel 11) helfen, wenn er auf sie hört. Sich auf gleicher Augenhöhe begegnen und sich gegenseitig ergänzen: das ist das Geheimnis einer gut funktionierenden Partnerschaft.

Die Emotionen der Chefärztin sind zwar (für junge Kolleginnen) unerfreulich, aber noch relativ harmlos. Emotionale Instabilität kann eine ganz andere Dimension gewinnen. Franziska Z. gewährt eine beeindruckende – und durchaus beängstigende – Sicht auf ihr Innenleben:

Fall 31: Immer die falschen Männer

Die 38-jährige Franziska Z. kommt zum Psychiater, weil sie ihre Männerbeziehungen aufarbeiten will. Sie gerate immer an die Falschen und es ende immer im Desaster. »*Ich war schon dreimal verheiratet und immer mit Narzissten. Schreckliche, charakterlich miese Männer. Wieso falle ich immer wieder auf solche Typen rein? Aber die können mir nichts anhaben, ich mach sie fertig. Mein jetziger Mann Moritz lügt wie gedruckt und betrügt mich die ganze Zeit. Ich war noch mit meinem zweiten Mann verheiratet und hatte mit Moritz ein Verhältnis. Extra für Moritz hab ich mich scheiden lassen. Sie müssen sich vorstellen: Kaum nachdem er bei mir eingezogen ist, hat er sich als Arschloch entpuppt.*

Ich neige zum Kontrollieren. Da bin ich wirklich gut! Etwa seine Whatsapps oder seinen Computer. Ich habe entdeckt, dass Moritz sich auf einer Dating-Plattform angemeldet hat. Das habe ich daraufhin auch gemacht und flirte jetzt mit fremden Männern. Aus Rache. So habe ich Robert kennengelernt. Ich habe eigentlich keine Lust, ihn wirklich zu treffen. Aber wenn mein Mann wieder blöd ist, dann werde ich mit Robert schlafen. Ich bekomme jeden ins Bett. Einmal habe ich mir einen Pfarrer geangelt. Am nächsten Tag habe ich ihn angezeigt, wegen Missbrauch eines Autoritätsverhältnis-

ses. Ich lass mir nichts mehr gefallen. Robert hat mir ein Bild seines Penis geschickt. Ich wollte ihm auch Nacktfotos schicken. Das war mir dann aber zu gefährlich. Die hab' ich dann Moritz geschickt, der hat sich gefreut.

Ich war auch nicht immer ganz treu. Fremdgehen tu ich in erster Linie aus Rache. Wenn ich mich über Moritz ärgere, dann schicke ich eine SMS an Robert: ›Hast Du Lust auf Sex?‹ Der sagt natürlich ja. Dann sage ich ihm, dass mein Mann gerade heimgekommen ist und es leider doch nicht geht. Wenn mein Moritz das liest, dann ärgert er sich. Wenn Moritz mich Hure schimpft, ist mir das egal. Dann antworte ich, dass er ja eh auf so was steht. Was mich ärgert ist, wenn er sagt, dass die und die Frau im Bett besser war. Dann gibt's Stunk! Den Robert halte ich mir auf jeden Fall warm.

Ich will keine Kinder. Deswegen hat Moritz sich sterilisieren lassen. Dann habe ich bemerkt, dass ich das eigentlich eine Frechheit finde, wo er doch mit zwei anderen Frauen drei Kinder hat! Als ich ihn damit konfrontiere, springt er auf, will es rückgängig machen und will ein Kind von mir. Dann bin ich zufrieden und lasse ihn kalt abblitzen: Ich bin zu alt für ein Kind. Sobald Moritz nachgibt, bin ich ruhig und zufrieden. Ich liebe ihn manchmal, und manchmal verachte ich ihn. Ich beschimpfe ihn zehn Minuten … und später bin ich wieder lieb. Er hat alle Frauen verarscht, bei mir geht das nicht.

Da war zum Beispiel der Streit um meine Freundin Eva. Die mag Moritz gar nicht. Ich bitte ihn, ihr 50 Euro zu überweisen. Er weigerte sich, sagte, sie ist eine faule Sau, die soll gefälligst arbeiten gehen. Eigentlich hat er recht, aber darum geht es nicht. Er soll Mitgefühl lernen, deswegen überweise ich ihr das nicht selber. Nach stundenlangem Streit überweist er. Ich habe gewonnen. So ist es meistens zwischen uns. Er hat die schwächeren Nerven. Er ist ganz fertig, dass er mich nicht biegen kann. Er will mich dominieren, aber er schafft es nicht. Es geht bei uns zu wie bei den Proleten. Das ist seine Schuld. Warum reizt er mich? Ich bin gefährlich. Das kapiert Moritz jetzt langsam.

Ich leide nicht besonders unter den Beziehungen. Moritz zittert schon am Lenkrad, weil ich ihn so fertig mache. Ich weiß, dass ich ihn sexuell in der Hand habe. Ich warte in Beziehungen immer auf den Nächsten – bis es passt. Dann kommt der Absprung. Moritz macht in der Zwischenzeit alles für mich. Eine normale Ehe wäre für mich langweilig und fad. Wenn ich mich ändere, kann ich mit ihm vielleicht nicht mehr schmerzfrei umgehen? Ich will mich nicht ändern, er kann mir im Moment nichts anhaben.«

Der Fall von Franziska Z. wird Psychiatern aller Schulen und Couleurs sehr bekannt vorkommen. Die Patientin leidet an der wohl größten Herausforderung der Psychotherapie: der Borderline-Persönlichkeitsstörung. Diese Störung zeigt sich durch ein tiefgreifendes Muster von Instabilität in zwischenmenschlichen Beziehungen, im Selbstbild und in den Affekten. Sie kennzeichnet deutliche Impulsivität ohne Rücksicht auf Verluste. Partner sind dem ständigen Wechsel zwischen Idealisierung und Entwertung ausgeliefert. (Wobei Franziskas Mann Moritz sicherlich auch kein Waisenknabe ist.) Typisch für Borderline ist zudem eine unangemessene, heftige Wut und das chronische Gefühl von Langeweile und Leere. Ebenso Selbstschädigung beziehungsweise Selbstverletzungen und das hektische Bemühen, vermutetes Verlassenwerden zu vermeiden oder dem zuvorzukommen. Franziska Z. sieht ihre Ehemänner als Gegner, nicht als Partner auf Augenhöhe.

Wenn das Gefühlsleben aus den Fugen gerät und nicht durch kultivierte Männlichkeit strukturiert wird, kann es zu einer gefährlichen emotionalen Verlorenheit kommen. In solch einem Fall ist die Frau dem Mann schutzlos ausgeliefert. Sie hat aufgrund ihrer emotionalen Verbundenheit nicht die Kapazität, ihren Partner in der Situation kritisch zu überprüfen. Verlieben ist sowieso für Mann und Frau ein äußerst gefährlicher Zustand, der trotzdem von den meisten mit Handkuss in Kauf genommen wird. Es gibt zwar Männer, die sich da völlig vergessen können. Aber die Mehrzahl der Opfer einer asymmetrischen Beziehung sind zweifellos weiblichen Geschlechts. Die junge, unerfahrene Vanessa T. begegnet einem Mann, dem sie hoffnungslos verfällt. Der ist aber leider ein Narzisst, der sie ausbeutet statt ihr gutzutun. Mit ihrem Vertrauen und ihrer Offenheit für Erfahrungen, ihrer weiblichen Freundlichkeit und Sehnsucht nach Hingabe schlittert sie in die Krise:

Fall 32: Die Hingebungsvolle

Vanessa T. ist 22 Jahre alt und kommt zum Psychiater wegen einer *»schwierigen familiären Situation.«* Außerdem funke es kräftig zwischen ihr und dem acht Jahre älteren Felix, aber ihr »Ex« Julian liege ihr noch im Magen. Vanessa trägt Minirock, hat einen tiefen Ausschnitt und spart auch sonst nicht mit ihren Reizen. In ihrer Gestik und Mimik ist sie eher kokett und sich ihrer Weiblichkeit bewusst. Sprachlich bedient sie sich in Intonation und Wortwahl des Kindchenschemas. *»Die Sache sitzt tief – er hat mich ständig runtergemacht und das kocht immer wieder hoch.«*

Vanessa atmet laut auf. *»Ich habe einen Helikopter-Vater. Er hat gegen Julian gearbeitet. Das hat meine Beziehung zu ihm massiv belastet. Ich bin gar nicht mehr nach Hause gekommen. Seit Schluss ist mit Julian, wird es langsam besser.«* Vanessa studiert Bewegung und Sport auf Lehramt und will später Lehrerin werden.

»Mein Vater kennt Felix und mag ihn. Ich habe aber Angst, ihn in die Familie reinzulassen, damit das nicht nochmals passiert. Denn das war mit Julian vorher auch so, dass Papa ihn anfangs gemocht hat. Tja, und das mit Julian … ich halte ihm noch immer die Stange. Er war meine große Liebe – oder ist es immer noch. Als ich ihn das ersten Mal gesehen habe, wusste ich: der oder keiner! Er ist ur-fesch, müssen Sie wissen! Soll ich Ihnen ein Foto zeigen? Ich war sofort total vernarrt in ihn und hätte für ihn alles getan. Der Anfang zwischen uns war wahnsinnig leidenschaftlich.« Sie blickt den Psychiater strahlend an und schwärmt: *»Es war extrem sexy, wahnsinnig erotisch! Der beste Sex ever!«*

Julian ist drei Jahre älter als Vanessa. Er sei Publizistikstudent, aber trotzdem eher konservativ, sagt Vanessa. Er komme aus einer prominenten Familie und seine Mutter sei extrem dominant: *»Sie entschied, wann ich kommen durfte und wann nicht. Er hat sich nie bei seiner Mutter für mich eingesetzt. Ich war nicht gut genug für die Mutter. Die hält sich für was Besseres. Ich habe immer versucht, ihr alles recht zu machen. Ich habe geputzt, gekocht, bin teilweise täglich eine Stunde gependelt – in eine Richtung –, um ihr zur Hand zu gehen. Ich habe auch oft in ihrer Konditorei in Bad Ischl ausgeholfen, ohne Bezahlung. Sie wurde trotzdem immer unfreundlicher. Ich war für sie der Putzfetzen, das Hausmädchen. Nur dass sie mich nicht bezahlt hat. Sie himmelt ihren Sohn an und glaubt, er ist der Allerschlauste und Allerbeste – und natürlich der Allerfescheste.*

Ich war mit Julian drei Jahre zusammen. Er war anfangs ein charmanter, aufmerksamer Gentleman. Am Schluss hat er mich genauso von oben herab behandelt, wie seine Mutter das tat. In den Kreis der Familie bin ich nie aufgenommen worden. Julian hat noch vier Schwestern, die waren teilweise hochnäsig, teilweise ganz nett. Der Vater trat nie in Erscheinung. Als eine entfernte Tante starb, wurde Julian telefonisch von seiner Mutter informiert. Wir waren da gerade in einem Hotel am Attersee. Er sagte zu mir nur: ›Ich gehe jetzt‹. Dann hat er sich eine ganze Woche nicht mehr gemeldet. Da saß er mit seiner Familie zusammen. Irgendwann bekam ich eine SMS, in der nur stand: ›Hör auf, so oft anzurufen‹. Ich kannte die Tante auch und wollte an der Trauer teilhaben.

Eine andere Geschichte: Als er eine Woche lang mit Freunden und Freundinnen aus der gleichen Schicht – lauter Superreiche – nach Kitzbühel fuhr, bat ich ihn, er solle das bitte nicht ohne mich machen. Da antwortete er mir ganz kalt: ich weiß nicht, ob ich dich noch liebe. Und er fuhr. In Kitzbühel kam er mit Evi zusammen, seiner heutigen Freundin. Sie ist eine absolut blöde Zicke. Das Gemeine war: Dann kam ein vielleicht Evi – vielleicht du. Das zog sich über zwei Monate. Ich war völlig verzweifelt. Das war vor einem Jahr. Irgendwann habe ich es verstanden. Er sagt, dass er so froh ist, dass ich seine beste Freundin bin. Aber mir bricht noch immer das Herz, wenn ich ihn mit Evi daherkommen sehe.

Ich habe in unserer Beziehung begonnen, für ihn zu lügen. Er hat mich benutzt, um Hasch zu besorgen. Ich habe mir auch von Felix viel Geld schenken lassen, das ich gleich Julian weitergegeben habe. Das war, nachdem offiziell schon Schluss war. Ich habe Julian auch mehrmals mein Auto nach Bad Ischl gebracht und bin mit der Bahn wieder zurückgefahren. Einmal hat er mich sogar angeschnauzt, weil kein

Benzin mehr im Tank war. Ich habe ihn, nachdem Schluss war, nach Paris eingeladen: Flug, Hotel, alles hab' ich bezahlt. Dann hat er in einem Laden ein Geschenk für mich und für Evi ausgesucht. Aber ich habe beide Geschenke bezahlen müssen. Lauter solche Sachen sind passiert. Mir ist das nicht aufgefallen. Ich habe noch viel Kontakt mit der Familie, weil ich noch immer ab und zu in der Konditorei einspringe, wenn Not am Mann ist. Nächstes Wochenende brauchen sie mich wieder. Übrigens wollte er in den zwei Monaten ›Vielleicht-Zeit‹ immer Sex – dafür war ich nicht zu schade, trotz Evi.«

Der Psychiater fragt, wann sie das letzte Mal intim waren. Vanessa ist beschämt und flüstert mit Augenaufschlag (ins Kindchenschema zurückfallend): *»Vor zwei Wochen.«* Und wann war Schluss? *»Vor einem Jahr.«* Wie behandelt er sie? *»Sehr schlecht. Er will mit mir nicht gesehen werden.«* Wieso schlafen Sie dann mit ihm? *»Ich hoffe, dass ich ihn so wiederbekomme.«* Wie fühlt sich das für Sie an? *»Schrecklich. Ich fühle mich als Prostituierte.«*

Der Psychiater will wissen, worin das Problem mit dem angeblichen Helikopter-Vater bestehe? *»Papa mochte Julian wirklich gerne, aber mit der Zeit hat er beobachtet, in welche Richtung das läuft. Er hat begonnen, mich darauf aufmerksam zu machen. Das habe ich ihm übel genommen. Mama hingegen hat mich in meiner Liebe verstanden und mir meine Freiheit gelassen.«* Der Arzt fragt, ob der Vater mit seiner Einschätzung nicht recht gehabt hätte. *»Total! Mein Vater tut alles für meine Mutter. Er trägt sie auf Händen und sie haben die glücklichste Ehe. Auch sie opfert sich für ihn auf. Beide sind selbstlos und schenken sich dem anderen. Ich kenne keine glücklichere Ehe als die meiner Eltern. Genauso wollte ich es mit Julian auch machen.«*

Vanessa hat leichte Ansätze einer histrionischen Persönlichkeitsstörung, die sich durch eine dramatische Selbstdarstellung, theatralisches Auftreten oder übertriebenen Ausdruck von Gefühlen auszeichnet. Betroffene sind suggestibel, also leicht beeinflussbar mit oberflächlichen, labilen Affekten. Sie sind ständig auf der Suche nach aufregenden Erlebnissen und Aktivitäten, in denen sie im Mittelpunkt der Aufmerksamkeit stehen. Sie zeichnen sich aus durch unangemessen verführerisches Erscheinen oder Verhalten und durch übermäßige Beschäftigung damit, äußerlich attraktiv zu wirken.

Vanessa kommt aus einer heilen Familie und will so eine glückliche Partnerschaft, wie sie es von ihren Eltern gewohnt war. Sie will lieben, sie will sich schenken. Das ist prinzipiell gut, wenn man den Partner vorher genau geprüft hat. Doch diese Prüfphase hat sie übersprungen. Sie ist gleich mit ihrer ganzen Existenz in diese Beziehung gestürzt. Vanessa ist darin merkwürdig schutzlos. Weil sie sich allen anderen – auch ihren Eltern – gegenüber in totaler Loyalität zu Julian verschließt, hat niemand Einblick in die Dynamik. Um Julian zu decken, ist sie bereit zu lügen und sogar Gesetze zu brechen. Vanessa versucht alles zu geben, um in diese (angesehene) Familie zu kommen. Obwohl sie intelligent, gebildet und emanzipiert ist, gibt sie sich ihm auch nach der Trennung hin, um Julian weiter nahe zu sein. Sie macht sich selbst zur Konkubine. Ihr ist ihre weibliche Aufopferungsbereitschaft zum Verhängnis geworden.

Sie konnte Julian gegenüber keine Grenzen setzen und ist in eine Situation geschlittert, die sie sich vernünftigerweise nie ausgesucht hätte. Die Beziehung beginnt wahrscheinlich auf Augenhöhe, aber schlittert immer mehr in eine Asymmetrie. Vielleicht auch, weil Julian nicht lieben kann. Die empathische Mutter von Vanessa lässt sich durch die schwärmerische Begeisterung der Tochter mitreißen. Ihr Vater hingegen hat den Braten gerochen, obwohl auch er in vieles nicht eingeweiht war. Vanessa hätte ihr Gefühlschaos sicherlich von ihm ordnen lassen können. Es wäre klug gewesen, sich ihm anzuvertrauen.

Gefühle sind die eine Sache, die vernünftige Prüfung derselben eine andere. Erst dann wird daraus eine Herzensentscheidung, sonst ist es ein Handeln aus dem Bauch heraus. Und das kann – wie wir bei Vanessa sehen – kräftig in die Hose gehen. Jede/r Außenstehende mit genug emotionalem Abstand und ausgeprägter Systematisierungsfähigkeit – hier der Vater, oft auch Psychotherapeuten – wäre für Vanessa in der Entscheidungsphase ein hilfreicher Gesprächspartner gewesen. Aber sie war total im Rausch der Emotionen. Es hat sich für sie eben so richtig angefühlt. Und für Gespräche war keine Zeit: Viel zu schnell war sie viel zu tief in dieser Beziehung drin.

Die penible Prüfung des potentiellen Partners am Anfang der Beziehung ist essenziell. Durch Sexualität entsteht eine oft unterschätzte Bindung (über das Bildungshormon Oxytocin). Friedrich Schiller hat brillant formuliert: *»Drum prüfe, wer sich ewig bindet, ob sich das Herz zum Herzen findet! Der Wahn ist kurz, die Reu ist lang.«* In der Tat: Vanessas Wahn war kurz, ihre Reue lang. Was ihr zugestoßen ist, passiert auch heute noch überraschend vielen ungebundenen Frauen, die sich auf verheiratete Männer eingelassen haben. Ein oft jahrelanges Martyrium ist die Folge, von sinnlosem Hoffen wider die Vernunft durchsetzt.

Die verheiratete Julia A., Fall 13 aus Kapitel 4, wäre um ein Haar in (fast) so eine Situation gekommen. Denise Ü. (Fall 1) ist hineingeraten. Was Julia gerettet hat, waren nur ihre starken inneren Prinzipien: *»Ich kann kaum an etwas anderes denken. Aber das will ich nicht. Ich bin verheiratet, er ist verheiratet. Das bin ich nicht, dass ich fremdgehe. Aber ich will trotzdem, es zieht mich zu diesem Mann.«* Das Wesentliche an unumstößlichen Prinzipien ist, dass sie auch dann – oder besonders dann – gelten, wenn wir keine Lust auf sie haben, ja wenn sie sich sogar falsch und veraltet anfühlen.

Beziehungsschädigende Emotionalität

Selbst- und Fremdschädigung treten meist in Kombination auf. In Liebesbeziehungen ist das die Regel. Mann und Frau sind so eng zusammen, so sehr aufeinander bezogen, dass des einen Schaden auch den anderen beschädigt. Ein Phänomen ist hier die verschobene Weiblichkeit: einerseits eine hohe, irrationale Emotionalität im Sinne einer Beratungsresistenz, die durchaus von einem coolen intellektuellen Überbau verdeckt werden kann. Andererseits die Verweigerung der eigenen Weiblichkeit dem Partner gegenüber (im Sinne einer verdrängten Weiblichkeit). Der Grund für diese Verschiebung der Weiblichkeit liegt oftmals im Unbewussten und entzieht sich der bewussten Kontrolle der Betroffenen. Der Millennial Franz G. steht vor einem solchen Phänomen und verzweifelt.

Fall 33: Das folgenreiche Missverständnis – Teil 1

Der 38-jährige Franz G. kommt wegen belastender beruflicher Turbulenzen und einer Mobbingsituation am Arbeitsplatz zum Psychiater. Er wurde wegen eines »Burnout Syndroms« in einen längeren Krankenstand geschickt und überlegte lange einen riskanten Jobwechsel. Im Rahmen seiner Vorstellung erzählte er auch von seiner Beziehungs-Situation:

»Ich bin in der zweiten langjährigen Beziehung. Die erste Beziehung war eine Studentenehe. Wir haben beide Ägyptologie und Judaistik studiert. Aus der Ehe kamen keine Kin-

der, obwohl wir das wollten. Wir haben nie genau herausgefunden, an wem das lag. Ich habe heute ein sehr gutes Verhältnis zu meiner Ex-Frau und auch meine jetzige Lebensgefährtin versteht sich mit ihr. Zur Scheidung kam es, weil meine jetzige Lebensgefährtin schwanger wurde. Wir hatten nämlich eine außereheliche Affäre. Sie ist meine große Liebe: Susanne. Wir sind seit elf Jahren zusammen und sie ist das Zentrum meines Lebens. Susanne kommt aus Vorarlberg, ist unglaublich gewissenhaft, genau und verlässlich. Wir haben einen zehnjährigen Sohn, der in der Schule Klassenbester ist und von meiner Frau auf das Intensivste gefördert wird. Ich habe Susanne gegenüber permanent ein schlechtes Gewissen, weil sie sich neben ihrem Job aufopfernd um den Buben kümmert und ihr eigenes Leben zurückstellt. Sie ist die perfekte Mutter.

Freundinnen raten ihr, dem Kind etwas mehr Freiraum zu geben. Susanne sieht das als Angriff auf sie. Der Stellenwert, den sie dem Kind gibt, ist ein nicht ausgetragener Konflikt zwischen uns. Mit den kritischen Freundinnen hat sie in der Zwischenzeit gebrochen. Da herrschen bei uns Denkverbote: meine Lebensgefährtin hat da eine Starrheit. Sie mag das überhaupt nicht, wenn jemand ihren Umgang mit dem Buben in Frage stellt. Von außen betrachtet würde sie schon als Helikopter-Mutter durchgehen. Das sieht sie anders. Aber das ist für mich o. k. und belastet unsere Beziehung nicht weiter. Der Sohn rebelliert zurzeit und spricht alle diese Tabus an. Das lässt sich Susanne interessanterweise gefallen, ihn vergöttert sie ohnehin.« Die berufliche Krise – der Grund der Konsultation – wird besprochen und gemeistert.

Herr G. berichtet mehr beiläufig von seiner Lebensgefährtin. Die Beziehung ist ja auch gar nicht das Problem, ganz im

Gegenteil, sie ist für ihn eine Hilfe, eine Ressource. Nach der ersten Begegnung ist von Herrn G. lange nichts mehr zu hören.

Fall 33: Das folgenreiche Missverständnis – Teil 2

Ein Jahr später kommt Herr G. sehr aufgelöst wieder. *»Es kracht heftig in der Beziehung! Es gibt dafür einen konkreten Anlass, den ich ausgesprochen lächerlich finde. Das Ganze ist durch einen Blödsinn ausgelöst worden. Ich habe seit der Volksschule einen Freund, der ein ziemlicher Kindskopf ist. Er hat bei einem Grillfest, das ich für männliche Freunde gegeben habe, während meine Frau mit dem Buben bei ihren Eltern war, einen Pornofilm mitgebracht, damit wir uns das anschauen. Das haben wir nicht gemacht. Am nächsten Tag habe ich den Film im Schreibtisch versteckt, damit das Kind ihn nicht findet. Dann habe ich ihn dort vergessen. Meine Lebensgefährtin hat ihn dann bei einem ihrer Kontrollgänge gefunden – und dann war alles aus. Sie hat auf der Stelle geglaubt, dass ich sie seit vielen Jahren betrüge. Sie war emotional am Boden. Ich konnte die Dramatik nicht wirklich nachvollziehen. Diese Sache ist jetzt immer unterschwellig da – als der große Betrug. Sie hat darauf bestanden, meinem besten Freund – dem Kindskopf – die Freundschaft zu kündigen. Hab' ich gemacht, weil sie so darauf bestanden hat. Ich gehe den Weg des geringsten Widerstands. Das wird sich schon wieder beruhigen. Aber es ist sehr belastend.«*

Einen Monat später: *»Ich leide an einem schwelenden Konflikt mit meiner Lebensgefährtin. Es poppt ständig ein allumfassendes Misstrauen auf. Sie glaubt, dass ich über viele Jahre eine Freundin habe, ein Doppelleben führe und sie deswegen nie geheiratet habe. Ich kann nicht ruhig mit ihr reden, weil sie mir nicht zuhört. Dann ist sie wieder zwei*

Wochen fröhlich. Und plötzlich kommt grundlos wieder dieses schreckliche Misstrauen zurück. Meine Lebensgefährtin hat Psychologie studiert und abgebrochen. Sie kommt mit den abstrusesten Ideen daher. Sie glaubt, dass ich Porno ganz wichtig finde und sie nicht mehr für sexuell attraktiv halte. Wir sind jetzt zwölf Jahre zusammen und ich sage ihr oft, dass ich sie schön finde. Darauf antwortet sie eingeschnappt: ›ich soll keinen Schwachsinn reden.‹ Sie geht in die Luft, wenn ich sage, dass ein Pornofilm für mich bedeutungslos ist. Sie stellt so was gleich mit jahrelanger Konkubine. Sie hasst meinen besten Freund in der Zwischenzeit. Sie glaubt, dass ich mit ihm ›Weiber aufreißen‹ gehe. Ich habe lange wettkampfmäßig Dart gespielt – mit diesem Freund. Jetzt glaubt sie ernsthaft, dass wir statt zu trainieren immer nur Frauen vernascht haben. In der Zwischenzeit haben wir in der Beziehung Superphasen, wo es uns traumhaft gut geht mit dem besten Sex, den wir je hatten. Und dann ist wieder Katastrophenstimmung, wo mit Verschwörungstheorien die wildesten Anschuldigungen auf den Tisch kommen.«

Einen Monat später: *»Es wird langsam besser. Die guten Phasen überwiegen, nur vor drei Wochen war eine kritische Situation. Da hat sie mir die üblichen Vorwürfe gemacht. Aber seither ist Ruhe und wir leben sehr harmonisch.«*

Susanne ist geschockt von der Porno-DVD. Das ist gar nicht so unüblich in solch einer unerfreulichen Situation. Fast die Hälfte der betroffenen Frauen empfindet den heimlichen Pornokonsum ihres Ehemannes oder Partners genauso schmerzhaft wie Ehebruch. Doch wie die Lebensgefährtin von Franz G. reagiert, ist trotzdem exzessiv. Bemerkenswert, dass Susanne regelmäßig den Schreibtisch des Mannes durchwühlt. Sie befiehlt ihrem Lebensgefährten, mit dem Freund zu brechen – und dieser gehorcht. Wilde Fantasien entwickeln sich bei Susanne, die immer neue Blüten treiben. Dem unbeteiligten Zuschauer erscheint das nicht mehr ganz vernünftig. Dabei sind auffällige emotionale Schwankungen zu beobachten. Sie entzieht ihm ihre Weiblichkeit, indem sie seine Komplimente aggressiv abtut. Dann ist sie wieder ganz eins mit ihm, auch sexuell.

Fall 33: Das folgenreiche Missverständnis – Teil 3

Ein halbes Jahr später kommt Herr G. sehr niedergeschlagen wieder. *»Das mit meiner Lebensgefährtin ist lange Zeit gut gegangen. Wir hatten auch gemeinsame Sorgen um unseren pubertären Sohn, der aus der Schule geflogen ist. Aber seit ein, zwei Monaten läuft es wieder völlig aus dem Ruder. Sie müssen sich vorstellen, der Fund des Pornofilmes war vor elf Monaten! Susannes Fantasien sind jetzt schlimmer denn je. Jetzt glaubt sie, dass ich ständig bei Nutten bin. Alle meine Freunde sind in ihren Augen Ehebrecher, der Dart-Verein ein Mädchenhändler-Ring. Der Porno-Betrug ist so schlimm für sie, dass er alles Gewesene auslöscht. Sie will zuerst die Beziehung beenden. Dann doch wieder nicht. Zwischendurch ist es wieder zwei Wochen angenehm. Ich kämpfe um diese Beziehung. Jetzt war über einen Monat Ruhe und es ist immens harmonisch. Das Sexuelle hat darunter nicht gelitten bei ihr, aber bei mir hat sich eine Impotenz eingestellt.*

Sie macht jetzt eine Psychotherapieausbildung. Ich bin ihr Objekt. So sagt sie zum Beispiel: ›All diese Männer sind furchtbare Schweine, die überholen rechts. Das hast Du doch auch schon gemacht!‹ Oder: ›Alle Männer sind als Vergewaltiger geboren und nur durch Sozialisation normal …‹ Sie hat auch das Buch ›Selber schuld!‹ gelesen und fühlt sich bestätigt: ›So bist Du.‹ Was sie auch immer wieder einwirft:

›Alle meine Freundinnen bewundern mich, wie ich das alles aushalte.‹ Oder als Variante: ›Alle sagen, wie schlecht ich aussehe.‹ Sie wird auch ganz gemein: ›Deine erste Frau war auch so ein armer Hund, die hast Du ja auch betrogen.‹ Ja, das habe ich, aber mit ihr, mit Susanne! Sie schreit mich an: ›Ich bin Dir zu alt, zu hässlich.‹ Dann sage ich eingeschüchtert: ›Ich finde Dich wunderschön.‹ Dann fängt sie an, sarkastisch zu lachen, von oben herab. Es ist richtig unheimlich!

Vor fünf Jahren bin ich einmal nach der Weihnachtsfeier mit Kollegen in eine Go-go-Bar mitgegangen. Mir hat fürchterlich gegraust. Das habe ich ihr damals aufgewühlt erzählt, um mich auszusprechen. Als ich heuer zur Weihnachtsfeier aufbrach, sagte sie: ›Du kannst eh in den Puff gehen.‹ Daraufhin bin ich natürlich nicht zur Weihnachtsfeier gegangen. Das lass ich mir nicht nachsagen. Sie liest alle meine E-Mails. Ich habe in meinem Leben einen einzigen Freund, den kenne ich seit über 30 Jahren. Der ist jetzt der Teufel, der Porno-Bringer. Er ist jetzt ein ganz armes Schwein: Er hat eine Krebsdiagnose. Vor einigen Jahren ist seine Frau bei einem Unfall verstorben. Und den muss ich jetzt hängen lassen.«

Franz G. autorisiert den Psychiater schriftlich, seiner Lebensgefährtin Susanne J. vollständige Aufklärung über alle Informationen zu geben, die er hat, weil sie das verlangt hat. Sie will ihren Lebensgefährten über den Psychiater kontrollieren. Aber Susanne J. kommt nicht.

Die Situation eskaliert. Franz G. versucht zu retten, was zu retten ist. Er gibt sogar seine Krankenakte frei, damit seine Lebensgefährtin Susanne Einsicht nehmen kann. Der permanente Druck und die permanenten Entwertungen durch seine Lebensgefährtin haben bei ihm eine Impotenz ausgelöst. Die Psychotherapieausbildung macht Susanne als Betroffene. Sie verwendet sie, um ihren Lebensgefährten weiter zu belasten. Sie stellt ihn in die Täterecke und sieht sich selbst in der Opferrolle.

Psychiater sind auch keine Orakel. Natürlich weiß niemand, ob Franz G. dem Psychiater gegenüber die Wahrheit gesagt hat, dass er den Pornofilm nie gesehen hat. Aber darum geht es schon lange nicht mehr. Susanne J. schießt aus einer exzessiven, ungehemmten Emotionalität heraus mit Kanonen auf Spatzen und betreibt eine Politik der verbrannten Erde. Sie lässt sich von niemandem mehr beraten oder coachen. Was sie fühlt, das »weiß« sie. Die Grenze zwischen Gefühl und Vernunft verschwimmt zunehmend. Natürlich hat sie ihren Lebensgefährten als Ehebrecher kennengelernt, denn in dieser Situation ist sie ja schwanger geworden. Doch da war auch sie eine »Ehebrecherin«, wenn man den Begriff so verwenden möchte. Das verdrängt sie.

Fall 33: Das folgenreiche Missverständnis – Teil 4

Drei Monate später kommt Herr G. erneut: *»Susanne wollte nicht zur Paartherapie. Sie hat zwar zugesagt, findet aber keinen Betreuer für den 12-jährigen – als ob der so was brauchen würde! – oder sie hat die Handwerker im Haus oder hat eine berufliche Verpflichtung oder macht ihre Psychotherapieausbildung, oder, oder, oder … Es ist aushöhlend. Über ein bis zwei Wochen geht es friedlich dahin, dann plötzlich kommen fürchterliche Anwürfe: ›Es geht nicht mehr, ich will dass Du weg gehst.‹ Wenn ich irgendwas entgegnen will, fährt sie über mich drüber und sagt: ›Das sagen alle Männer in Deinem Alter – in der Midlife-Crisis. Ich habe diese und diese Studie gelesen …‹ Oder sie sagt: ›Es ist so traurig, wir haben nichts gemeinsam. Ich liebe die Wahrheit, Du die Lüge. Ich* *liebe das Zusammensein, Du den Missbrauch.‹ Und: ›Du bist der größte Fehler meines Lebens.‹ Es ist für mich völlig unverständlich. Wir sind zwölf Jahre zusammen, elf davon ohne Probleme. Wir haben aufgehört, Sex zu haben. Wenn ich morgens ins Büro gehe, ruft sie mir nach: ›Du kannst gehen, wohin Du willst.‹ Oder sie sagt: ›Wir müssen das Haus verkaufen. Ich kann Dich nicht auszahlen.‹ Das Haus gehört uns nämlich gemeinsam.*

Kürzlich hat sie wieder einmal zugestimmt, zur Paartherapie zu kommen. Aber kurz darauf sagt sie, dass es nichts bringt, weil ich bin, wie ich bin und mich ohnehin nicht ändern würde. In mir ist Hoffnungslosigkeit. Ich sehe schwarz … Was mich sprachlos macht ist dieses Nicht-Verzeihen-Können oder Nicht-Verzeihen-Wollen. Sie lacht mich aus, wenn ich sage, dass ich in der Beziehung hochzufrieden war. Dann sagt sie spöttisch: ›Ah, deswegen hast Du mich in zwölf Jahren nicht heiraten können …‹ Wenn ich sage, dass es mir schlecht geht, dann faucht sie mich an: ›Du hast gar kein Recht, dass es Dir schlecht geht. Du weißt gar nicht, was das ist, schlecht gehen.‹ Sie sagt, ich bin in schlechter Gesellschaft. Mein Kollege in der Firma, in der ich angestellt bin, hat ein uneheliches Kind. Das wirft sie mir vor. Sie sagt, das wäre eine miserable Männergesellschaft in der Firma. Ich bekomme Vorwürfe für etwas, was ich nicht gemacht habe. Das macht mich doppelt wütend.«

Zwei Monate später kommt er wieder und antwortet auf die Frage, wie es ihm geht: *»Danke, beschissen. Für die Beziehung ist der Zug abgefahren. Susanne will nach wie vor keine Paartherapie, weil es nichts bringen würde. Auch inständige Bitten meinerseits haben sie nicht erweichen lassen oder immer nur für ein paar Tage. Sobald ich einen Termin ausgemacht habe, hat sie wieder zurückgezogen. Wir haben uns entschieden, dass wir wegen des Sohnes im Haus* *nebeneinanderher leben. Das Thema Trennung wird nicht mehr angesprochen. Ich habe aus dem Schlafzimmer ausziehen müssen und sie übernachtet immer wieder außer Haus.*

Ich habe nicht die Energie für den Schlussstrich. Wir haben seit drei Monaten keinen Sex mehr. Sie hat mir gesagt, sie ist sich jetzt auch in dieser Hinsicht selbst genug, sie braucht mich nicht mehr.«

Es ist gigantisch, mit welcher emotionalen Energie Susanne J. auf ihren Lebensgefährten eindrischt. In ihr entwickelt sich aufgrund dieser einen DVD eine unbändige, fast unvorstellbare Fantasie, was der Mann im letzten Jahrzehnt doch für ein wildes Doppelleben geführt habe. Dabei verliert sie durch exzessive Emotionalität jegliches Maß und jeden Realitätssinn. Immer wieder bricht bei ihr eine kurze immense sexuelle Lust durch, der lange Phasen totaler Verweigerung folgen. Am Ende steht nur mehr die Verweigerung. Ob sie am Ende ihre Sexualität an einem anderen Mann auslebt, wissen wir nicht. Jedenfalls übernachtet sie viele Nächte außerhalb des Hauses.

Sie beginnt aus eigener Betroffenheit die Ausbildung zur Psychotherapeutin (schlechte Voraussetzungen!) und stülpt jede Studie und alles Gelernte unkritisch über ihren Lebensgefährten. Weder er noch sonst irgendwer erhält die Möglichkeit und das Vertrauen, die Emotionen der verletzten Frau zu ordnen und so »wahrscheinlich« und »unwahrscheinlich«, »realistisch« und »unrealistisch« zu unterscheiden. Ordnung ist in diesen Gedankengängen schwer zu finden. Vernunft und Gefühl vermischen sich auf toxische Weise.

Susanne J. verschließt sich ihrem Mann, entfernt sich immer weiter von ihm, gibt sich unreflektiert ihren Emotionen und Fantasien hin und lässt sich nicht beraten. So verliert sie die Gesamtsituation aus der Kontrolle. Emotional hat sie den Rollladen heruntergezogen. Leider hat der Fall kein *happy end*. Durch Susanne eskaliert die Situation, die Beziehung zerbricht. Sie kann nicht verzeihen, ist überwältigt vom eigenen Gefühlsleben und fährt die zwölfjährige Partnerschaft an die Wand. Ob sie das wirklich alles so wollte, muss bezweifelt werden.

Susanne ist gewissermaßen das Gegenbild zu Vanessa. Beide Frauen wurden in ihren Handlungen von ihren Emotionen überwältigt. Aber die eine vertraut zu wenig, die andere zu viel. Die eine verzeiht nichts, die andere alles. Die eine hätte sich (von außen betrachtet) besser mal auf ihren langjährigen Lebensgefährten eingelassen. Die andere hätte den Typen wohl viel schneller zum Mond schießen sollen. Beiden gemeinsam ist die Absolutheit ihrer Gefühle, die (lange Zeit) kein kritisches Hinterfragen oder gar eine Relativierung zuließ. Gemeinsam ist ihnen auch die Beratungsresistenz, der Grundtenor dieses Kapitels.

14

Liebestöter #4: Verdrängte Weiblichkeit

Authentische Weiblichkeit ist Balsam für die männliche Seele. Das dürfte inzwischen deutlich geworden sein. Genauso klar dürfte sein, dass dies selbstverständlich auch umgekehrt gilt: so wie Weiblichkeit dem Mann gut tut, tut Männlichkeit der Frau gut. Solange sich die Geschlechter auf gleicher Augenhöhe begegnen, kann jeder den anderen optimieren. Weil der Mann alleine als *»anomisches Geschlecht«* (Dieter Otten) kein taugliches Sozialverhalten entwickeln kann, braucht er das weibliche Korrektiv in Form von Schönheit und Lebenssinn, emotionaler Intelligenz und sozialer Kompetenz. Bewusst gelebte Weiblichkeit hat im Tanz der Geschlechter also einen wichtigen Platz. Wenn der Frau diese Qualitäten abhanden kommen, leidet auch die Beziehung.

Die Urinstinkte der Frau und das weibliche Unbewusste wurden von der US-Psychoanalytikerin Clarissa Pinkola Estés vor 20 Jahren wiederentdeckt. In ihrem Bestseller *Die Wolfsfrau – Die Kraft der weiblichen Urinstinkte* geht sie der weiblichen Identität auf den Grund. Sie präsentiert – im Gegensatz zu ihrem Lehrer C. G. Jung oder ihrem Kollegen Robert L. Moore – kein (männliches) System, sondern erzählt gut nachfühlbare Geschichten. Dieses Buch ist bis heute vor allem unter Frauen ein Bestseller: Es gibt – ganz offensichtlich – eine Sehnsucht nach unverfälschter Weiblichkeit.

Dieser Zugang zu den weiblichen Urinstinkten kann aber

verschüttet sein. Grund dafür ist die Verdrängung, wenn das Über-Ich die Weiblichkeit (oder einige ihrer Facetten) als unerwünscht brandmarkt. Meistens verinnerlicht das Mädchen eine frauenfeindliche gesellschaftliche Abwertung der Schönheit, der Emotionalität oder des sozialen Interesses. Durch die Verdrängung der Weiblichkeit kommt es heute meist zu einer kritikunfähigen Überbetonung der eigenen Leistung und der beruflichen Kompetenz. Wehe dem, der das in Frage stellt! Der bekommt – laut Freud – *»die Kräfte als Widerstand zu spüren«*. Die Selbstdefinition über die berufliche Performance wird in der Psychiatrie als *leistungsorientierter Perfektionismus* eingeordnet. Sie stellt die erste Stufe der Entweiblichung dar.

Die erste Stufe der Entweiblichung: Perfektionismus

Wir wissen bereits, dass Männer prinzipiell mehr zum Narzissmus tendieren als Frauen (siehe Kapitel 11): nur etwa ein Drittel der Narzissten ist weiblich. Frauen hingegen neigen unbewusst mehr zum Perfektionismus – nur etwa ein Drittel der Perfektionisten ist männlich. Aber beide Störungen haben denselben unbewussten Wurzelgrund: die ungeordnete Egozentrik. Der Narzisst kreist selbstverliebt um sich selbst, der Perfektionist kreist ängstlich um sich: »Wie komme ich an?«, »Was denken die anderen von mir?«, »Wie bekomme ich Wertschätzung?« oder »Bin ich gut genug?« sind die quälenden Fragen, die sich Perfektionisten ständig stellen.

Das macht den Perfektionisten extrem abhängig von herrschenden Ideologien und dominierenden Weltanschauungen: Das Über-Ich ist hochsensibel für alles, was sich so gehört. Und heute gehört es sich, eine anständige Karriere hinzulegen. In der gegenwärtigen (nach wie vor männlich geprägten) Leistungsgesellschaft ist nur der etwas wert, der beruflich etwas leistet, der was vorzuweisen hat. Mädchen werden heute bis zu ihrer Volljährigkeit dreimal häufiger ermahnt als Jungen, auf jeden Fall eine gute Ausbildung zu absolvieren und Karriere zu machen. Solche Ratschläge mögen einen subjektiven Grund bei dem haben, der diesen Rat erteilt. Aber es handelt sich um Vorgaben, die oft unkritisch verinnerlicht werden und unbewusst wirken: Angst ist ein schlechter Ratgeber. Hatte der Perfektionismus im 20. Jahrhundert noch eher die Essstörungen und den Schönheitswahn verursacht (gesellschaftlich wertgeschätzt wird, wer schlank ist und jung ausschaut), kippt er im 21. Jahrhundert eher in Richtung Leistungswahn (siehe Bonelli 2014).

Wenn das Über-Ich – von der Gesellschaft getriggert – dem perfektionistischen weiblichen Ich die Idee aufdrückt, dass sie möglichst viele männliche und möglichst wenige weibliche Eigenschaften zu haben hat, sickert dieser Inhalt zwar ins Es ab, trifft aber auf eine gegenteilige Selbstwahrnehmung. So entwickelt sich eine Disharmonie innerhalb des Unbewussten (siehe Abbildung 2). Verinnerlichte »Fake News« über sich selbst sind unverdaulich. Die Frau ist dann nicht mehr eins mit sich selbst. Sie fühlt sich zerrissen, ambivalent, hat zwei Seelen in der Brust. Sie ist nicht im Gleichgewicht, nicht im Frieden mit sich selbst. Sie hat diesen inneren Konflikt aber nicht bewusst vor Augen. Ihre Verhaltensweisen werden unausgegoren und widersprüchlich: Manche Betroffene wollen etwa hart, aggressiv und taff, aber zugleich schön sein – also unweiblich und weiblich im selben Moment. Andere wollen wie Männer wahrgenommen werden und sind dann sauer, wenn ihre weibliche Körperlichkeit nicht besticht.

Wieder andere beklagen beschuldigend jedweden Gendergap und erheben gleichzeitig Ansprüche auf Quotenregelungen, die aber wiederum eine paternalistische Bevorzugung darstellen, ähnlich dem Birkenhead-Drill. Diese Form der Diskriminierung besagte im 19. Jahrhundert »*Frauen und Kinder zuerst!*«. Das bewirkte, dass am 14. April 1912 immerhin 74 Prozent der Frauen bei nur 20 Prozent der Männer den Untergang der Titanic überlebten. Wären die verfügbaren Sitzplätze nach dem freien Spiel der Kräfte vergeben worden, hätte die Verteilung vermutlich anders ausgesehen.

Betrachten wir nochmals Fall 33 von Franz G. und seiner Lebensgefährtin Susanne J. aus dem vorigen Kapitel: Die Beziehung leidet an der verschobenen Weiblichkeit von Susanne. Im letzten Kapitel haben wir den ungeordnet-emotionalen Exzess analysiert. Gleichzeitig verweigert sie aber ihrem Mann gegenüber die Weiblichkeit. Das ist jetzt von Interesse: Denn vom ersten Patientenkontakt an kann man aus den Schilderungen ihres Partners bei ihr einen Perfektionismus heraushören. Sie fällt durch Kritikunfähigkeit und Beziehungsabbruch ihren Freundinnen gegenüber auf, wenn diese die Dressur des »Wunderkindes« wohlwollend kritisieren. Die Beziehung mit Franz läuft dennoch elf Jahre äußerlich gut. Es gibt aber genau dieses eine Tabu: Kritik ist nicht gestattet. Warum ist das so? Wegen ihres Perfektionismus. Gegen diese Dynamik tut Franz nichts, was ihnen beiden später auf den Kopf fallen wird. Hier mangelt es Franz an Männlichkeit, die das Anliegen seiner Frau zwar wertschätzt, aber die konkreten Ausformungen kritisch begleitet, ordnet und eindämmt.

Dann erlebt sie den unerfreulichen Schock mit dem Pornofilm. Gar nicht mehr perfekt, ihr Leben! Der Grund, dass sie ihm in der Folge nicht verzeihen kann, ist wieder der Perfektionismus. Sie tut sich ganz schwer zu verstehen, dass andere Menschen Fehler machen. Sie ist gekränkt: wie kann er sich so einen Fauxpas erlauben, wenn er eine (aus ihrer Sicht) fehlerlose Frau an der Seite hat? Frau J. täuscht Stärke vor – in Form einer dialogunfähigen, beratungsresistenten Härte. Und Härte ist eben ganz etwas anderes als Stärke. Sie ist gewissermaßen ein schlechtes Imitat. Susanne tut das aus Angst vor (weiteren) Verletzungen und später vor Gesichtsverlust. Und natürlich spielt auch Vergeltung eine Rolle, weil ihr Partner die Seifenblase ihres perfekten Selbstbildes zum Platzen gebracht hat.

Susanne J. fährt die erste Dimension ihrer Weiblichkeit (bewusst oder unbewusst) bis zum Nullpunkt herunter: sie verschließt sich sexuell ihrem Mann (nicht durchgehend), entmännlicht ihn, schüttelt seine Komplimente ab und zeigt ihm ihre Verletzlichkeit und Schwachheit nicht mehr. Susanne verliert ihrem Mann gegenüber auch die zweite Dimension der Weiblichkeit im Sinne ihrer Empathie: sie will sich nicht mehr in so einen Typen einfühlen. Denn er hat es – ihrer Ansicht nach – nicht verdient. Sie entzieht ihm ihre Freundlichkeit, ihre Fähigkeit zu Vertrauen, ihre Intuition und kippt in pures Misstrauen. Sie reduziert auch die dritte Dimension der Weiblichkeit drastisch, indem sie ihrem Mann gegenüber nur mehr monologisch und nicht dialogisch kommuniziert. Sie verweigert jegliche Kooperation, sondern geht in nie endende, narzisstische Konfrontation. Sie nutzt ihre soziale Kompetenz, um ihm zu schaden, und nicht – wie bisher –, um ihn, den erfolgreichen Businessmann, zu coachen. Wenn sich diese Abwehrhaltungen verfestigen, verschwindet langsam die Angst und beziehungsunfähiger Narzissmus macht sich breit.

Die zweite Stufe der Entweiblichung: Narzissmus

Perfektionismus ist irgendwie noch ein weibliches Muster, sogar der leistungsbezogene Perfektionismus. Aber es geht noch schlimmer: Die Psychologieprofessorin June Price Tangney von der George Mason University in den USA hat den Übergang zum Narzissmus entdeckt. Sie beobachtete, dass bei Perfektionisten die Emotion des Stolzes geweckt wird, wenn ein hohes Ziel erreicht und die Ursache in der eigenen Handlung gesehen wird. Perfektionisten führen dann – in ihrer Egozentrik – ein erfolgreich erreichtes Ziel einzig auf die eigene Person zurück. Daraus entsteht – laut Tangney – Hochmut, also Narzissmus.

Wenn also die innere Angst schwindet, entwickelt sich aus der ersten Stufe der Entweiblichung die zweite: mit gesteigertem Selbstwertgefühl, Verdrängung jeglicher Defizite, Übertreibung der eigenen Leistungen und Fähigkeiten, Anspruchsdenken, Unterdrückung der Empathie, Rücksichtslosigkeit und Abwertung des anderen (meist der Männer, aber durchaus auch anderer Frauen). Das Denkmuster des weiblichen Narzissmus ist kombiniert mit dem psychoanalytischen Phänomen eines imposanten Widerstands: eine irrationale, aggressive Abwehr weiblicher Rollenbilder, insbesondere der Mütterlichkeit. Freud hat genau das als *narzisstische Kränkung* bezeichnet: eine verdrängte Realität, die nicht wahrgenommen werden will. Die Entwicklung der zweiten Stufe der Entweiblichung ist auch deswegen naheliegend, weil symmetrisch dazu der entmännlichte Mann vermehrt zum perfektionistischen Streben neigt. Etwa in Form von Gesundheitswahn, Schönheitswahn, Schlankheitswahn oder der Hypochondrie (siehe Kapitel 12).

Ein Beispiel dafür haben wir in Kapitel 4 erlebt: Der Millennial Benjamin B. (Fall 11) und seine Frau Sophie. Er sieht sich mit Regeln und Vorwürfen konfrontiert, die seine Kräfte übersteigen. Er beschreibt Sophie als stur und unnachgiebig: *»Wenn alles nach ihrem Kopf geht, dann funktioniert die Beziehung gut. Wenn nicht, hängt der Haussegen schief.«* Die Ehe sei ein Machtkampf geworden, zuhause finde er keine Wärme und kein Wohnwollen mehr, *»meine Frau hat ihre Weiblichkeit gegen Kampfsucht eingetauscht.«* Hier zeigt sich wieder Härte als Mimikry der Stärke. Es wird versucht, Stärke nachzuahmen beziehungsweise vorzutäuschen. In Wirklichkeit ist da aber nur Härte. Sophie zwingt Benjamin trotz seiner 70 Stundenwoche, mindestens 50 Prozent des Haushaltes zu machen und 75 Prozent der Nachtdienste mit dem Kind. Trotzdem wirft sie ihm vor, dass er sie nicht unterstützt. Dass alles an ihr hängen würde. Angriff ist die beste Verteidigung: Sie ist rechthaberisch und zieht ihren Sohn dem Ehemann vor. Sie hat kein Verständnis für (seine) Kopfschmerzen, wenn es um ihre Regeln und Prinzipien geht. Er muss sofort Hausschuhe anziehen, obwohl er es hasst. Sie will seinen Tagesablauf kontrollieren, loggt sich ständig in seinen elektronischen Kalender ein und kontrolliert alles, was er tut. Er hingegen darf über ihren Beruf und ihre Termine nichts wissen.

Das Schlüsselproblem zeigt sich in folgendem Abschnitt aus Benjamins Bericht: » *Ich spüre gar nicht mehr, dass ich mit einer Frau verheiratet bin, es ist eher wie ein Feind oder ein Konkurrent; ein schlecht gelaunter Beamter, der ständig schaut, dass ich ja nicht weniger arbeite als er. Sie ist so hart geworden. […] Auch sonst hat sie immer für mich Partei ergriffen und war stolz auf mich und meine Projekte. Dafür interessiert sie sich gar nicht mehr. Wenn Besuch kam, hat sie oft mit Begeisterung Fotos von den Gebäuden gezeigt, die ich entworfen habe. […] Sie hat mir vertraut und sich bei mir ausgeweint – sie konnte früher mir gegenüber schwach sein.*«

Benjamin B. weiß nicht, was in seine Frau gefahren ist oder was er ihr angetan hat. Wir wissen es auch nicht. So etwas kann in einer Paartherapie zum Vorschein kommen. Bleiben wir bei den Phänomenen, die wir sehen: Benjamin sehnt sich danach, dass Sophie wieder parteiisch, subjektiv und weiblich hinter ihm steht, ohne »objektive« Kälte und Besserwisser-Attitüde. Er sehnt sich nach ihrer Zärtlichkeit, danach, dass sie stolz auf seine Leistungen ist. Er sehnt sich nach ihrem Vertrauen, ihrem Respekt, ihrer Bewunderung, danach, wie sie sich von ihm emotional hat ordnen lassen. Sophie scheint hingegen narzisstisch und selbstzufrieden um sich selbst zu kreisen. Sie scheint nicht wahrzunehmen, wie ihr Mann leidet. Sie fühlt sich im Recht und ist beratungsresistent für alternative Sichtweisen. Sie entwertet selbst die Psychotherapeutinnen, wenn diese ihr nicht vollständig recht geben (narzisstisches Muster). Man hat den Eindruck: diese Frau agiert nicht mehr aus der Angst heraus – sie hat sich entschieden. Für sich selbst. Das ist die zweite Stufe der Entweiblichung.

Während man bei Sophie noch leise Restbestände eines Perfektionismus heraushören kann, scheint Desiree in der narzisstischen Entwicklung noch weiter fortgeschritten. Richard L. erzählt seine schmerzhafte Beziehung mit seiner Verlobten:

Fall 34: Der gutmütige Gehörnte

Der 37-jährige Richard L. kommt aufgelöst zum Psychiater. Er hatte einen lukrativen Job und wurde vor zwei Monaten gekündigt, doch das sei nicht das Hauptproblem: *»In den letzten drei Wochen habe ich keinen Zugang zu meiner Verlobten Desiree gefunden. Sie war abweisend und konnte oder wollte nicht verstehen, warum ich beruflich in der Krise bin. Jetzt hat sich herausgestellt, dass sie mich vor drei Wochen betrogen hat. Ich habe ihr sofort verziehen. An dem Abend, als sie mir das gestanden hat, war ich endlich wieder auf dem Fahrersitz: Ich habe mich wieder wie ein handlungsfähiger Mann gefühlt. Aber am nächsten Tag war schon wieder alles anders. Wegen ihrer Affäre gab sie plötzlich mir die Schuld: ›Du hast dich zu wenig um mich gekümmert, deswegen musste das passieren. Du warst kein Mann für mich, keine Stütze, nur eine wehleidige Heulsuse wegen einer lächerlichen Kündigung. Das habe ich nicht mehr ausgehalten‹, sagt sie.*

Aber ich bin optimistisch: Ich habe das Gefühl, dass wir uns zu wenig gehabt haben. Da schlummert ein sehr, sehr großes Feuer, das wir entfachen könnten. Wenn ich ihr wirklich gebe, was sie so vermisst hat, wenn ich ein wirklicher Mann wäre, würde sie alles geben, auch mit mir nach Berlin gehen. Ich bin jedenfalls wieder in der Defensive. Sie hat sich gleich am nächsten Tag wieder auf den Fahrersitz gesetzt. Mein Herz sagt: sie sehnt sich danach, dass ich wieder der Mann bin, der ich war.«

Zwei Wochen später berichtet er enttäuscht, dass Desiree nicht zur Paartherapie mitkommen will. Sie brauche Zeit, das sei ihr jetzt zu stressig und zu wenig wichtig. Sie sehe auch für sich keinen Mehrwert in einer Paartherapie: sie müsse sich einmal um sich selbst kümmern. *»Sie war die letzte Woche mit Freunden auf Urlaub in Mallorca. Wir haben oft telefoniert, sie ist in Tränen ausgebrochen. Wir drehen uns im Kreis. Wenn ich sie in den Arm nehme, dann macht sie sich ganz klein und klammert sich an mich – sie tut mir so leid. Ein Vorwurf an mich ist, dass ich nicht für sie da war, als ihr Onkel vor vier Monaten gestorben ist. Sie hatte das Gefühl, dass sie in der Beziehung immer die Starke sein musste. Sie fühlt sich wahnsinnig verlassen, obwohl ich mich jetzt nach der Kündigung halbwegs gefangen habe. Gleichzeitig sagt sie, dass ein starker Mann und ein sicherer Hafen für sie nicht das Wichtigste sind. Aber sie signalisiert mir da ganz was anderes.*

Sie hinterfragt ihre Liebe zu mir. Sie spürt ihre Gefühle für mich nicht mehr. Sie ist in irgendwas gefangen. Sie wünscht sich – glaub ich –, dass ich sage, wo es langgeht, ohne lange herumzueiern. Wenn ich sie mit der Affäre konfrontiere, bin ich sofort in der Defensive. Sie nimmt dann augenblicklich eine offensive Tonart an. Sie will mir keine Einzelheiten nennen, betont aber immer wieder, dass es die logische Folge meines Versagens war. Wieso schätzt sie nicht, was ich für sie mache? Ich zahle ihr die Wohnung, habe ihr zuletzt die ganze Wohnung durchputzen lassen, Blumen überall hingestellt. Das nimmt sie als selbstverständlich. Für mich war sie immer im Zentrum. Ich tue alles für sie. Ich will mich nur um sie kümmern, aber sie lässt es nicht zu. Warum nimmt sie meinen Schutz nicht an? In der Vergangenheit sind ihre Freundinnen immer vor mir gekommen. Sie sagt, da sie keine Geschwister hat, sind ihr die Freundinnen eine Ersatzfamilie.«

Empathie und Rücksichtnahme fehlen Desiree fast vollständig, ebenso ein schlechtes Gewissen. Stattdessen agiert sie aggressiv-rücksichtslos nach narzisstischer Manier. Für ihren Fehltritt macht sie allen Ernstes ihren Partner verantwortlich. Das ist ein Muster, wie wir es auch von männlichen Narzissten kennen.

Aber im Fall von Richard und Desiree versteckt sich Hoffnung. Denn Desiree ist ambivalent: irgendwie wünscht sie sich mehr Männlichkeit von Richard, obwohl sie eben diese nicht aufkommen lässt und sich kalt und abweisend präsentiert. Und sie kann sich ihrem Verlobten gegenüber auch schwach zeigen. Richard will auch zurück auf den Fahrersitz. Immerhin gibt er sich nicht mit seiner entmännlichten Existenz zufrieden. Er merkt, dass seine Abkehr von zu viel Emotionalität (*»Heulsuse«*) die Situation vielleicht ändern könnte. Immerhin.

Selbsterkenntnis ist der erste Schritt zur Besserung

Doris F. kommt mit viel Selbsteinsicht zum Psychiater. Sie hat sich eingehend mit Perfektionismus beschäftigt und bereits gelernt, sich selbst zu hinterfragen und Fehler zuzugeben. Sie listet ihre Fehler auf: So etwas ist schon ein großer Teil des Heilungsprozesses.

Fall 35: Von oben herab – Teil 1

Die 30-jährige Doris F. kommt zum Psychiater, weil sie erkannt hat, dass sie Perfektionistin ist. *»Da leidet auch mein Mann Tobias darunter. Seit ich das Buch gelesen habe, sehe ich, wie intolerant und unflexibel ich bin. Kritik ist für mich ein Horror, andererseits kritisiere ich täglich an ihm herum. Und ich weiß alles besser: zum Beispiel der Geschirrspüler. Nur ich darf ihn aus- und einräumen, weil alle anderen das falsch machen. Mein Mann ist zehn Jahre älter als ich, superentspannt und geht persönlich über alle Grenzen hinaus. Basketball hat er so auf die Spitze getrieben, dass er schon siebenmal am Knie operiert werden musste. Er muss immer gewinnen – auch beim Autofahren auf der Straße.*

Wir haben ein Eheproblem, weil ich ihn einenge. Er will raus oder er verstummt. Ich lass ihn nicht raus. Die Folge ist, dass er den ganzen Tag vor dem Fernseher oder Computer sitzt und am Familienleben gar nicht mehr teilnimmt. Wir haben zwei Töchter, die sieben und sechs Jahre alt sind. Beruflich ist er die Hälfte der Woche in Mailand und die zweite Hälfte arbeitet er zuhause im Homeoffice. Er betreut den Internetauftritt eines großen Autokonzerns. Ich habe mich letztes Jahr in der Immobilienbranche selbstständig gemacht, vorher war ich für einen bekannten Wiener Makler tätig.

Von meinem Mann lasse ich mir schwer was sagen. Wir sind momentan in der Ehe nur am streiten. Es ist bei meinem Mann viel passiert. Er verdrängt das alles. Er hat einen heftigen beruflichen Rückschlag erlebt und seine geliebte Schwester ist ganz jung an Brustkrebs gestorben. Nach außen ist er der Sunnyboy, in der Ehe nicht.

Ich war mein Leben lang unstet und wusste nicht, wer ich bin. Erst die Geburt meiner ersten Tochter hat mir Erdung und einen richtigen Halt gegeben. Ich wurde damals unabsichtlich schwanger und habe kurz überlegt abzutreiben.

Ich muss alles kontrollieren, sonst werde ich verrückt: ich kann meinem Mann nicht das Ruder übergeben, Freunden schon eher. Ich muss das Restaurant aussuchen, muss bestimmen, mit wem wir uns treffen, was im Fernsehen geschaut wird, wohin wir fahren und so weiter. Mein Kopf sagt, das ist total bescheuert, aber mein Bauch ist da zu mächtig. Mein Mann ist eine furchtbar treue Seele. Oberflächlich verbindet uns gar nichts, aber wir haben uns auf einer tieferen Ebene gefunden. Für meinen Mann ist es sehr schwer, dass er wegen der Töchter so wenig Freiheit hat. Vor drei Monaten waren wir erstmals seit zwei Jahren gemeinsam die ganze Nacht alleine weg, weil die Mädels bei meiner Mutter waren. Da waren wir wie frisch verliebt. Meiner Mutter hat die Betreuung der Kinder sogar gut getan, weil mein Vater vor ein paar Monaten verstorben ist.

Eine Paartherapie ist für uns eine Option. Tobias würde das für mich machen. Er hat aber selber keinen Leidensdruck: er verdrängt einfach. Kritisieren aufhören kann ich nicht. Dann passiert gar nichts mehr. Ich habe da die unsympathischen Eigenschaften meiner Mutter.«

Sehr selten kommt jemand, der sich selbst die Schuld für Eheprobleme gibt und nicht dem Partner. Das ist vorab mal eine ganz große Qualität von Doris. Sie schildert sich als intolerant, unflexibel und kritikunfähig und besserwisserisch. Gleichzeitig würde sie ihren Mann bei jeder Kleinigkeit kritisieren, ihn kontrollieren und einengen. Sie erlebt sich ihrem Mann gegenüber beratungsresistent und kann ihm nicht die Führung überlassen, die sie für sich beansprucht. Trotz dieser selbstkritischen Einsicht ist sie pessimistisch: *»Kritisieren aufhören kann ich nicht. Dann passiert gar nichts mehr.«* Doris F. ist recht frei von Narzissmus: schon das gibt therapeutische Hoffnung.

Fall 35: Von oben herab – Teil 2

Eine Woche später kommt Doris F. wieder zum Psychiater: *»Es geht mir nicht berauschend, weil mich das mit meinem Mann beschäftigt. Aber ich bin froh über die Struktur der Psychotherapie. Ihre Fragen helfen mir, Ordnung in meinen Kopf zu bringen. Meine Mutter hat oft geschrien mit mir. Sie hat mir aber nie ernsthaft Grenzen gesetzt, weil sie der Meinung war, dass ich am Schluss eh mache, was ich will. Mein Vater war eigentlich meine ganze Kindheit in der Arbeit, zumindest gefühlt. Ich habe nie Regeln bekommen. Die Schulen habe ich gewechselt, wie ich wollte. Ich habe mir schnell Geborgenheit von außen geholt. Mein erster Sex war mit dreizehn. Ich habe immer nur Freunde gehabt, die bemuttert werden wollten. Die haben mir alle nicht gutgetan. Ich bin die Obermama, Fürsorge ist mir ein großes Bedürfnis. Ich bemuttere gerne, zum Beispiel meine Töchter. Weil mir selbst Nähe und Geborgenheit gefehlt hat. Das habe ich diesen Männern gegeben. Meine Beziehungen waren nie leicht.*

Mein Mann, Tobias, war meinen Ex-Beziehungen um vieles voraus. Er war älter und reflektierter. Fällt Tobias auch noch in mein Schema oder kann diese Beziehung gelingen? Ich möchte mich weiterentwickeln und vorankommen. Ich habe Sorge, dass ich ihn dann nicht mehr haben will. Ich habe mir immer Männer ausgesucht, die mir nicht gutgetan haben. Tobias zieht mich hinunter. Das verdrängt er alles. Er verdrängt alles, was ihn belasten könnte. Tobias ist extrem hedonistisch – ganz anders als sein Vater.

Ich habe Tobi vor zehn Jahren kennengelernt. Er hat sich damals sehr mit sich selbst auseinandergesetzt. Damit hat er leider aufgehört. Er ist lethargisch geworden. Er war Hochleistungssportler, mit Basketball viele Male Wiener Meister und einmal sogar Österreichischer Meister. Zweimal wurde er von den Trainern zum besten Spieler der Liga gewählt. Mit dem Tod seiner Schwester hat er mit all dem aufgehört, hat mit Drogen und Alkohol begonnen und hat jetzt sogar einen Bierbauch! Es frustriert mich, dass er nichts für sich macht. Er beschwert sich, dass er wegen unserer Familie unfrei ist, aber weiß nicht, was er mit der Freiheit machen sollte. Nur fünf bis sechs Mal pro Jahr schleift er seinen müden Hintern alleine hinaus. Es geht halt nicht mehr so spontan wie früher, wegen der Kinder. Er ist ein ›Couch-Potato‹ geworden. So will ich ihn nicht. Ich will das, was ich gekauft habe! Den erfolgreichen, durchtrainierten Sportler ohne Wampe. Er hat sich noch nie bedankt, dass ich so viele Krisen mit ihm durchgestanden habe. Noch dazu ist er beruflich total unzufrieden. Ein Horror: den Frust bekomme ich ab. Er ist permanent schlecht drauf. Ich kritisiere viel. Dabei ist er eh schon unzufrieden, aber ich kann ja auch nicht jubeln und ihm sagen, wie toll er ist.

Er kritisiert an mir, dass ich immer so negativ bin. Das ist zum Teil richtig: Ich bin sicherlich eine Pessimistin, aber er macht mich oft noch negativer, weil er selbst so negativ ist. Alleine seine Anwesenheit verseucht den ganzen Raum. Er gibt mir oft Anlass zu Kritik, weil er so unvernünftig ist und grenzenlos. Beim Alkohol, beim Autofahren, beim Sport. Er fährt Mountainbike ohne Helm! Ich muss öfters schreien, wenn er so wild Auto fährt. Er verhält sich oft kindisch. Dann schlüpfe ich in die Mutterrolle. Ich habe drei Kinder zuhause – die zwei Mädels und ihn. Die zwei sind genauso chaotisch wie er und haben denselben Mangel an Tischmanieren. Letztes Jahr auf Mallorca in einem ausgezeichneten Restaurant mit Kameras hat er öffentlich Nase gebohrt und die Popel an den Stuhl gewischt. Superpeinlich! Ich hätte gerne jemanden, zu dem ich aufblicken kann, bei dem ich mich anlehnen kann. Das war er am Anfang der Beziehung, aber er hat stark an Glanz verloren. Er war in seiner Firma der Jungstar, der Mann mit Zukunft. Das hat er durch seine Blödheit vergeigt.

Unsere Ehe ist ein einziger Wettkampf: jeder weiß immer alles besser. Ich mache Tobias schlecht, damit ich größer bin. Er redet nicht mit mir. Wenn ich die Kinder ins Bett bringe, schaut er fern. Ganz ehrlich: wenn sich nichts ändert, bin ich weg.

Meine Eltern und mein Mann sind ganz unterschiedlich, wie Tag und Nacht. Aber beide haben mir keine Aufmerksamkeit geschenkt. Ich brauche Aufmerksamkeit wie die Luft zum Atmen. Das ist furchtbar anstrengend. Ich bin extrem abhängig von Fremdbewertung. Ich kann niemanden einladen, wenn die Wohnung nicht picobello ist. Die könnten sich ja denken, dass ich unordentlich bin. Das wäre eine Katastrophe! Wenn Freunde kommen, muss ich ein Mega-Essen auf den Tisch stellen. Ich tue mir immer wahnsinnig viel an, aber es stresst mich. Ich bekomme nie Anerkennung von meinem Mann. Ich bekomme nur Rügen, wenn etwas nicht passt. Ich glaube, die Aufmerksamkeit, die mir meine Eltern vorenthalten haben, fordere ich jetzt von meinem Mann. Ich weiß, dass ich eine gute Mutter bin, aber das bringt ja kein Prestige …«

Ein ganz zentraler Punkt des Perfektionismus kommt hier zur Sprache: »*Ich brauche Aufmerksamkeit wie die Luft zum Atmen. Das ist furchtbar anstrengend. Ich bin extrem abhängig von Fremdbewertung.*« Doris F. berichtet jetzt aber auch von einer stark weiblichen Seite: die Fürsorglichkeit. Sie spricht in diesem Zusammenhang von unerfreulichen Männererfahrungen. Sie hat Angst, dass sie ihr Interesse an ihrem Mann verliert, wenn sie sich menschlich weiterentwickelt. Erstmals hören wir auch ein kritisches Wort über Tobias, ihren Mann. Er zieht sie herunter, hat immer schlechte Laune. Er hat sich aufgegeben – zumindest den Sport –, lässt sich gehen und hat sogar ein Bäuchlein angesetzt. Er möchte frei sein, aber weiß nicht wofür. Sie hat die Achtung vor ihm verloren, weil er ein Couch-Potato geworden ist. So will sie ihn gar nicht: »*Ich will das, was ich gekauft habe! Den erfolgreichen, durchtrainierten Sportler ohne Wampe.*« Sie will einen Mann, mit dem sie sich sehen lassen kann. Dieser Mangel an Respekt macht natürlich das ständige Kritisieren naheliegender. Nur wo innerlich Kritik da ist, wird sie ständig geäußert. Der Fall von Doris F. endet gut, er wird im nächsten Kapitel aufgelöst.

15

Es lebe der Eros!

Wäis Kiani fragt 2015 in ihrem provokanten Buch *Die Susi-Krise. Warum Frauen keine Männer mehr brauchen und sich jetzt langweilen,* ob man als Frau überhaupt noch einen Mann für irgendetwas wirklich brauchen darf – außer vielleicht, um schwere Sachen zu heben. Sie meint, dass Frauen von ihren Müttern dazu erzogen wurden, unabhängig zu sein – und einen Mann brauchen gehört nun mal nicht zu einem modernen Frauenleben. Frauen sollen ihrer Einschätzung nach auch bei uns eigentlich keine Männer mehr brauchen, um zu überleben. Sie nennt dann im Anschluss 20 Gründe, warum Frauen Männer immer noch brauchen, obwohl sie sie nicht mehr brauchen wollen. Viele davon sind nur amüsant, aber einige stellen die Dimensionen der Weiblichkeit mit den männlichen Dimensionen in eine ausgesprochen reizvolle Spannung.

Männliche Stärke: »*Weil wir uns nur durch ihre Energie sexy fühlen können, mädchenhaft und weiblich.*« Männliche emotionale Stabilität: »*Weil sie pragmatisch sind und immer einen guten Tipp parat haben, wenn wir verzweifelt sind, der uns tröstet und Hoffnung gibt.*« Männliche Systemliebe: »*Weil sie dafür sorgen, dass wir technisch immer auf dem neuesten Stand sind und uns das alte iPhone wegnehmen und durch ein neues ersetzen.*« Männliche Bewunderung der weiblichen Schönheit: »*Weil wir sonst nie wissen, ob wir gut riechen oder unsere Haut weich ist, weil es uns niemand sagt.*« Angenehm an Kiani ist die Fröhlichkeit, mit der sie diese halbernst gemeinten Thesen ungeschützt vom Stapel lässt. Es tut dem Thema wirklich gut, es mal entspannt und schmunzelnd zu betrachten!

Über den eigenen Schatten springen

Kiani hat recht: Frauen brauchen Männer. Und umgekehrt! Kiani kommt hier intuitiv und scheinbar spielerisch auf Erkenntnisse, die der Destillation des männlichen und weiblichen Unbewussten aus dem gesicherten Forschungswissen des 21. Jahrhunderts sehr nahe kommen: Beide Konstitutionen harmonieren im Grunde unheimlich gut. Sie zeigen Konturen aus jeweils drei charakteristischen Ausbuchtungen und Einwölbungen, die wie Puzzlestücke zusammenpassen. Eine unbewusste Kraft namens Eros führt sie deswegen körperlich, emotional und kognitiv zusammen. Yin und Yang sind aufeinander bezogen, begehren einander und ergänzen sich eigentlich ausgezeichnet. Eigentlich. Denn im Unbewussten regieren jeweils zwei Liebestöter, die den Eros vertreiben. Wie killt man also jetzt die lästigen Killer?

Auf der Jagd nach den vier Monstern benötigen wir – wie bei jeder Psychotherapie – zuallererst ein Bewusstmachen der unbewussten Ursachen. Alle vier Liebestöter agieren unter der Decke und morden im Dunkeln. Der grelle Scheinwerferkegel des Bewusstseins ist Voraussetzung, um sie zu lähmen und ihnen das Handwerk zu legen. Erst wenn die vier Täter entlarvt sind, können Mann und Frau willentlich verinnerlichte Fehlhaltungen korrigieren. Dem Um-Denken folgt also ein Um-Wollen. Am Ende, wirklich erst ganz am Schluss steht das Um-Fühlen.

Die Therapie von Doris F. (Fall 35) vom letzten Kapitel geht weiter und bewegt sich über einen dramatischen Höhepunkt hinweg zu einer bemerkenswerten Entspannung:

Fall 35: Von oben herab – Teil 3

In der nächsten Therapiestunde, eine Woche später, erzählt Doris F.: *»Es stresst mich, dass Tobi heute wieder nach Wien kommt. Ich habe ihm meine Fehler eingestanden, die ich in der Therapie entdeckt habe. Ich habe ihm aus dem Perfektionismus-Buch vorgelesen. Dann hat er gesagt: ›Ok, Du bist schuld.‹ Ich habe ihn inständig gebeten, mir zu helfen, denn ich schaffe es ohne ihn nicht. Mein Mann hat Minderwertigkeitskomplexe: auf jede kleinste Kritik antwortet er mit einem verbalen Faustschlag. Er geht sofort in die Offensive. Wir schlafen seit drei Monaten in getrennten Zimmern. Am Wochenende war wieder nur Streit. Wenn er heimkommt, begrüßt er die Töchter, schaltet den Fernseher ein und stellt den Laptop auf den Esstisch. Der bleibt dort stehen, bis er wieder ins Flugzeug steigt. Oder er verschanzt sich hinter der Zeitung. Er ist jedenfalls nur körperlich anwesend.*

Ich gehe ihm ganz furchtbar auf die Nerven. Er kommt in einer Abwehrhaltung heim, so auf die Art: Welche Kritik erwartet mich heute? Das ist berechtigt, ich kritisiere leider ununterbrochen. Ich muss, es ist ein innerer Zwang. Es fällt ihm aber auch nicht auf, wenn ich mich zurückhalte und nicht kritisiere. Von Donnerstag bis Sonntag sitzt er zuhause. Oder er geht ins Fitnesscenter und arbeitet dort, weil ich verrückt werde, wenn er zuhause herumlungert. Er hätte eigentlich ein Büro im 8. Bezirk, das seine Firma zahlt, aber da geht er nicht hin. Warum auch immer. Zuhause sieht er nicht, was zu tun ist. Er hatte ein Leben lang Menschen, die solche Sachen für ihn erledigt haben. Die Mutter, die Großmutter, die drei Schwestern, die Hausangestellten. Zuhause ist er wie in einem Hotel.«

Das ist das Risiko in einer dysfunktionalen Partnerschaft, wenn man das eingefahrene Muster ändert und seinen Fehler eingesteht: der andere gibt einem recht und die ganze Schuld liegt dann bei einem selbst. Genau das macht Tobias. Elegant ist das nicht. Doch Doris hält das aus und zeigt eine bemerkenswerte Souveränität. Sie springt über ihren Schatten und bittet ihn um Hilfe. Das ist etwas ganz anderes als ihr bisheriges besserwisserisches Verhalten. Der Philosoph Josef Pieper bezeichnete die Fähigkeit, sich selbst so zu sehen wie es der Wirklichkeit entspricht als »*Demut*«. Frau F. hat sich vor ihrem Mann verdemütigt, sie hat sich verletzlich gemacht. Trotzdem ändert das vorläufig nichts.

Fall 35: Von oben herab – Teil 4

Zwei Wochen später kommt Tobias F. mit. Trotzdem will Frau F. vorher kurz mit dem Psychiater unter vier Augen sprechen. Sie flüstert: »*Meine Freundin hat ihre zweite Affäre. Ihre Kritik an ihrem Mann ist dieselbe, die mein Mann mir gegenüber vorbringt. Das hat mich wachgerüttelt. Ich habe mein Verhalten komplett geändert. Er darf jetzt wieder bei mir schlafen und wir haben auch Sex. Nur dass Sie wissen.*« Dann kommt der Mann, während Doris F. still zuhört. Das haben Herr und Frau F. so vereinbart. Herr F. setzt sich auf das Sofa und legt seine Sicht dar:

»*Die Beziehung war von Anfang an kompliziert. Wir hatten immer viele Reibungen. Ich habe anfangs nie im Leben daran gedacht, dass wir überhaupt zehn Jahre zusammenbleiben könnten, verheiratet sind und sogar zwei Kinder haben. Früher ist sie alle zwei Wochen ausgezogen. Das ist Gott sei Dank seltener geworden.*

Wir hatten immer große Streitigkeiten. Doris geht es um

Sicherheit und Verlustängste. Streit gehört zu einer Beziehung dazu, das ist nicht außergewöhnlich. Es ist eine Illusion, dass man das lösen kann. Reibung ist auch bis zu einem gewissen Grad gut – sonst wäre die Beziehung langweilig. Die Frage ist nur, wann ist es zu viel? Unsere Beziehung war diesbezüglich immer an der Grenze. Der Vorteil von Reibung ist, dass man weiß, wo man steht.

Schlimm ist: ich bin extrem freiheitsliebend. Ich hätte nicht heiraten müssen. Sie wollte das. Doris und ich sind sehr unterschiedlich. Sie ist in einer heilen Familienwelt aufgewachsen – bei mir ist das Gegenteil der Fall. Mir ist Toleranz, Wertschätzung, Respekt, Würdigung und Freiheit wichtig. Was ich nicht aushalte sind Vorschriften. Ich habe da ganz andere Glaubenssätze. Meiner Frau würde ich die Diagnose Perfektionistin und Borderline geben.

Das letzte Jahr war 100 Prozent zu viel. Da macht mir das Leben keinen Spaß mehr. Das Ganze ist auch ein Energiethema: positive Energien schaffen bessere Ergebnisse. Sie soll ihre Glaubenssätze hinterfragen – so wie ich. Ich habe totale Energie und keine Toleranzschwelle, wenn man mir Vorschriften macht. Das halte ich nicht mehr aus.«

Der Psychiater fragt ihn, ob sich in letzter Zeit etwas geändert hätte. *»Letzte Woche hat sich Doris sehr bemüht. Das kam unerwartet. Sie spürt, dass der status quo nicht mehr zu verlängern ist. Ich bin sehr leidensfähig, aber bis vor zwei, drei Wochen habe ich mir gesagt, dass ich das jetzt nicht mehr aushalte. Ich kann mich jetzt ein bisschen mehr öffnen. In unserer Beziehung gibt es immer eine Wellenbewegung. Derzeit sind wir auf 60 bis 70 Prozent positive Energie, davor waren wir auf 10 Prozent.«*

Wahrscheinlich ist Herr F. mindestens so narzisstisch wie seine Frau perfektionistisch ist. Das sind zwei Formen von Egozentrik, die vom Du entfernen und beratungsresistent machen. Beide haben jahrelang von oben herab agiert: Er hat sich von ihr nicht sozial und familiär coachen, sie sich von ihm emotional nicht ordnen lassen. Beide hätten das als Verlust der Souveränität und Unabhängigkeit – also als persönliche Niederlage – interpretiert. Meistens stimmt die kritische Einschätzung des Ehepartners sogar in etwa, nur in der Selbsteinschätzung hapert es dann gewaltig. Das wäre an und für sich kein Problem, wenn man sich gegenseitig helfen würde. Aber in problembehafteten Ehen lässt sich der eine vom andern meist nichts mehr sagen.

Solange beide die Schuld auf den jeweils anderen abwälzen und sich gegenseitig Diagnosen um die Ohren hauen, wertet der eine den anderen als psychisch kranken Psychopathen ab. Der bereits erwähnte Paartherapeut Jürg Willi hat diese Blockade »*Kollusion*« genannt: ein nie reflektiertes, automatisiert ablaufendes Interaktionsmuster, das beiden Seiten schadet. Sich gegenseitig zu diagnostizieren ist in der Partnerschaft ein absolutes No-Go. Es entfernt die Partner voneinander und verhindert eine Begegnung auf gleicher Augenhöhe. Der Partner wird zum Patienten. Aus dem Eck kommt er nicht mehr heraus.

Doris hat sich lange in perfektionistischer Egozentrik verloren, Tobias in narzisstischer Egozentrik. Jeder ist bei sich, keiner beim anderen. Im Rahmen ihrer Therapie durchbricht Doris dieses Muster, verstärkt durch den Schock mit der ehebrechenden Freundin. Erstaunlich, dass Tobias ihren Wandel nicht von selbst erwähnenswert findet.

Fall 35: Von oben herab – Teil 5

Der Psychiater fragt, wo Tobias F. die eigenen Anteile am Konflikt sieht. Herr F. zögert mit der Antwort nicht: *»Was ihr wichtig ist, empfinde ich als oberflächlich. Ich schaffe das nicht umzusetzen, weil ich nicht daran glaube. Zum Beispiel Kleidung oder Körperpflege. Ich habe keinen Nine-to-five-Job, ich bin in der Dienstzeit geistig im Computer und nicht in der Familie ... Es wäre für mich interessant zu wissen, was ich falsch mache.«* Nachdenkliches Schweigen. *»Genau weiß ich es eigentlich nicht, was ich falsch machen sollte. Ich bin sehr unkonventionell – das ist anders für mich gar nicht lebbar. Alltagsleben ist für mich ein Horror. Ich brauche immer Stimulation und was Neues.«*

Herr F. findet auf Anhieb keinen Zugang zu seiner Fehlerhaftigkeit. Er ist fixiert auf die Defizite seiner Frau und verdrängt die eigenen. Das ist sehr typisch für die Kollusion. Frau F. hat jahrelang im selben Mechanismus gelebt. Männlicher Narzissmus und weiblicher Perfektionismus: aufeinander mit dem Finger zeigen und sich selbst nicht mehr hinterfragen.

Fall 35: Von oben herab – Teil 6

Der Psychiater wendet ein, dass verletzender Streit einer Beziehung nie gut tut. Eine Beziehung benötige gegenseitige Wertschätzung. Von oben herab zu urteilen und Diagnosen zu verteilen, sei keine Begegnung auf Augenhöhe. Dann erhält Frau F. das Wort: *»Ihr Analyse tut mir gut«*, sagt sie an den Psychiater gewandt. *»Ich werde nicht ernst* *genommen. Das ist in der Tat ein sehr großes Problem. Was mir fehlt, ist Aufmerksamkeit und Interesse an meiner Person. Was ich tun muss, ist ihm mehr Freiheit zu geben, mehr auf seine Wünsche einzugehen, mehr Sex zuzulassen. Das ist nicht leicht im permanenten Geschimpfe. Ich fühle mich nicht wahrgenommen, nicht ernstgenommen, nicht geliebt. Ich bin da und muss funktionieren – wie eine Maschine. Es hat seit zehn Jahren keine konstante Nähe mehr gegeben. Das brauche ich aber, ich muss mich geliebt fühlen, muss spüren, dass man mich für voll nimmt. Er sagt, er kann nicht geben, weil er so verletzt wurde – daraufhin habe ich mich zurückgezogen.«*

Der Arzt fasst zusammen, dass wir es hier mit einem Teufelskreis zu tun haben. Das Von-Oben-Herab und Nicht-Ernst-Nehmen führt zu Gekeife, das wiederum zu mehr Von-Oben-Herab führt, und so weiter …

Frau F. schaut Herrn F. in die Augen und bittet ihn, sie nicht mehr von oben herab zu behandeln. Sie nennt ihm viele Beispiele, wo sie das so wahrgenommen hat. Herr F. schweigt und hört seiner Frau aufmerksam zu. Am Ende bittet er sie überraschend um Verzeihung. Absolut glaubwürdig, nichts Aufgesetztes. Frau F. hat das überhaupt nicht erwartet und ist zu Tränen gerührt: *»Das hat er schon ewig nicht gemacht!«*

Tobias F. schafft einen für ihn unglaublichen Schritt. Freilich hat seine Frau diesen Schritt auf ihn zu schon früher vollzogen. Trotzdem ist sein Sprung über den eigenen Schatten für die Beziehung extrem wertvoll. Sowohl Frau F. als auch – in der Folge – Herr F. wachsen über sich selbst hinaus und zerbrechen die Fesseln der Kollusion. So ist es möglich, sich einander in der eigenen Verletzlichkeit zu zeigen, sich auf Augenhöhe zu begegnen, alte Wunden zu heilen und die Beziehung zu sanieren.

Tobias und Doris F. sind auf dem besten Weg, ihre Beziehung neu zu gestalten. Dem Paar war der Eros abgestorben. Auch ohne ihn sind sie jeweils über sich hinausgewachsen und über ihren Schatten gesprungen. Daraufhin stellte sich Eros unerwartet wieder ein. Die Fähigkeit, um Verzeihung zu bitten, übersteigt das Lustprinzip des Eros. Die positive Psychologie reiht diese Qualität unter die *»Stärken und Tugenden«:* Die Tugend macht frei für das Gute – und führt über die Überwindung der kurzfristigen Befriedigung zum langfristigen Glück.

Wenn das Es Ich wird, tanzen die Geschlechter

Wie wir bei Doris F. sehen, ist Perfektionismus kein Schicksal: er kann überwunden werden. Nach einer erfolgreichen Psychotherapie sagte die 38-jährige Millennial-Perfektionistin Resi S. in der Abschlussstunde folgendes:

Fall 36: Die neue Frau

»Die Angst, nicht gut genug zu sein, ist endlich weg. Jetzt spüre ich meine Weiblichkeit wieder. Ich kann mich jetzt auch beim Tanzen führen lassen. Das konnte ich nie. Ich kann mich endlich fallen lassen: ich spüre intuitiv, wo er mich hinführt. Ich fühle mich jetzt so wohl als Frau! Und kann seine Männlichkeit viel besser wahrnehmen und genießen. Ich mag das wieder, dass er ein Mann ist. Das war jahrelang nur eine Bedrohung.«

Resi S. erwähnt einen schönen Punkt: das Tanzen. Die Fähigkeit, einander zu spüren und sich führen zu lassen, gehört zu den wichtigsten Voraussetzungen für einen gelungenen Paartanz. Dazu kann es helfen, sich selbst nicht so wichtig zu nehmen. Von der tanzenden Dame wird zu einem bestimmten Zeitpunkt eine Instabilität eingenommen, die die Führung des Herrn durch einen leichten Impuls überhaupt erst ermöglicht. So erst kann eine Tanzfigur in ihrer Leichtigkeit und Selbstverständlichkeit entstehen. Konflikte in der Partnerschaft, insbesondere um die Vormachtstellung, können beim Tanzen sichtbar werden, weswegen ein Tanzkurs viele paartherapeutische Ansatzpunkte bietet. Die Tatsache, dass sich Resi S. jetzt beim Tanzen fallen lassen kann, ihre neue Sensibilität, die Führung zu erspüren, ist das Gegenteil eines leistungsbezogenen Perfektionismus. Dieser kreist angespannt um sich selbst und nimmt die Umgebung nur mehr schemenhaft wahr. Gesunde Weiblichkeit ruht in sich. Gesunde Weiblichkeit ist selbstbewusst. Sie hat keine Angst mehr, nicht gut, nicht schön oder nicht intelligent genug zu sein. Sie hat aber auch keinen Dünkel dem Mann gegenüber, denn sie ist frei von Egozentrik perfektionistischer oder gar narzisstischer Natur. Natürlich weiß sie andererseits auch um ihre Verletzlichkeit – doch sie vertraut.

»Das Es muss Ich werden« ist einer der brillantesten Aussprüche von Sigmund Freud: Die Eigenwahrnehmung als Mann und als Frau ist die Grundlage der geschlechtlichen Kooperation. Durch Selbstbewusstsein – also das bewusste Wahrnehmen des eigenen Selbst, der eigenen Konstitution in ihren Qualitäten und Defiziten – gewinnen Mann und Frau an Ruhe und innerer Sicherheit. Der gute Partner weiß, wo er die Hilfe seiner Frau braucht und wo sie seiner Hilfe bedarf. Die gute Partnerin weiß das umgekehrt genauso. Selbsterkenntnis ist ein festes Standbein. Selbsterkenntnis macht auch das gelas-

sene und wohlwollende Erkennen des andersgeschlechtlichen Gegenübers möglich – in seinen Qualitäten und in seinen Defiziten. So gelingt der Tanz der Geschlechter: jeweils einer führt, in harmonischer Abwechslung, weil jeder etwas anderes besser kann und beide das wissen.

Wenn es aber dem Paar gelingt, die bestehenden leiblichen, thymopsychischen und noopsychischen Unterschiede wieder wahrnehmbar zu machen, dann nur, weil sie Konkurrenzdenken abgelegt haben und auf Augenhöhe kommunizieren: Kein Geschlecht ist »besser« als das andere, keines dem anderen überlegen. Beide Geschlechter haben ihre Stärken und Bedürftigkeiten, die sich jeweils durch die drei Dimensionen ergeben. Das Ganze fügt sich wie ein Puzzle zusammen. Dieses Puzzle ist bei jeder Beziehung individuell verschieden! Jeder Mann, jede Frau hat ihr spezielles Profil der männlichen beziehungsweise weiblichen Eigenschaften. Niemand weist automatisch ein Maximum männlicher oder weiblicher Eigenschaften auf. Weder 100 Prozent noch 0 Prozent soziale Kompetenz sind die Regel. Die Realität liegt meist irgendwo dazwischen. Was die soziale Kompetenz angeht, wird sie vielleicht über 84 Prozent verfügen, er möglicherweise über 34 Prozent. Auch in puncto Sachlichkeit oder Stärke und bei allen anderen Parametern zeigen sich ganz individuelle Muster.

Eine Partnerschaft gelingt, wenn die beiden Profile zum gegenseitigen Vorteil genutzt werden können. In bewusster Verschiedenheit und gegenseitiger Wertschätzung entsteht eine Win-Win-Situation. Respektvolle Kooperation statt verbissener Konkurrenz: Das ist das Geheimnis der Liebe. Liebe funktioniert niemals asymmetrisch. Es ist das Problem vieler Millennial-Patienten in diesem Buch, dass sie nicht in der Lage sind, eine symmetrische Beziehung zu führen und einander in gegenseitiger Wertschätzung auf Augenhöhe zu begegnen.

Fall 37: Wiederauferstehung der Männlichkeit

Der 32-jährige Matthias F. berichtet: *»Durch die Therapie hat sich in meiner Beziehung etwas getan! Meine Freundin Jeannine war wieder einmal grantig. Normalerweise reagiere ich da immer sehr genervt. Diesmal konnte ich es aber unterlassen, sie zu attackieren. Ich ließ sie einfach spinnen. Am nächsten Tag war sie wieder normal. Unglaublich! Sonst streiten wir da eine Woche! Ich weiß nicht, warum ich gelassener sein kann. Vielleicht, weil ich alles in der Therapie erzählt habe?*

Unsere Streits verliefen jahrelang nach dem gleichen Muster: Jeannine ist zuerst extrem kalt und abweisend. Das habe ich nie verstanden. Ich kann meine negativen Emotionen auch verbergen. Wieso sie nicht? Das soll sie gefälligst machen. Was gehen mich ihre schlechten Launen an? Das war wohl ein Irrtum. Jeannine sagt jedenfalls, dass es ihr schlecht geht. Und sie sagt, dass es nichts mit mir zu tun hat. Und dann ist sie gemein zu mir. Das hielt ich bis jetzt für reine Provokation. Dann regt sie sich über ihr Leben auf und über die Anstrengung mit unserem Sohn. Und sie findet, dass Wien Scheiße ist. Das habe ich als Angriff auf mich verstanden. Dann zickte ich auch. Ich bin da sehr empfindlich, ja eigentlich wehleidig. Wenn sich die Emotionen hochschaukeln, eskaliert der Streit. Ich reagiere voll weibisch, emotional nicht stabil.

Jeannine sagt mir, sie braucht in dieser Situation nur jemanden, der sie in den Arm nimmt und beruhigt. Und ich habe sie immer nur angeblafft! Das ist ja meine erste Beziehung. Ich bin nur mit meiner Mutter aufgewachsen, habe keine männlichen Vorbilder gehabt. Jeannine musste bisher in unserer Beziehung stabiler sein als ich und fühlte sich immer unwohl dabei. Sie hätte gerne eine starke Schulter, wo sie sich ausweinen kann, die ihr Halt gibt. Ich bin draufgekommen, dass ich selber bis jetzt gar kein Vater, sondern eine schlechte Mutter war!

Mein Geschäftspartner ist zufrieden mit seiner Frau. Und die ist wirklich eine Furie. Er ist allgemein entspannter, sehr männlich, ist um einiges älter als ich und bereits 25 Jahre verheiratet. Wenn ich ihn um sein Geheimnis frag', zitiert er immer den Song von der Popband S.T.S.: ›I hab sie gern. I muss net alles, was sie sagt, immer hör'n‹. Diese Gelassenheit hilft mir sehr!«

Matthias F. lernt in der Therapie, der weiblichen Instabilität mit Stärke (erste Dimension) und emotionaler Stabilität (zweite Dimension) entgegenzutreten. Er lernt, nicht alles persönlich zu nehmen, sondern auch mal Schmerz auszuhalten, um Launen abzufangen. Wahre Stärke hat keine Härte nötig. Noch klappt es bei ihm innerlich nicht ganz mit der gleichen Augenhöhe (*»Ich ließ sie einfach spinnen«*). Daran muss er noch sehr arbeiten. Aber er ist gut und erfolgreich unterwegs. So schafft er viel eher, Jeannines Erwartungen nach einer starken Schulter zu erfüllen. Das *»Mit-zicken«* jedenfalls hat bis jetzt die Situation nur eskalieren lassen.

Agape als Retter des Eros

Eros ist viel mehr als bloßes unpersönliches, ja pornographisches sexuelles Verlangen, viel mehr als tierische Anziehung. Eros veredelt den Sexualtrieb, indem er aus dem Ich heraustritt und das Du sucht: die geliebte Person. Eros ist ein geheimnisvolles inneres Wiedererkennen tief drinnen im Unbewussten.

Eine affektive Resonanz aufgrund des Übereinstimmens der anderen Person mit eigenen unbewussten somatischen, emotionalen und kognitiven Bedürfnissen. Eros scannt die Puzzleoberfläche des anderen ab und springt auf die ganze Person an – oft schon nach wenigen Augenblicken der Wahrnehmung.

Eros ist ein Eisbrecher: Die Liebe zwischen Mann und Frau wird fast immer von ihm initiiert. Goethes Werther etwa trifft der Pfeil des Amor, als er Lotte in ihrer weiblichen Fürsorglichkeit für ihre acht kleinen Geschwister sieht (dritte Dimension). Das haut ihn um: das hat er nicht, das kann er nicht, das will er unbedingt, das ist völlig außerirdisch für ihn. Er ist überwältigt. Diese Wallung hat Geschichte geschrieben. Eine ganze Generation fiel ins Werther-Fieber. Oft ist es eine scheinbare Kleinigkeit am anderen, die unsere Bedürftigkeit zum Schwingen bringt. Und schon ist es um uns geschehen. Das ist schön! Deswegen nennt die klassische Philosophie Eros eine Form der bedürftigen oder auch begehrenden Liebe. Eros ist fulminant und hinreißend, aber instabil und unvollständig: Eros schwebt über den Wolken, lebt nach Freud im Traumschloss des *»Lustprinzips«* und nicht mit beiden Beinen auf dem Boden des *»Realitätsprinzips«*.

Eros blickt zwar schon auf das Du in der Partnerschaft, aber noch als Bedürfnis, als *»Triebziel«* – wie Freud es sehr, sehr unromantisch formuliert hat. Sein Wohnort: das Unbewusste. Sein Prinzip: Lustmaximierung und Unlustvermeidung. Seine Methode: Weg des geringsten Widerstands. Sein Ziel: Selbsterhaltung und Arterhaltung. Seine Basis: die somatische, thymopsychische und noopsychische Konstitution, nicht etwa theoretische Überlegungen oder Vorgaben des Über-Ichs. Seine Stärke: Kurzfristigkeit. Seine Schwäche: Kurzlebigkeit.

Frustration und Unlust – wie etwa Ablehnung oder mangelnde Gegensätzlichkeit – lässt Eros schnell abkühlen. Treue ist für ihn o. k., solange sie wie von selbst funktioniert. Ein fremdes Lustangebot – und sei es noch so unvernünftig – kann ihn leicht aus der Bahn werfen. Das Phänomen von *Shades of Grey* hat hier seine Auflösung. Eros hat keine ethische Grundhaltung: *»Das Es kennt keine Moral«* stellte schon Sigmund Freud fest. Auf Eros ist kein Verlass. Aber das macht nichts, denn das ist gar nicht seine Aufgabe.

Schon die alten Griechen fanden ein zweites, wesentlich konstanteres und bewussteres Liebesprinzip, das den Eros in der Waage hält: die Agape (lateinisch *Caritas*). Partnerschaft gelingt, wo dem unbewussten Eros die bewusste Agape – Prototyp der schenkenden Liebe – zu Seite gestellt wird. Im Gegensatz zu Eros will die Agape primär nichts für sich. Agape bedeutet nicht das gierige »Ich will (dich)«, sondern das selbstlose »Ich sehe dich: du bist (wunderbar). Ich will Dein Glück und wenn es meinen Verzicht fordert.« Ohne Agape bleibt Eros ein flüchtiger Gast.

Die Agape gibt sich bedingungslos hin, ohne zu rechnen, ob sie etwas zurückbekommt. Sie ist eine Bewegung der Liebe, die dorthin zielt, wo noch nichts ist. Der Mystiker Johannes vom Kreuz schrieb im 16. Jahrhundert: *»Lege Liebe hinein, wo keine Liebe ist, und du wirst Liebe ernten.«* Die Agape kann den Partner verändern – selbst Perfektionisten und Narzissten! Es geht der Agape nicht um Gefühle, sondern um eine Grundhaltung des Lebens. Sie hat ein für alle Mal »Ja« zum Du gesagt und wird es nicht zurücknehmen. Eros ist leidenschaftlich, spektakulär und unvernünftig, Agape hingegen ist besonnen, bescheiden und vernünftig: sie prüft, bevor sie sich hingibt. Wenn Eros ein helles Strohfeuer ist, so ist die Agape eine stabile Glut.

Die Agape blickt nicht auf sich selbst, lässt sich von Enttäuschung nicht erschüttern, ist trotz heftiger Anfechtungen treu und konstant. Nur die Agape – nicht der Eros – kann auf lange Sicht die Defekte und Unzulänglichkeiten des anderen

Geschlechtes aushalten, um sie dann bei Gelegenheit wohlwollend und liebevoll zu optimieren. Die Agape verhindert auch die Beratungsresistenz gegenüber dem anderen Geschlecht. Sie bewirkt die Hochachtung, dass der andere durch seinen anderen Blickwinkel etwas Essenzielles zu sagen hat. Wenn Agape nicht irgendwann in die Liebesbeziehung Einzug hält, stolpern Mann und Frau über ihre Verschiedenartigkeit, die sie am Anfang doch so sexy fanden. Was Eros auslässt, kann Agape überbrücken – bis Eros seine Wirkung aufs Neue entfaltet.

Fall 38: Harmonie und Disharmonie

Daniel und Barbara S. berichten aus ihrer Ehe: *»Unsere Erfahrung ist, dass wir zwei Blicke haben können.*

– Geht's uns gut miteinander (wenn wir in Kommunion sind), sprechen wir von unserer Verschiedenheit als Ergänzung, dass wir gut zusammenpassen und jeder seinen Teil einbringt.

– Geht's uns nicht gut miteinander, das heißt wir sind nicht in Kommunion, dann passen wir nicht zusammen, weil wir so verschieden, die Unterschiede so gewaltig sind. Die Verschiedenheit bringt uns auseinander …«

Unter *Kommunion* verstehen Daniel und Barbara das gegenseitige respektvolle Erkennen der Andersartigkeit des Gegenübers. Dadurch können sie dann miteinander tanzen. Wenn jeder nur auf sich blickt, stolpert man eher über die Beine des anderen.

Die Agape beinhaltet auch die ethische Grundhaltung, von der schon im zweiten Kapitel die Rede war. Da sie nicht bedürftig, sondern schenkend ist, kann sie auch einmal (aufgrund dieser Prinzipien) »Nein« sagen. Auch auf die Gefahr hin, sich kurzfristig beim anderen unbeliebt zu machen. Das hätte etwa Vanessa (Fall 32) sehr geholfen: Agape schließt Vernunftargumente in ihre Entscheidungen ein und sucht den guten Rat. Genial für die Partnerschaft ist, wenn sich Mann und Frau in ihrer ethischen Grundhaltung einig sind. Wenn das für sie ein gemeinsames, unumstößliches Prinzip bedeutet. Diese Grundhaltung zielt auf ein höheres Gut: Wissen sich beide dem Schönen, dem Wahren und Guten verpflichtet – die Psychologie spricht heute von *Selbsttranszendenz* –, kann die Beziehung wesentlich leichter gelingen. Beide blicken dann Schulter an Schulter in dieselbe Richtung. So tut es der Beziehung gut, sich gemeinsam für eine gute Sache zu engagieren. Das hilft, sich auf das Wesentliche zu fokussieren und relativiert kurzfristige Launen.

Und siehe da: die moderne Attraktivitätsforschung bestätigt uns, dass sich in diesem und nur in diesem Aspekt gleich und gleich gerne gesellt (siehe Abschluss von Kapitel 3)! Die angeborene menschliche Intuition, das Kant'sche *»moralische Gesetz in mir«*, ist da unbewusst schon sehr weitsichtig.

Nur die Agape – man kann es nicht oft genug erwähnen – ist zur Treue fähig und vertraut trotz Enttäuschung. Da ist Eros schon lange abgemeldet. Die Agape kann am Geliebten festhalten, selbst wider die Erfahrung. Sie kann über den Dingen und den Emotionen stehen und verzeihen – selbst im schlimmsten Fall: wenn nicht um Verzeihung gebeten wird. Sie kann über ihren Schatten springen und um Entschuldigung bitten. Wir sehen das sehr schön bei Tobias und Doris F. in Fall 35. Anders als der Eros bleibt die Agape auf dem langfristigen Kurs, selbst wenn die Gefühle kurzfristig aus der anderen Richtung wehen. Sie ist im Gegensatz zum Eros unspektakulär und wird oft übersehen. Sie hat die Fähigkeit, auf eigene Macht zu verzichten. Sie ist da, wenn sie gebraucht wird, aber beansprucht keinen Applaus. Sie kann sich selbst zurücknehmen. Verlieben passiert. Lieben hingegen ist die Folge einer Entscheidung. Beziehungen scheitern heute vielfach, weil Eros gesucht, Agape aber nicht gepflegt wird.

Wenn etwa die Frau den emotionalen Analphabetismus ihres Mannes und seine soziale Inkompetenz wahrnimmt, kann sie darüber verständnislos den Kopf schütteln. Sie kann ihn deshalb immer wieder abwerten (eventuell auch vor anderen). Sie kann sich aber auch – im Sinne der schenkenden Liebe – entscheiden, ihm diskret mit Rat und Tat zur Seite zu stehen. Genauso kann der Mann die Schwächen seiner Frau belächeln oder aber sie entsprechend unterstützen.

Beide Aspekte der Liebe – Eros und Agape – befruchten einander: Das Geben und Nehmen, Schenken und Begehren hält die Liebe lebendig. In verschiedenen Lebensphasen einer Partnerschaft kann die eine oder andere Seite der Medaille im Vordergrund stehen (anfangs wird es wohl der Eros sein …). Aber das eine ohne das andere ist letztlich armselig. Je mehr beide zusammenwirken, desto mehr verwirklicht sich das wahre Wesen von Liebe. Wenn Eros zunächst vor allem verlangend, aufsteigend ist – Faszination durch die große Verheißung des Glücks –, so wird er im Zugehen auf den anderen immer weniger nach sich selber fragen, immer mehr das Glück des anderen wollen, immer mehr sich um ihn sorgen, sich schenken, für ihn da sein wollen. Agape tritt in ihn ein, andernfalls verfällt er und verliert auch sein eigenes Wesen. Umgekehrt ist es aber auch dem Menschen nicht möglich, einzig in der schenkenden Liebe zu leben. Er kann nicht immer nur geben, er muss auch empfangen. Wer Liebe schenken will, muss selbst mit ihr beschenkt werden.

Fall 39: Schnelle Lösung – Teil 1

Herr Jochen E. kommt zum Psychiater, weil er vorgestern in den frühen Morgenstunden ein massives Druckgefühl auf der Brust verspürte. In der Notaufnahme wurde der Verdacht auf Herzinfarkt geäußert. EKG und der Bluttest Troponin T waren aber negativ. So sei ihm geraten worden, den Psychiater aufzusuchen. Das tue er jetzt, aber er wolle nicht jahrelang auf der Couch liegen, sondern eine möglichst schnelle Lösung, am besten ein Medikament.

Er sei Rechtsanwalt, 38 Jahre alt, leite eine relativ große, sehr erfolgreiche Kanzlei in Wien und habe ein paar wilde Jahre hinter sich. Er sei seit sechs Jahren mit der 36-jährigen Physiotherapeutin Sonja verheiratet. Sie hätten zwei Töchter im Alter von vier und drei Jahren. Sonja sei im Moment sehr mit dem Aufbau ihrer Praxis beschäftigt. Die Beziehung hätte dadurch viel an Intimität, Innigkeit und Gemeinsamkeiten eingebüßt. Sonja sei früher durch ihre unglaubliche Intuition seine beste und wichtigste Beraterin gewesen, jetzt komme es kaum mehr zu solch erhellenden Gesprächen. *»Das war durchaus gegenseitig: sie hat meine Einschätzung als Jurist geschätzt und gerne meinen Rat gesucht. Das war ein sehr schönes Gefühl, ein heiliger Moment für mich! Da waren wir uns so nahe … Aber das ist schon länger Vergangenheit. Ich weiß auch nicht genau, wie uns das passieren konnte … Auch der Sex ist nicht mehr, was er einmal war.«*

Seit zwei Jahren hätte er lockeren Chat-Kontakt mit einer nunmehr 20-jährigen Jura-Studentin namens Lene – mit deutlicher Flirtkomponente. *»Unter uns gesagt ist der Chat für mich prickelnder als meine gesamte momentane Ehe! Ich weiß, dass ich da was kompensiere.«* Bis auf ein heimliches

Abendessen und gemeinsames Haschrauchen sei aber nie etwas gewesen. Vor zwei Wochen habe seine Frau durch einen dummen Zufall diesen Chat entdeckt. Jetzt sei Feuer auf dem Dach. »*Lene lebt das Leben, das ich vor fast 20 Jahren hatte. Das macht den Charme dieser Beziehung aus. Ganz ehrlich: nachdem mich Sonja mit dem Thema konfrontiert hat, lese ich diese Chats auch in einem ganz anderen Licht und sehe sie nicht mehr so unproblematisch, wie ich mir das zwei Jahre lang eingeredet habe.*

Sonja bedeutet mir viel. Sie hat mich zu einem besseren Menschen gemacht. Ich habe mit Lene den Kontakt jetzt komplett abgebrochen. Sie fehlt mir nicht. Für mich ist außerehelicher Sex ein No-Go. Schmusen ist da eine ganz andere Sache … Für meine Frau hat die Ehe ein sakrosanktes ›Ewig‹. Das passt für mich nicht. Durch Lene ist der Ehe die Unschuld verlorengegangen. Der Wert der Familie ist für mich sehr hoch, meine Töchter liebe ich über alles. Der Wert der Ehe war mir bis jetzt nicht klar. Ich bin wahrscheinlich schon ein ziemlicher Narzisst«.

Der Psychiater verschreibt kein Medikament, sondern sieht den Zusammenhang zwischen der Ehekrise und der Panikattacke. Er empfiehlt die Pflege der ehelichen Kommunikation, etwa durch einen regelmäßigen Eheabend.

Das Spiel der Geschlechter zwischen Jochen und Sonja hat nach seiner Schilderung jahrelang einwandfrei funktioniert. Eros hatte seine Hochphase. Sonja hat ihn sozial gecoacht und ihn zu einem besseren Menschen gemacht. Jochen hingegen hat sie emotional geordnet und stabilisiert. Das war für ihn ein schönes Gefühl. In der Rolle hat er sich als stimmig erlebt. Das war ein wunderschöner Tanz, den beide genossen haben. Doch Eros ist abgeflaut, das funktionierende System ist dysfunktional geworden. Beide haben sich auseinandergelebt. Sie haben verlernt, sich gegenseitig zu ergänzen. Jochen ist ganz in der Kanzlei, Sonja konzentriert sich im Moment mehr auf den Aufbau ihrer Praxis und die Töchter. Auch sie dürfte die Ehebeziehung etwas aus dem Blick verloren haben. Dadurch haben die beiden an körperlicher, emotionaler und kognitiver Harmonie verloren. Jochen fehlt das, doch er holt sich seinen Bedarf an Weiblichkeit statt bei seiner eigenen Frau bei einer blutjungen anderen. Damit lässt er nicht nur seine Ehefrau Sonja links liegen, sondern bringt Lene in eine emotional gefährliche Situation. Doch es regt sich die Agape in ihm. Er beschließt, dem Eros zu einer fremden Frau einen Riegel vorzuschieben. Für Sonja *»hat die Ehe ein sakrosanktes Ewig«*. Sie hat also eine unumstößliche ethische Grundhaltung. Vielleicht hat sie aber aus dieser trügerischen Sicherheit Eros und Agape zu wenig gepflegt?

Fall 39: Schnelle Lösung- Teil 2

Genau ein halbes Jahr später kommt er mit seiner Frau wieder. Aber Jochen schweigt nur, seine Frau Sonja spricht. Nach dem Vorfall vor einem halben Jahr sei sie misstrauisch geworden. Sie kann die Sache nicht vergessen und ist sich nicht sicher, ob da nicht viel mehr war zwischen ihrem Mann und dem Mädchen. Der Psychiater fragt den Mann, ob er aus seinen Aufzeichnungen vorlesen soll. Der stimmt zu. Als der Satz kommt *»Bis auf ein heimliches Abendessen und gemeinsamen Haschrauchen ist nie etwas gewesen…«*, atmet sie sichtlich erleichtert durch, lässt sich nach hinten auf die Couch fallen, schaut zum Himmel und sagt laut *»Danke! Genau das habe ich mir immer erhofft! Diese Gewissheit!«* Dann, zum Psychiater gewandt: *»Ein Thema haben wir aber noch …«*

Sie hätten in der Kanzlei eine 25-jährige Rechtsanwältin, Corinna, auf die ihr Mann große Stücke halte. Sie habe nicht das Gefühl, dass Jochen ihr untreu sei, aber da stimme was nicht. »*Mich kritisiert er ständig, sieht nur die Mängel an mir. Das verletzt mich. Das macht er aber bei vielen Leuten, deswegen hat es mich lange nicht gestört. Aber jetzt kommt diese Corinna. Zu der ist er viel netter als zu mir. Sie verdient 2.500 Euro brutto. Jetzt will er ihr auch noch ein Firmenauto geben und geht dauernd mit ihr essen. In der Kanzlei hat es noch nie Sekt gegeben. Seit sie da ist, spendiert er einen Champagner nach dem anderen. Außerdem erkundigt er sich ausgiebig bei ihrem Ex-Freund über sie. Einem älteren Mitarbeiter, der sich mit ihr gezankt hat, hat mein Mann unmissverständlich klar gemacht, dass er zu gehen hat, wenn er sich mit Corinna anlegt. Er hat ihm sogar gesagt, dass sie das Kündigungsschreiben unterschreiben wird. Verstehen Sie mich nicht falsch: ich mag das Mädchen. Aber mir missfällt die Anhänglichkeit meines Mannes ihr gegenüber.*«

Herr E. schüttelt unwirsch den Kopf: »*Corinna rettet mir in der Kanzlei den Arsch. Da ist nichts. Du bildest Dir das ein. Sie übernimmt die schwersten Fälle, koordiniert das ganze Team und macht jede Menge unbezahlter Überstunden. Sogar ihre Partnerschaft hat sie dafür geopfert. Natürlich habe ich Interesse daran, dass mein bestes Pferd fit bleibt. Deswegen gehe ich ab und zu mit ihr essen. Noch dazu besprechen wir die Kanzleiführung und ich kann das Essen von der Steuer abschreiben. Das ist nicht unüblich in unserer Branche.*«

Der Psychiater bittet Frau E. hinaus in das Wartezimmer. Dann fragt er Herrn E., ob er wieder eine schnelle, saubere Lösung wünscht. Herr E. bejaht. »*Dann bieten Sie Ihrer Frau an, Corinna zu kündigen.*« Die Antwort verblüfft den Arzt: »*Das habe ich schon getan – meine Frau will das aber nicht.*«

Der Psychiater bittet Herrn E. hinaus in das Wartezimmer und holt sich die Frau. *»Das stimmt, das hat er mir angeboten. Aber das hat er nicht ernst gemeint, deswegen habe ich abgelehnt.«* Zusammen finden sie ganz schnell die Lösung, dass Frau E. mit Hilfe des Psychiaters Herrn E. ein kritisches Feedback über seine emotionale Anhänglichkeit an die junge Frau gibt. Frau E. wird danach die Lage eine Zeitlang beobachten und – wenn sich nichts ändert – auf die Kündigung zurückkommen.

Der hereingeholte Mann ist sehr zufrieden mit der klaren Lösung und hört seiner Frau und dem Arzt beim kritischen Feedback aufmerksam zu. Frau E. strahlt.

Die unleidliche Situation der Aufdeckung der Chats hat die Liebe Sonjas zu Jochen verunsichert (Eros). Sie ist sich plötzlich der Verletzlichkeit der Ehe bewusst und fällt ein wenig auf sich selbst zurück: die Angst beginnt, um sich selbst zu kreisen. So ist die Information aus der Krankenakte des Psychiaters Balsam für ihre verwundete Seele.

In ihrer Weiblichkeit (zweite Dimension) kann sie ihren Mann besser lesen als er sich selbst. Das ist nicht ungewöhnlich. Die Beziehung zu Corinna hat bei Jochen sicherlich Ausmaße, die über eine berufliche Kooperation hinausgehen. Er kann da seine eigenen Motive schlecht wahrnehmen und verdrängt den Eros, der sich zwischen der jungen Frau und dem 13 Jahre älteren Mann eingeschlichen hat. Das kann durchaus nur einseitig sein, muss aber nicht. Es ist aber doch ein erheblicher Störfaktor. Sonja ist aber nicht unvernünftig-emotional eifersüchtig. Sie versucht, die zutreffenden Argumente der Bedeutung Corinnas für die Kanzlei zu akzeptieren. Sonja agiert emotional reif. Beide Ehepartner entscheiden sich bewusst für die Agape – und sicherlich wird sich Eros bald wieder melden.

Aug in Aug

Es ist erstaunlich, wie viele Paare sich lange nicht mehr in die Augen geschaut haben. Im (somatischen) Augenkontakt kommt die Innerlichkeit von Mann und Frau in Schwingung. Das ist in der Verliebtheitsphase – unumschränktes Gebiet des Eros – spielerisch einfach und beglückend, kann aber durch Unachtsamkeit zum Erliegen kommen. Das Abwenden des Blickes kann das Auseinanderdriften der Leben bis zur Entfremdung zur Folge haben.

Fall 40: Die verletzenden Wutanfälle

Die 38-jährige Katrin L. und ihr gleichaltriger Mann Josef kommen zur Paartherapie. Katrin hat auf das therapeutische Gespräch bestanden und erzählt, dass ihr Mann cholerisch sei. In seinen Wutanfällen, die durch Nichtigkeiten ausgelöst würden, verletze er sie immer wieder sehr. Dann mache er vernichtende, abschätzige Kommentare über ihre Figur, ihr Gewicht und vor allem über ihre schlaffen Brüste. Er vergleiche sie dann auch mit anderen Frauen, die diesbezüglich besser ausgestattet seien. *»Das trifft mich ins Herz, dann beginne ich wie ein Schulmädchen zu weinen und kann mich gar nicht wehren. Ich bin sonst nicht auf den Mund gefallen, aber das geht so tief … Eine Freundin hat mir einmal geraten, ihm zu entgegen, dass andere Männer auch viel besser gebaut sind als er. Da lacht er mich aus und wird nur noch aggressiver. Ich weiß, dass er das gar nicht so meint und in dem Moment nicht aus seiner Haut raus kann, aber es tut höllisch weh. Seine Worte bleiben in mir und ich fühle mich wirklich hässlich.«*

Da alles zwei Seiten hat, wendet sich der Psychiater an

Herrn L., der recht unbeteiligt zugehört hat. Josef L. räuspert sich und räumt ein: *»Naja, Kati hat da vielleicht ein wenig dick aufgetragen, so oft ist das ja gar nicht, aber im Wesentlichen stimmt das schon …«* Der Psychiater fragt, was ihn da so wütend mache. *»Äh, die Kati hat das schon gesagt, das sind Kleinigkeiten, da geht es nicht um viel. Ein paar Stunden später kann ich wieder darüber lachen, aber im Moment muss das eben raus. Dann fühl ich mich besser.«* Zur Frau gewandt: *»Gell, da beruhige ich mich eh schnell wieder?«* Katrin nickt wortlos. Der Psychiater fragt nach, ob er das mit der Figur wirklich so meine, ob er wisse, wie sehr sie das verletze und ob er es nachher gerne zurücknehmen wolle? *»Ich kann mir das schon denken, dass sie das trifft, deswegen sag ich es ja. Aber so wie jetzt hab' ich das noch nie gehört …«* Der Psychiater fragt, ob er das jetzt bedauere. *»Also wenn Sie jetzt so fragen: schon irgendwie.«*

»Haben Sie sich bei Ihrer Frau danach entschuldigt, wenn Sie wieder ins Gleichgewicht gekommen sind?«, fragt der Therapeut. *»Nein, nicht direkt. Ich brauch mich nicht entschuldigen, sie weiß eh, dass ich es nicht so meine … Ich bin halt einfach wieder normal, dann weiß sie, dass es vorbei ist.«* Der Psychiater wendet sich an die Frau: »Würde Ihnen eine Bitte um Entschuldigung helfen?« *»Das macht er nicht, das ist nicht seine Art. Er zeigt mir das anders, dass er sich wieder beruhigt hat. Das passt schon.«* Der Psychiater insistiert: »Aber wenn er sich entschuldigen würde?« *»Das würde mir gefühlsmäßig schon sehr helfen …«* Stille.

Der Psychiater erklärt, dass eine Bitte um Entschuldigung die Reue spürbar macht. Damit distanziert sich der Täter von seiner Tat. Das tue dem Opfer emotional gut. Außerdem helfe es dem Täter auf die Dauer, sich nicht mehr so zu verhalten. Josef L. hört wie abwesend zu, setzt sich plötzlich auf und sagt in die Runde: *»Kein Problem!«* Dann tätschelt er seine Frau an der Außenseite ihres Oberschenkels, schaut an ihr vorbei und murmelt: *»Tschuldigung, Schatzi!«* Im gleichen Atemzug meint er zum Therapeuten gewandt: *»Gut, hätten wir das erledigt! Was gibt es sonst noch zu besprechen?«* Der Psychiater fragt die Frau: *»Ist die Entschuldigung bei Ihnen angekommen?«* Die Frau, beschwichtigend: *»Ja, ja, das passt schon …«* Der Psychiater insistiert, ob sie seine Reue gespürt hat. *»Also richtig gespürt habe ich sie nicht.«* Wieder Stille. Der Psychiater schlägt vor, ob sie das vielleicht nachher unter vier Augen noch vertiefen wollen.

Herr L. dreht sich langsam zu seiner Frau und schaut ihr erstmals in der Paartherapie in die Augen. Seine Stimme ist ganz verändert: *»Kati, Schatz, das tut mir so leid! Bitte entschuldige, dass ich Dir so weh tue. Ich weiß nicht, was da in mich fährt! Bitte verzeih mir, das ist wirklich gemein!«*

Sie schaut ihn ungläubig an, hat Tränen in den Augen und nimmt seine Hände.

Josef beleidigt Katrin willentlich in der ersten Dimension ihrer Weiblichkeit: der leiblichen Schönheit. Hier ist sie besonders verletzlich. Er weißt das. Aus Wut will er ihr mit dieser Grobheit einfach weh tun. Im Aggressionsanfall hat er sich nicht im Griff. Noch dazu vergleicht er ihre Leiblichkeit mit dem Körper anderer Frauen, damit stellt er sie als Frau in Frage. In der Sprache der Archetypen wird er vom Krieger zum Sadisten. Er missbraucht seine Stärke (Aggression), seine empathielose Distanz und Sachlichkeit zum punktgenauen Beleidigen. Er zielt dorthin, wo es am meisten weh tut. Lange sitzt er unbeteiligt, ja fast gelangweilt beim Therapeuten, um zunächst halbherzig, dann aber doch aus ganzem Herzen über seinen Schatten zu springen.

Mit der aufrichtigen Bitte um Entschuldigung zeigt er sein Inneres – seine Reue – und macht sich selbst verletzlich. Denn er bittet sie um Vergebung, er »ent-schuld-igt« sich nicht mehr selbst (im Sinne einer Ausrede). Damit begibt er sich auf gleiche Augenhöhe mit seiner Frau. Bemerkenswert, dass das nur gelingt, als er ihr in die Augen schaut. Er distanziert sich emotional von seinen verletzenden Worten, sie kann das in der Begegnung der Blicke wahrnehmen. Die Reue kommuniziert er Aug in Aug. Sie sieht sein liebendes Inneres – seine Agape – und ist tief berührt.

Das Es muss Ich werden

Beide Geschlechter haben ihre Verletzlichkeiten und Ecken, die sich jeweils durch die drei Dimensionen ergeben. Solange die Geschlechterbeziehung auf gleicher Augenhöhe stattfindet, ist die Lösung in Griffweite, weil das jeweils andere wertgeschätzt wird. Dazu müssen beide fähig werden, über den eigenen Schatten zu springen. Das gelingt durch ein reizvolles Zusammenspiel zwischen Eros und Agape, zwischen bedürftiger und schenkender Liebe. Selbstbewusstsein, also das bewusste Wahrnehmen des eigenen geschlechtlichen Selbst, ist dafür Voraussetzung: Das Es muss Ich werden.

Wenn das männliche Es Ich wird, dann kennt es seine Bedürftigkeit: Die Weiblichkeit ist ihm heilsam. Sie lehrt Empathie, Fürsorge, Verletzlichkeit, Intimität und Liebesfähigkeit. Sie holt ihn aus der Theorie in die Vielfältigkeit des Lebens und in die bunte Praxis des Alltags, indem sie ihn gesellschaftsfähig macht. Wenn das weibliche Es Ich wird, dann weiß es, dass die Männlichkeit auch hilfreich sein kann. Männlichkeit sortiert die Vielzahl an oft widersprüchlichen Gefühlen durch Systematisierungsvermögen. Männlichkeit erkennt ihre Schönheit an und gibt ihr damit Sicherheit und Bestätigung. Sie vermittelt eine gesunde Distanz dazu, was andere denken.

Die Liebesbeziehung zwischen Mann und Frau kann ein Weg zum gesunden Selbstbewusstsein und zur Selbstverwirklichung sein: Erst an der Frau entdeckt der Mann den umfassenden Sinn seiner Männlichkeit – und umgekehrt. Es liegt dann an beiden, diese Potenziale wechselseitig zu nutzen, um gemeinsam ein glückliches Leben zu führen.

Anhang

Koordinatensystem des Buches

Konstitution	Kapitel 2	**SOMA** (Kapitel 3)
Männlichkeit	Kapitel 8	Stärke
Beratungsresistente Männlichkeit	Kapitel 11	gewalttätig, sexuell enthemmt (Fall 23)
Verdrängte Männlichkeit	Kapitel 12	schwach, Fähnchen im Wind (Fall 27)
Weiblichkeit	Kapitel 9	Schönheitssinn, Lebenssinn
Beratungsresistente Weiblichkeit	Kapitel 13	histrionisch (Fall 32)
Verdrängte Weiblichkeit	Kapitel 14	dem Leben verschlossen (Fall 5)

THYMOS (Kapitel 4)	NOOS (Kapitel 5)	
Emotionale Stabilität	lineares Denken, Sachlichkeit	
rücksichtslos (Fall 24)	nerdig (Fall 16)	*Liebestöter #1*
launisch, zickig (Fall 4 bzw. 29)	unsachlich (Fall 26)	*Liebestöter #2*
Empathie, Emotionale Intelligenz	assoziatives Denken, Sozialkompetenz	
emotional instabil (Fall 31)	intrigant und übergriffig (Fall 33)	*Liebestöter #3*
kalt (Fall 34)	gleichgültig (Fall 3)	*Liebestöter #4*

Literatur

Adler, A.: *Menschenkenntnis*, Köln 2008.

Ah-King, M.: *Genderperspektiven in der Biologie*, Marburg 2014

Allen, E. A., Erhardt, E. B., Damaraju, E., Gruner, W., Segall, J. M., Silva, R. F., et al.: *A baseline for the multivariate comparison of resting-state networks*, Front. Syst. Neurosci., 5:2. doi: 10.3389/fnsys.2011.00002, 2011.

Allison, C., Baron-Cohen S., Stone, M. H., und Muncer, S. J.: *Rasch modeling and confirmatory factor analysis of the systemizing quotient-revised (SQ-R) scale*, Span J Psychol., 2015; 18: E16. doi: 10.1017/sjp.2015.19.

Angier, N.: »2 Experts Say Women Who Run May Overtake Men«, in *New York Times*, January 7, 1992, https://www.nytimes.com/1992/01/07/science/2-experts-say-women-who-run-may-overtake-men.html, abgerufen am 28. 05. 2018.

Arendt, H.: *Eichmann in Jerusalem. Ein Bericht von der Banalität des Bösen*, München 2011.

Arnold, A. P.: *A general theory of sexual differentiation*, J. Neurosci. Res., 2017;95(1-2):291-300.

Babchuk, W. A., Hames, R. B., und Thompson, R. A.: *Sex differences in the recognition of infant facial expressions of emotion: The primary caretaker hypothesis*, Ethology and Sociobiology, 1985; 6: 89–101.

Bangasser D. A., und Wicks, B.: *Sex-specific mechanisms for responding to stress*, J. Neurosci. Res., 2017; 95(1–2): 75–82.

Baron-Cohen, S., O'Riordan, M., Stone, V., Jones, R., und Plaisted, K.: *Recognition of faux pas by normally developing children and children with Asperger syndrome or high-functioning autism.* J. Autism Dev. Disord., 1999; 29 (5): 407–18.

Baron-Cohen, S., Richler, J., Bisarya, D., Gurunathan, N., und Wheelwright, S.: *The systemizing quotient: An investigation of adults with Asperger syndrome or high-functioning autism, and normal sex differences.* Philos Trans R Soc Lond B Biol Sci., 2003; 358 (1430): 361–74.

Baron-Cohen, S., und Wheelwright, S.: *The empathy quotient: an investigation of adults with Asperger syndrome or high functioning autism, and normal sex differences.* J. Autism Dev. Disord., 2004; 34: 163–75.

Baron-Cohen, S.: *Autism: the empathizing-systemizing (E-S) theory.* Ann. NY Acad. Sci. 2009a; 1156: 68–80.

Baron-Cohen, S.: *Frauen denken anders. Männer auch. Wie das Geschlecht ins Gehirn kommt,* München 2009.

Bauer, J.: *Selbststeuerung. Die Wiederentdeckung des freien Willens,* München 2015.

Baumeister, R. F., Catanese, K. R., und Vohs, K. D.: *Is There a Gender Difference in Strength of Sex Drive? Theoretical Views, Conceptual Distinctions, and a Review of Relevant Evidence.* Personality and Social Psychology Review, 2001; 5: 242–273.

Becker, J. B., McClellan, M. L., und Reed, B. G.: *Sex differences, gender and addiction,* J. Neurosci. Res., 2017; 95(1–2): 136–147.

Bodas, J., und Ollendick, T. H.: *Test anxiety: A cross-cultural perspective. Clinical Child and Family,* Psychology Review, 2005; 8: 65–88

Bonelli, R. M.: *Männlicher Narzissmus. Die Liebe, die um sich selbst kreist,* München 2016.

Bonelli, R. M.: *Perfektionismus. Wenn das Soll zum Muss wird,* München 2014.

Bonelli, R. M.: *Selber Schuld. Wegweiser aus seelischen Sackgassen,* München 2013.

Bonomi, A. E., Nemeth, J. M., Altenburger, L. E., Anderson, M. L., Snyder, A., und Dotto, I.: *Fiction or not? Fifty Shades is associated with health risks in adolescent and young adult females,* Womens Health (Larchmt), 2014; 23 (9): 720–8.

Borcholte, A.: *Yes, she can!,* http://www.spiegel.de/kultur/kino/wonder-woman-mit-gal-gadot-im-kino-yes-she-can-filmkritik-a-1151724.html, abgerufen am 28.05.2018.

Bos, P. A., Hofman, D., Hermans, E. J., Montoya, E. R., Baron-Cohen, S., und van Honk, J.: *Testosterone reduces functional connectivity during the ›Reading the Mind in the Eyes‹ Test,* Psychoneuroendocrinology, 2016; 68: 194–2018.

Bradley, M. M., Codispoti, M., Sabatinelli, D., und Lang, P. J.: *Emotion and motivation II: sex differences in picture processing,* Emotion, 2001; 1: 300–319.

Bramble, M. S., Lipson, A, Vashist, N., und Vilain, E.: *Effects of chromosomal sex and hormonal influences on shaping sex differences in brain and behavior: Lessons from cases of disorders of sex development,* J. Neurosci. Res., 2017; 95 (1–2): 65–74.

Brody, L. R., und Hall, J. A.: *Gender and emotion in context,* Handbook of emotions, 2008, S. 395–408.

Brody, L. R., Muderrisoglu, S., und Nakash-Eisikovits, O.: *Emotions, defenses, and gender,* in: Bornstein, R. F., und Masling. J. M. (Hg.): *The psychodynamics of gender and gender role.* American Psychological Association, Washington, DC 2002, S. 203–249.

Brooks, C. E., und Clayton, J. A.: *Sex/gender influences on the nervous system: Basic steps toward clinical progress*, J. Neurosci. Res., 2017; 95 (1–2): 14–16.

Bund, K.: *Glück schlägt Geld – Generation Y: Was wir wirklich wollen*, Hamburg 2014.

Burke, R. J., Weir, T., und Harrison, D.: *Disclosure of problems and tensions experienced by marital partners*, Psychological Reports, 1976; 38: 531–542.

Buss, D. M., und Schmitt, D. P.: *Evolutionary psychology and feminism. Sex Roles*, 2011; 64: 768–787.

Butler, J.: *Das Unbehagen der Geschlechter*, Berlin 1991.

Caballo, V. E., Salazar, I. C., Irurtia, M. J., Arias, B., Hofmann, S. G., und CISO-A Research Team: *Differences in social anxiety between men and women across 18 countries. Personality and Individual Differences*, 2014; 64: 35–40.

Cahill L., und Hall E. D.: *Is it time to resurrect »lazaroids«?*, J. Neurosci. Res., 2017; 95 (1–2): 17–20.

Cahill L.: *An issue whose time has come*, J. Neurosci. Res., 2017; 95 (1–2): 12–13.

Cameron, D.: *Feminism: Ideas in Profile*, London 2018.

Cameron, D.: *The Myth of Mars and Venus: Do Men and Women Really Speak Different Languages?*, New York 2009.

Campbell, A.: *A few good men: Evolutionary psychology and female adolescent aggression.* Evolution and Human Behavior, 1995; 16(2): 99–123.

Caplan, H. W., Cox, C. S., und Bedi, S. S.: *Do microglia play a role in sex differences in TBI?*, J. Neurosci. Res., 2017; 95 (1–2): 509–517.

Carrito, M. L., Santos, I. M., Alho, L., Ferreira, J., Soares, S. C., Bem-Haja, P., Silva, C. F., und Perrett, D. I.: *Do Masculine Men Smell Better? An Association Between Skin Color Masculinity and Female Preferences for Body Odor*, Chem. Senses, 2017; 42 (3): 269–275.

Chadwick, S. B., und van Anders, S. M.: *Do Women's Orgasms Function as a Masculinity Achievement for Men?*, J. Sex Res., 2017; 54 (9): 1141–1152.

Chan, C. B., Ye, K.: *Sex differences in brain-derived neurotrophic factor signaling and functions*, J. Neurosci. Res., 2017; 95 (1–2): 328–335.

Chaplin, T. M., und Aldao, A.: *Gender differences in emotion expression in children: A meta-analytic review*, Psychological Bulletin, 2013; 139: 735–765.

Chapman, C. D., Benedict, C., und Schiöth, H. B.: *Experimenter gender and replicability in science*, Sci. Adv., 2018; 4 (1): e1701427.

Cheng, Y., Decety, J., Hsieh, J. C., Hung, D., und Tzeng, O. J.: *Gender differences in spinal excitability during observation of bipedal locomotion*, NeuroReport, 2007; 18 (9): 887–890.

Cheng, Y., Lee, P., Yang, C. Y., Lin, C. P., und Decety, J.: *Gender differences in the mu rhythm of the human mirror-neuron system*, PLoS ONE., 3(5): e2113, 2008.

Cheng, Y., Tzeng, O. J., Decety, J., und Hsieh, J. C.: *Gender differences in the human mirror system: a magnetoencephalography study*, NeuroReport, 17 (11): 1115–1119, 2006.

Chentsova-Dutton, Y. E., und Tsai, J. L.: *Gender differences in emotional response among European Americans and Hmong Americans*, Cognition and Emotion, 21, 162–181, 2007.

Christie, J. F., und Johnsen, E. P.: *Reconceptualizing Constructive Play: A Review of the Empirical Literature*, Merrill-Palmer Quarterly, Vol. 33, No. 4 (1987), S. 439–452.

Cloninger, R., Svrakic, D. M., und Przybeck, T. R.: *A psychobiological model of temperament and character*, Arch. Gen. Psychiatry, 1993; 50 (12): 975–90.

Cloninger, R.: *A new conceptual paradigm from genetics and psychobiology for the science of mental health*, Aust. N Z J. Psychiatry, 1999; 33 (2): 174–86.

Cloninger, R.: *Spirituality and the science of feeling good*, South Med. J., 2007; 100 (7): 740–3.

Cloninger, R.: *The science of well-being: an integrated approach to mental health and its disorders*, World Psychiatry, 2006; 5 (2): 71–6.

Cloninger, R.: *Feeling Good. The Science of Well-Being*, Oxford University Press, New York 2004.

Colapinto, J.: *Der Junge, der als Mädchen aufwuchs*, München 2002.

Collins, D. W., und Kimura, D. A.: *Large sex difference on a two-dimensional mental rotation task*, Behav. Neurosci., 1997; 111 (4): 845–9.

Connellan, J., Baron-Cohen, S., Wheelwright, S., Batki, A., und Ahluwalia, J.: *Sex differences in human neonatal social perception*, Infant Behavior & Development, 23, 113–118, 2000.

Costa, P. T., Terracciano, A., und McCrae, R. R.: *Gender differences in personality across cultures: Robust and surprising results*, Journal of Personality and Social Psychology, 81, 322–331, 2001.

Courtiol, A., Picq, S., Godelle, B., Raymond, M., und Ferdy, J.-B.: *From preferred to actual mate characteristics: The case of human body shape*, PLoS ONE, 5(9): e13010, 2010a.

Courtiol, A., Raymond, M., Godelle, B., und Ferdy, J.-B.: *Mate choice and human stature: Homogamy as a unified framework for understanding mating preferences*, Evolution, 64(8):2189-2203, 2010b.

Crick, N. R., Casas, J. F., und Mosher, M.: *Relational and overt aggression in preschool*, Dev. Psychol., 1997; 33 (4): 579–88.

Cross, S. J., Linker, K. E., und Leslie, F. M.: *Sex-dependent effects of nicotine on the developing brain*, J. Neurosci. Res., 2017; 95 (1–2): 422–436.

Currie, T. E., und Little, A. C.: *The relative importance of the face and body in judgments of human physical attractiveness*, Evol Hum Behav, 30(6): 409–416, 2009

Dachtler, J., und Fox, K.: *Do cortical plasticity mechanisms differ between males and females?*, J. Neurosci. Res., 2017; 95 (1–2): 518–526.

De Beauvoir, S.: *Das andere Geschlecht. Sitte und Sexus der Frau.* Reinbek, 18. Auflage, 2000.

De Bolle, M., De Fruyt, F., McCrae, R. R., Löckenhoff, C. E., Costa Jr, P. T., Aguilar-Vafaie, M. E., und Avdeyeva, T. V.: T*he emergence of sex differences in personality traits in early adolescence: A cross-sectional, cross-cultural study*, Journal of Personality and Social Psychology, 2015; 108: 171–185.

Del Giudice, M., Booth, T., und Irwing, P.: *The Distance Between Mars and Venus: Measuring Global Sex Differences in Personality*, PLoS One., 2012; 7(1): e29265.

Diamond, M., und Sigmundson, H. K.: *Sex reassignment at birth. Long-term review and clinical implications*, Arch. Pediatr. Adolesc. Med., 1997; 151 (3): 298–304.

Diener, E., Sandvik, E., und Larsen, R. J.: *Age and sex effects for emotional intensity*, Developmental Psychology, 21, 542–546, 1985.

Ditzen, B., Palm-Fischbacher, S., Gossweiler, L., Stucky, L., und Ehlert U.: *Effects of stress on women's preference for male facial masculinity and their endocrine correlates*, Psychoneuroendocrinology, 2017; 82: 67–74.

Dixson, B. J., Dixson, A. F., Bishop, P. J., und Parish, A.: *Human physique and sexual attractiveness in men and women: A New Zealand-U. S. comparative study*, Arch. Sex. Behav., 2010; 39 (3): 798–806.

Dixson, B. J., Dixson, A. F., Li, B., und Anderson, M. J.: *Studies of human physique and sexual attractiveness: Sexual preferences of men and women in China*, Am. J. Hum. Biol., 2007; 19 (1): 88–95.

Dixson, B. J., Dixson, A. F., Morgan, B., und Anderson, M. J.: *Human physique and sexual attractiveness: Sexual preferences of men and women in Bakossiland, Cameroon*, Arch. Sex. Behav., 2007; 36 (3): 369–375.

Dixson, B. J., Grimshaw, G. M., Linklater, W. L., und Dixson, A. F.: *Eye-tracking of men's preferences for waist-to-hip ratio and breast size of women*, Arch. Sex. Behav., 2011; 40 (1): 43–50.

Domes, G., Schulze, L., Böttger, M., Grossmann, A., Hauenstein, K., Wirtz, P. H.und Herpertz, S. C.: *The neural correlates of sex differences in emotional reactivity and emotion regulation*, Human Brain Mapping, 2010; 31: 758–769.

Dotson, A. L., und Offner, H.: *Sex differences in the immune response to experimental stroke: Implications for translational research*, J. Neurosci. Res., 2017; 95 (1–2): 437–446.

Doyle, H. H., und Murphy, A. Z.: *Sex differences in innate immunity and its impact on opioid pharmacology*, J. Neurosci. Res., 2017; 95 (1–2): 487–499.

Dyk, H. A., Faterson, R. B., und Goodenough, H. F.: *Psychological Differentiation: Studies of Development Lawrence Erlbaum*; n edition (1974).

Eggerichs, E.: *Liebe und Respekt. Die Nähe, nach der sie sich sehnt. Die Anerkennung, die er sich wünscht*, Asslar 2011.

Else-Quest, N. M., Higgins, A., Allison, C., und Morton, L. C.: *Gender differences in self-conscious emotional experience: A meta-analysis*, Psychological Bulletin, 2012; 138: 947–982.

Feingold, A.: *Gender differences in personality: a meta-analysis*, Psycholical Bulletin, 1994; 116: 429–456.

Filipek, P. A., Richelme, C., Kennedy, D. N., et al.,: *The young adult human brain: an MRI-based morphometric analysis*, Cereb. Cortex 4 (4), 344–360, 1994.

Fine, C.: *Die Geschlechterlüge. Die Macht der Vorurteile über Frau und Mann*, Stuttgart 2010.

Fischer, A. H., und Manstead, A. S.: *The relation between gender and emotions in different cultures*. In: Fischer, A. H. (Hg.): *Gender and Emotion. Social Psychological Perspectives, Studies in Emotion and Social Interaction*, Cambridge, S. 71–94.

Fischer, A. H., Rodriguez Mosquera, P. M., Van Vianen, A. E., und Manstead, A. S.: *Gender and culture differences in emotion*, Emotion, 4, 87–94, 2004.

Frankl, V.: *Der unbewusste Gott. Psychotherapie und Religion*, München 1992.

Freud, S.: *Gesammelte Werke in 18 Bänden mit einem Nachtragsband*. Frankfurt/Main 1945.

Fujita, F., Diener, E., und Sandvik, E.: *Gender differences in negative affect and well-being: the case for emotional intensity*, Journal of Personality and Social Psychology, 61, 427–434, 1991.

Galea, L. A. M., und Kimura, D.: *Sex differences in route-learning*, Personality and Individual Differences. 1993; 14 (1): 53–65.

Gaspari, C.: *Eins plus eins ist eins. Leitbilder für Mann und Frau*, Wien 1985.

Geary, D. C.: *Evolutionary framework for identifying sex- and species-specific vulnerabilities in brain development and functions*, J. Neurosci. Res., 2017; 95 (1–2): 355–361.

Geary, D. C.: *Sexual selection and sex differences in spatial cognition. Learning and Individual Differences*, 1995; 7 (4): 289–301.

Gobinath, A. R., Choleris, E., und Galea, L. A.: *Sex, hormones, and genotype interact to influence psychiatric disease, treatment, and behavioral research*, 2017; 95 (1–2): 50–64.

Golden, L. C., und Voskuhl, R.: *The importance of studying sex differences in disease: The example of multiple sclerosis*, J. Neurosci. Res., 2017; 95 (1–2): 633–643.

Goldstein, J. M., Seidman, L. J., Horton, N. J., et al.: *Normal sexual dimorphism of the adult human brain assessed by in vivo magnetic resonance imaging*, Cereb. Cortex 11 (6), 490–497, 2001.

Goleman, D.: *Emotionale Intelligenz*, München 1995.

Gomez, P., Gunten, A., und Danuser, B.: *Content-specific gender differences in emotion ratings from early to late adulthood*, Scandinavian Journal of Psychology, 54, 451–458, 2013.

González-Álvarez, J.: *Men dissociate sexual attraction from moral judgement more than women*, Int. J. Psychol. 2017; 52 (5): 381–388.

Gozes, I.: *Sexual divergence in activity-dependent neuroprotective protein impacting autism, schizophrenia, and Alzheimer's disease*, J. Neurosci. Res., 2017; 95 (1–2): 652–660.

Grabowska, A.: *Sex on the brain: Are gender-dependent structural and functional differences associated with behavior?*, J. Neurosci. Res., 2017; 95 (1–2): 200–212.

Gray, J.: *Männer sind anders. Frauen auch*, München 1992

Grossman, M., und Wood, W.: *Sex differences in intensity of emotional experience: a social role interpretation*, Journal of Personality and Social Psychology, 65, 1010-1022, 1993.

Grove, R., Baillie, A., Allison, C., Baron-Cohen, S., und Hoekstra R. A.: *Empathizing, systemizing, and autistic traits: latent structure in individuals with autism, their parents and general population controls*, J. Abnorm. Psychol., 2013; 122: 600–9.

Grove, R., Baillie, A., Allison, C., Baron-Cohen, S., und Hoekstra, R. A.: *Exploring the quantitative nature of empathy, systemising and autistic traits using factor mixture modelling*, Br. J. Psychiatr., 2015; 207 (5): 400–6.

Guerian, M., und Annis, B.: *Leadership and the Sexes: Using Gender Science to Create Success in Business*, San Francisco 2008.

Gupta, A., Mayer, E. A., Fling, C., Labus, J. S., Naliboff, B. D., Hong, J. Y., und Kilpatrick, L. A.: *Sex-based differences in brain alterations across chronic pain conditions*, J. Neurosci. Res., 2017; 95 (1–2): 604–616.

Gur, R. C., und Gur, R. E.: *Complementarity of sex differences in brain and behavior: From laterality to multimodal neuroimaging*, J. Neurosci. Res., 2017; 95 (1–2): 189–199.

Haier, R. J., Jung, R. E., Yeo, R. A., Head, K., und Alkire, M. T.: *The neuroanatomy of general intelligence: sex matters*, Neuroimage, 2005; 25 (1): 320–7.

Hall, J.: *Gender Effects in Decoding Nonverbal Cues*, Psychological Bulletin, (1978) 85: 845–58.

Hamann, S., Herman, R. A., Nolan, C. L., und Wallen, K.: *Men and women differ in amygdala response to visual sexual stimuli*, Nat. Neurosci., 2004; 7 (4): 411–6.

Hampson, E., van Anders, S. M., und Mullin, L. I.: *A female advantage in the recognition of emotional facial expressions: Test of an evolutionary hypothesis*, Evolution and Human Behavior, 27, 401–416, 2006.

Happé, F., und Frith, U.: *Theory of mind and social impairment in children with conduct disorder*, British Journal of Developmental Psychology, 1996; 14 (4): 385–398.

Hartup, W. W., und Stevens, N.: *Friendships and adaptation in the life course*, Psychological Bulletin, 121 (3), 355–370, 1997.

Hausmann, M.: *Why sex hormones matter for neuroscience: A very short review on sex, sex hormones, and functional brain asymmetries*, J. Neurosci. Res., 2017; 95 (1–2): 40–49.

Hodes, G. E., Walker, D. M., Labonté, B., Nestler, E. J., und Russo, S. J.: *Understanding the epigenetic basis of sex differences in depression*, J. Neurosci. Res., 2017; 95 (1–2): 692–702.

Holloway, R. L.: *In the trenches with the corpus callosum: Some redux of redux*, J. Neurosci. Res., 2017; 95 (1–2): 21–23.

Hopcroft, R. L., und McLaughlin, J.: *Why is the sex gap in feelings of depression wider in high gender equity countries? The effect of children on the psychological well-being of men and women*, Social Science Research, 41, 501–513, 2012.

Horney, K.: *Feminine Psychology*. New York 1993

Hyde, J. S.: *The gender similarities hypothesis*, Am. Psychol., 60: 581–592, 2005.

Hyde, J. S., Mezulis, A. H., und Abramson, L. Y.: *The ABCs of depression: integrating affective, biological, and cognitive models to explain the emergence of the gender difference in depression*, Psychological Review, 115, 291–313, 2008.

Illouz, E.: *Die neue Liebesordnung. Frauen, Männer und Shades of Grey.* Berlin 2013.

Ingalhalikar, M., Smith, A., Parker, D., Satterthwaitem T. D., Elliott, M. A., Ruparel, K., Hakonarson, H., Gur, R. E., Gur, R. C., und Verma, R.: *Sex differences in the structural connectome of the human brain*, Proc. Natl. Acad. Sci. USA, 2014; 111 (2): 823–8.

Irigaray, L.: *Speculum, Spiegel des anderen Geschlechts*, Frankfurt/Main 1974.

Irwing, P., und Lynn, R.: *Sex differences in means and variability on the progressive matrices in university students: a meta-analysis*, Br. J. Psychol., 2005; 96 (4): 505–24.

Jahanshad, N., und Thompson, P. M.: *Multimodal neuroimaging of male and female brain structure in health and disease across the life span*, J. Neurosci. Res., 2017; 95 (1–2): 371–379.

Jung, C. G.: *Die Archetypen und das kollektive Unbewußte*. Band 9/1 Gesammelte Werke. Düsseldorf 1995.

Jussim, L.: *Social perception and social reality. Why accuracy dominates bias and self-fulfilling prophecy*, New York 2012.

Kautzky-Willer, A: *ORF Science online 09. 01. 2017*, http://science.orf.at/stories/2818801/, abgerufen am 28. 05. 2018.

Kerschbaum, H. H., Hofbauer, I., Gföllner, A., Ebner, B., Bresgen, N., und Bäuml, K. T.: *Sex, age, and sex hormones affect recall of words in a directed forgetting paradigm*, J. Neurosci. Res., 2017; 95 (1–2): 251–259.

Kiani, W.: *Die Susi-Krise. Warum Frauen keine Männer mehr brauchen und sich jetzt langweilen*, München 2015.

Kiani, W.: *Stirb, Susi! Der Softie macht den Abgang*, München 2004.

Kight, K. E., und McCarthy, M. M.: *Sex differences and estrogen regulation of BDNF gene expression, but not propeptide content, in the developing hippocampus*, J. Neurosci. Res., 2017; 95 (1–2): 345–354.

Kimmel, M.: *Angry White Men. Die USA und ihre zornigen Männer*, Zürich 2015.

Kimura, D.: *Sex and Cognition*, Cambridge 2000.

Kogler, L., Müller, V. I., Seidel, E. M., Boubela, R., Kalcher, K., Moser, E., Habel, U., Gur, R. C., Eickhoff, S. B., und Derntl, B.: *Sex differences in the functional connectivity of the amygdalae in association with cortisol*, Neuroimage, 2016; 134: 410–23.

Kokras, N., und Dalla, C.: *Preclinical sex differences in depression and antidepressant response: Implications for clinical research*, J. Neurosci. Res., 2017; 95 (1–2): 731–736.

Koss, W. A., und Frick, K. M.: *Sex differences in hippocampal function*, J. Neurosci. Res., 2017; 95 (1–2): 539–562.

Kring, A. M., und Gordon, A. H.: *Sex differences in emotion: expression, experience, and physiology*, Journal of Personality and Social Psychology, 74, 686–703, 1998.

Kumbier, D.: *Sie sagt, er sagt. Kommunikationspsychologie für Partnerschaft, Familie und Beruf*, Berlin 2006.

Kurth, F., Jancke, L., und Luders, E.: *Sexual dimorphism of Broca's region: More gray matter in female brains in Brodmann areas 44 and 45*, J. Neurosci. Res., 2017; 95 (1–2): 626–632.

Kutschera, U.: *Das Gender-Paradoxon. Mann und Frau als evolvierte Menschentypen*, Berlin 2016.

Lai, M. C., Lerch, J. P., Floris, D. L., Ruigrok, A. N., Pohl, A., Lombardo, M. V., und Baron-Cohen, S.: *Imaging sex/gender and autism in the brain: Etiological implications*, J. Neurosci. Res., 2017; 95 (1–2): 380–397.

Laman-Maharg, A., und Trainor, B. C.: *Stress, sex, and motivated behaviors*, J. Neurosci. Res., 2017; 95 (1–2): 83–92.

Lamb, M. E., Frodi, A. M., und Frodj, M.: *Characteristics of Maternal and Paternal Behavior in Traditional and Nontraditional Swedish Families*, International Journal of Behavioral Development, 1982; 5 (1): 131–41.

Lamblin, B.: *Memoiren eines getäuschten Mädchens*, Reinbek 1994

Langlois, J. H., Roggman, L. A.: *Attractive Faces Are Only Average*, Psychological Science, 1990, 1 (2): 115–121.

Lavater, J. C.: *Physiognomische Fragmente zur Beförderung der Menschenkenntnis und Menschenliebe* (1775), Stuttgart 1986.

Leaper, C.: *Influence and involvement in children's discourse: age, gender, and partner effects*, Child Dev., 1991; 62 (4): 797–811.

Lee, J. K., Ding, Y., Conrad, A. L., Cattaneo, E., Epping, E., Mathews, K., Gonzalez-Alegre, P., Cahill, L., Magnotta, V., Schlaggar, B. L., Perlmutter, J. S., Kim, R. E., Dawson, J. D., und Nopoulos, P.: *Sex-specific effects of the Huntington gene on normal neurodevelopment*, J. Neurosci. Res., 2017; 95 (1–2): 398–408.

Legato, M.: *Evas Rippe. Die Entdeckung der weiblichen Medizin*, Köln 2002. Originalausgabe *Eve's Rib* erschienen 2002 bei Harmony Books, New York.

Lester, N., Garcia, D., Lundström, S., Brändström, S., Råstam, M., Kerekes, N., Nilsson, T., Cloninger, C. R., und Anckarsäter, H.: *The genetic and environmental structure of the character sub-scales of the temperament and character inventory in adolescence*, Ann. Gen. Psychiatry., 2016; 15: 10.

Levenson, R. W., Carstensen, L. L., und Gottman, J. M.: *The influence of age and gender on affect, physiology, and their interrelations: A study of long-term marriages*, Journal of Personality and Social Psychology, 67, 56–68, 1994.

Lewis, C. S.: *Was man Liebe nennt. Zuneigung, Freundschaft, Eros, Agape.* Giessen 1986.

Lioudyno, V., Abdurasulova, I., Bisaga, G., Skulyabin, D., und Klimenko, V.: *Single-nucleotide polymorphism rs948854 in human galanin gene and multiple sclerosis: a gender-specific risk factor*, J. Neurosci. Res., 2017; 95 (1–2): 644–651.

Lippa, R. A.: *The gender reality hypothesis*, Amer. Psychologist, 61: 639–640, 2006.

Lippa, R. A.: *Category Specificity of Self-Reported Sexual Attraction and Viewing Times to Male and Female Models in a Large U. S. Sample: Sex, Sexual Orientation, and Demographic Effects*, Arch. Sex. Behav., 2017; 46 (1): 167–178.

Lippa, R. A.: *Sex differences in personality traits and gender-related occupational preferences across 53 nations: Testing evolutionary and social-environmental theories*, Archives of Sexual Behavior, 39, 619–636, 2010.

Lippard, E. T., Mazure, C. M., Johnston, J. A., Spencer, L., Weathers, J., Pittman, B., Wang, F., und Blumberg, H. P.: *Brain circuitry associated with the development of substance use in bipolar disorder and preliminary evidence for sexual dimorphism in adolescents*, J. Neurosci. Res., 2017; 95 (1–2): 777–791.

Lonsdorf, E. V.: *Sex differences in nonhuman primate behavioral development*, J. Neurosci. Res., 2017; 95 (1–2): 213–221.

Lutchmaya, S., und Baron-Cohen, S.: *Human sex differences in social and non-social looking preferences, at 12 months of age*, Infant Behavior & Development, 25 (2002) 319–325.

Lynn, R., Allik, J., und Irwing, P.: *Sex differences on three factors identified in Raven's Standard Progressive Matrices*, Intelligence, 2004; 32 (4): 411–424.

Lynn, R., und Irwing, P.: *Sex differences in mental arithmetic, digit span, and g defined as working memory capacity*, Intelligence, 2008; 36 (3): 226–235.

Lynn, R.: *Sex differences in intelligence and brain size: A paradox resolved*, Personality and Individual Differences, 1994; 17 (2): 257–271.

Maccoby, E. E.: *The Two Sexes: Growing Up Apart, Coming Together*, Harvard 1999.

Maeng, L. Y., Cover, K. K., Taha, M. B., Landau, A. J., Milad, M. R., und Lebrón-Milad, K.: *Estradiol shifts interactions between the infralimbic cortex and central amygdala to enhance fear extinction memory in female rats*, J. Neurosci. Res., 2017; 95 (1–2): 163–175.

Malpas, C. B., Genc, S., Saling, M. M., Velakoulis, D., Desmond, P. M., und O'Brien, T. J.: *MRI correlates of general intelligence in neurotypical adults*, J. Clin. Neurosci., 2016; 24: 128–134.

Martin, L. J., und Sollars, S. I.: *Contributory role of sex differences in the variations of gustatory function*, J. Neurosci. Res., 2017; 95 (1–2): 594–603.

Matud, M. P.: *Gender differences in stress and coping styles*, Personality and Individual Differences, 2004; 37: 1401–1415.

Mautz, B. S., Wong, B. B., Peters, R. A., und Jennions, M. D.: *Penis size interacts with body shape and height to influence male attractiveness*, Proc. Natl. Acad. Sci. USA., 2013; 110 (17): 6925–30.

Mayer, A.: *Adams Apfel und Evas Erbe. Wie die Gene unser Leben bestimmen und warum Frauen anders sind als Männer*, München 2015.

Mayer, J. D., und Salovey, P.: *Emotional intelligence*, in: Imagination, Cognition and Personality, 1990; 9:1 85–211.

McClure, E. B.: A *meta-analytic review of sex differences in facial expression processing and their development in infants, children, and adolescents*, Psychological Bulletin, 2000; 126: 424–453.

McEwen, B. S., Milner, T. A.: *Understanding the broad influence of sex*

hormones and sex differences in the brain, J. Neurosci. Res., 2017; 95 (1–2): 24–39.
McGee, M. G.: *Human spatial abilities: Psychometric studies and environmental, genetic, hormonal, and neurological influences*, Psychological Bulletin, 1979; 86 (5): 889–918.
McLean, C. P., und Anderson, E. R.: *Brave men and timid women? A review of the gender differences in fear and anxiety*, Clinical Psychology Review, 2009; 29: 496–505.
McRae-Clark, A. L., Cason, A. M., Kohtz, A. S., Moran Santa-Maria, M., Aston-Jones, G., und Brady, K. T.: *Impact of gender on corticotropin-releasing factor and noradrenergic sensitivity in cocaine use disorder*, J. Neurosci. Res., 2017; 95 (1–2): 320–327.
McRae, K., Ochsner, K. N., Mauss, I. B., Gabrieli, J. J., und Gross, J. J.: *Gender differences in emotion regulation: An fMRI study of cognitive reappraisal*, Group Processes & Intergroup Relations, 2008; 11: 143–162.
Merz, C. J., und Wolf, O. T.: *Sex differences in stress effects on emotional learning*, J. Neurosci. Res., 2017; 95 (1–2): 93–105.
Mitscherlich, A.: *Auf dem Weg zur vaterlosen Gesellschaft*. München 1963.
Mondragón-Ceballos, R., García Granados, M. D., Cerda-Molina, A. L., Chavira-Ramírez, R., und Hernández-López, L. E.: *Waist-to-Hip Ratio, but Not Body Mass Index, Is Associated with Testosterone and Estradiol Concentrations in Young Women*, Int. J. Endocrinol., 2015; 2015: 654046.
Money, J.: *Ablatio penis: normal male infant sex-reassigned as a girl*, Arch. Sex. Behav., 1975; 4 (1): 65–71.
Money, J.: *Hermaphroditism, gender and precocity in hyperadrenocorticism: psychologic findings*, Bull. Johns Hopkins Hosp., 1955; 96 (6).
Money, J.: *Man & Woman, Boy & Girl*. Johns Hopkins University Press: Baltimore 1973.
Money, J.: *Psychologic consideration of sex assignment in intersexuality*, Clin. Plast. Surg., 1974; 1 (2): 215–22.
Money, J.: *Sex reassignment therapy in gender identity disorders*, Int. Psychiatry Clin., 1971; 8 (4): 197–210.
Money, J.: *Sex reassignment*, Int J Psychiatry., 1970–1971; 9: 249–69.
Moore, R., und Gillette, D.: *König, Krieger, Magier, Liebhaber. Initiation in das wahre männliche Selbst durch kraftvolle Archetypen*, Hamburg 2014.
Mordecai, K. L., Rubin, L. H., Eatough, E., Sundermann, E., Drogos, L., Savarese, A., und Maki, P. M.: *Cortisol reactivity and emotional memory after psychosocial stress in oral contraceptive users*, J. Neurosci. Res., 2017; 95 (1–2): 126–135.

Mueller, U., und Mazur, A.: *Evidence of unconstrained directional selection for male tallness*, Behav. Ecol. Sociobiol., 2001; 50 (4): 302–311.
National Institute of Mental Health: *Sex differences in brain, behavior, mental health and mental disorders*, Workshop. Bethesda, Md, USA, February 2011, http://www.nimh.nih.gov/research-priorities/scientific-meetings/2011/sex-differences-in-brain-behavior-mental-health-and-mental-disorders/index.shtml, abgerufen am 28.05.2018.
Nelson, L. H., und Lenz, K. M.: *The immune system as a novel regulator of sex differences in brain and behavioral development*, J. Neurosci. Res., 2017; 95 (1–2): 447–461.
Nettle, D.: *Height and reproductive success in a cohort of British men*, Hum. Nat., 2002; 13 (4): 473–491.
Netto, C. A., Sanches, E., Odorcyk, F. K., Duran-Carabali, L. E., und Weis, S. N.: *Sex-dependent consequences of neonatal brain hypoxia-ischemia in the rat*, J. Neurosci. Res., 2017; 95 (1–2): 409–421.
Nicholson, K. G., und Kimura, D.: *Sex differences for speech and manual skill*, Percept. Mot. Skills, 1996; 82 (1): 3–13.
Nieves, J. W., Formica, C., Ruffing, J., Zion, M., Garrett, P., Lindsay, R., und Cosman, F.: *Males have larger skeletal size and bone mass than females, despite comparable body size*, J. Bone Miner. Res., 2005; 20 (3): 529–35.
Nopoulos, P., Flaum, M., O'Leary, D., et al.: *Sexual dimorphism in the human brain: evaluation of tissue volume, tissue composition and surface anatomy using magnetic resonance imaging.* Psychiatry Res., 2000; 98 (1), 1–13.
O'Reilly, H., Pigat, D., Fridenson, S., Berggren, S., Tal, S., Golan, O., Bölte, S., Baron-Cohen, S., und Lundqvist, D.: *The EU-Emotion Stimulus Set: A validation study*, Behav. Res. Methods, 2016; 48 (2): 567–76. doi: 10.3758/s13428-015-0601-4.
Orsini, C. A., und Setlow, B.: *Sex differences in animal models of decision making*, J. Neurosci. Res., 2017; 95 (1–2): 260–269.
Otten, D.: *Männerversagen. Über das Verhältnis der Geschlechter im 21. Jahrhundert*, Bergisch Gladbach 2000.
Page, D. C., und Hughes, J. F.: *The history of the Y chromosome in man*, Nat Genet., 2016; 48 (6): 588–9. doi: 10.1038/ng.3580.
Park, L. E., Young, A. F., und Eastwick, P. W.: *(Psychological) Distance Makes the Heart Grow Fonder: Effects of Psychological Distance and Relative Intelligence on Men's Attraction to Women*, Pers. Soc. Psychol. Bull., 2015; 41 (11): 1459–73.
Park, L. E., Young, A. F., Eastwick, P. W., Troisi, J. D., und Streamer, L.: *Desirable but not smart: preference for smarter romantic partners impairs women's STEM outcomes*, Journal of Applied Social Psychology, 2016; 46: 158–179.

Passe, T. J., Rajagopalan, P., Tupler, L. A., et al.: *Age and sex effects on brain morphology*, Prog. Neuro-Psychopharmacol. Biol. Psychiatry, 1997; 21 (8): 1231–1237.

Paus, T., Wong, A. P., Syme, C., Pausova, Z.: *Sex differences in the adolescent brain and body: Findings from the saguenay youth study*, J. Neurosci. Res., 2017; 95 (1–2): 362–370.

Pavlova, M. A.: *Sex and gender affect the social brain: Beyond simplicity*, J. Neurosci. Res., 2017; 95 (1–2): 235–250.

Pavlovic, J. M., Akcali, D., Bolay, H., Bernstein, C., und Maleki, N.: *Sex-related influences in migraine*, J. Neurosci. Res., 2017; 95 (1–2): 587–593.

Pawłowski, B.: *Variable preferences for sexual dimorphism in height as a strategy for increasing the pool of potential partners in humans*, Proc Roy. Soc. Lond. B, 2003; 270 (1516): 709–712.

Pawlowski, B., Dunbar, R. I., und Lipowicz, A.: *Tall men have more reproductive success*, Nature, 2000; 403 (6766): 156.

Penke, L. in Hollersen, W.: *Die Gesetze der Anziehung zwischen Mann und Frau*, in Die Welt online 16. 11. 2014, https://www.welt.de/gesundheit/psychologie/article134396956/Die-Gesetze-der-Anziehung-zwischen-Mann-und-Frau.html, abgerufen am 28. 05. 2018.

Perry, L. M., Goldstein-Piekarski, A. N., und Williams, L. M.: *Sex differences modulating serotonergic polymorphisms implicated in the mechanistic pathways of risk for depression and related disorders*, J. Neurosci. Res., 2017; 95 (1–2): 737–762.

Pezoulas, V. C., Zervakis, M., Michelogiannis, S., und Klados, M. A.: *Resting-State Functional Connectivity and Network Analysis of Cerebellum with Respect to Crystallized IQ and Gender*, Front. Hum. Neurosci. 2017; 11: j189. doi: 10.3389/fnhum.2017.00189. eCollection 2017.

Pieper, J.: *Über die Tugenden*. München 2008.

Pike, C. J.: *Sex and the development of Alzheimer's disease*, J. Neurosci. Res., 2017; 95 (1–2): 671–680.

Pinker, S.: *Das Geschlechterparadox: Über begabte Mädchen, schwierige Jungs und den wahren Unterschied zwischen Männern und Frauen*, München 2009.

Pinkola Estés, C.: *Die Wolfsfrau – Die Kraft der weiblichen Urinstinkte*, München 1997.

Pogun, S., Yararbas, G., Nesil, T., und Kanit, L.: *Sex differences in nicotine preference*, J. Neurosci. Res., 2017; 95 (1–2): 148–162.

Portman, D. S.: *Sexual modulation of sex-shared neurons and circuits in Caenorhabditis elegans*, J. Neurosci. Res., 2017; 95 (1–2): 527–538.

Posner, M., Snyder, C. R., und Davidson, B. J.: *Attention and the detection of signals*, J. Exp. Psychol., 1980; 109 (2): 160–74.

Prager, E. M.: *Addressing sex as a biological variable*, J. Neurosci. Res., 2017; 95 (1–2): 11.

Prantl, L., und Gründl, M.: *Males prefer a larger bust size in women than females themselves: an experimental study on female bodily attractiveness with varying weight, bust size, waist width, hip width, and leg length independently*, Aesthetic Plast. Surg., 2011; 35 (5): 693–702.

Printzlau, F., Wolstencroft, J., und Skuse, D. H.: *Cognitive, behavioral, and neural consequences of sex chromosome aneuploidy*, J. Neurosci. Res., 2017; 95 (1–2): 311–319.

Proverbio, A. M.: *Sex differences in social cognition: The case of face processing*, J. Neurosci. Res., 2017; 95 (1–2): 222–234.

Rabinowicz, T., Dean, D. E., Petetot, J. M., und de Courten-Myers, G. M.: *Gender differences in the human cerebral cortex: more neurons in males; more processes in females.* J. Child Neurol., 1999; 14 (2): 98–107.

Rammsayer, T., und Lustnauer, S.: *Sex differences in time perception*, Percept. Mot. Skills, 1989; 68 (1): 195–8.

Ratnu, V. S., Emami, M. R., und Bredy, T. W.: *Genetic and epigenetic factors underlying sex differences in the regulation of gene expression in the brain*, J. Neurosci. Res., 2017; 95 (1–2): 301–310.

Reber, J., und Tranel, D.: *Sex differences in the functional lateralization of emotion and decision making in the human brain*, J. Neurosci. Res., 2017; 95 (1–2): 270–278.

Rena, L.: *Why women see differently from the way men see? A review of sex differences in cognition and sports*, J. Sport Health Sci., 2014; 3 (3): 155–162.

Repo, J.: *The Biopolitics of Gender*, Oxford 2015.

Reschke-Hernández, A. E., Okerstrom, K. L., Bowles Edwards, A., und Tranel, D.: *Sex and stress: Men and women show different cortisol responses to psychological stress induced by the Trier social stress test and the Iowa singing social stress test*, J. Neurosci. Res., 2017; 95 (1–2): 106–114.

Rich, A.: *Of Woman Born. Motherhood as Experience and Institution.* New York 1995.

Rieder, A., und Lohff, B.: *Gender Medizin: Geschlechtsspezifische Aspekte für die klinische Praxis*, Wien 2009.

Roberts, S. C., Havlicek, J., Flegr, J., Hruskovam M., Little, A. C., Jones, B. C., Perrett, D. I., und Petrie, M.: *Female facial attractiveness increases during the fertile phase of the menstrual cycle*, Proc. Biol. Sci., 2004; 271 Suppl 5: S270–2.

Rosen, S., Ham, B., und Mogil, J. S.: *Sex differences in neuroimmunity and pain*, J. Neurosci. Res., 2017; 95 (1–2): 500–508.

Rosenfeld, C. S.: *Sex-dependent differences in voluntary physical activity*, J. Neurosci. Res., 2017; 95 (1–2): 279–290.

Rost, D. H.: *Handbuch Intelligenz*, Weinheim 2013.

Rost, D. H. in Verbeet,. M.: *Mythos Intelligenz: »Gehirnjogging ist Humbug«*, in: *Spiegel Online* 06. 05. 2013, http://www.spiegel.de/karriere/intelligenz-mythen-im-check-zwischen-klischee-und-wahrheit-a-897751.html, abgerufen am 28. 05. 2018.

Rubin, L. H., Yao, L., Keedy, S. K., Reilly, J. L., Bishop, J. R., Carter, C. S., Pournajafi-Nazarloo, H., Drogos, L. L., Tamminga, C. A., Pearlson, G. D., Keshavan, M. S., Clementz, B. A., Hill, S. K., Liao, W., Ji, G. J., Lui, S., und Sweeney, J. A.: *Sex differences in associations of arginine vasopressin and oxytocin with resting-state functional brain connectivity*, J. Neurosci. Res., 2017; 95 (1–2): 576–586.

Ruigrok, A., Salimi-Khorshidi, G., Lai, M. C., Baron-Cohen, S., Lombardo, M. V., Tait, R. J., und Suckling, J.: *A meta-analysis of sex differences in human brain structure*, Neurosci. Biobehav. Rev., 2014; 39: 34–50.

Samba Reddy, D.: *Sex differences in the anticonvulsant activity of neurosteroids*, J. Neurosci. Res., 2017; 95 (1–2): 661–670.

Sandberg, D. E., und Meyer-Bahlburg, H. F.: *Variability in middle childhood play behavior: effects of gender, age, and family background*, Arch. Sex. Behav. 1994; 23 (6): 645–63.

Savin-Williams, R.: *Adolescence: An Ethological Perspective*, New York 1987.

Scharfman, H. E., und MacLusky, N. J.: *Sex differences in hippocampal area CA3 pyramidal cells*, J. Neurosci. Res., 2017; 95 (1–2): 563–575.

Schinegger, E.: *Mein Sieg über mich. Der Mann, der Weltmeisterin wurde. Meine zwei Leben*, Wien 2018.

Schmitt, D. P., Realo, A., Voracek, M., und Allik, J.: *Why can't a man be more like a woman? Sex differences in Big Five personality traits across 55 cultures*, Journal of Personality and Social Psychology, 2018; 94, 168–182.

Schmitt, D. P.: *The evolution of culturally-variable sex differences: Men and women are not always different, but when they are … it appears not to result from patriarchy or sex role socialization*, in: Weekes-Shackelford, V. A., und Shackelford, T. K. (Hg.): *The evolution of sexuality*, S. 221–256, New York 2015.

Schneewind, K. A., Schröder, G., und Cattell, R. B.: *Der 16-Persönlichkeits-Faktoren-Test (16PF)*, Bern 1994.

Schulte-Rüther, M., Markowitsch, H. J., Shah, N. J., Fink, G. R., und Piefke, M.: *Gender differences in brain networks supporting empathy*, NeuroImage, 2008; 42 (1): 393–403.

Schumacher, C.: *Der Reiz, anders zu sein*, in: *Die Weltwoche*, Ausgabe 8/2016.

Schwartz, S. H., Rubel-Lifschitz, T.: *Cross-national variation in the size of sex differences in values: effects of gender equality*, Journal of Personality and Social Psychology, 2009; 97: 171.

Schwarzer, A.: *Der kleine Unterschied und seine großen Folgen*, Frankfurt/Main 1977.

Seidlitz, L., und Diener, E.: *Sex differences in the recall of affective experiences*, Journal of Personality and Social Psychology, 1998; 74: 262–276.

Seo, D., Ahluwalia, A., Potenza, M. N., und Sinha, R.: *Gender differences in neural correlates of stress-induced anxiety*, J. Neurosci. Res., 2017; 95 (1–2): 115–125.

Shaywitz, B. A., Shaywitz, S. E., Pugh, K. R., Constable, R. T., Skudlarski, P., Fulbright, R. K., Bronen, R. A., Fletcher, J. M., Shankweiler, D. P., Katz, L., et al.: *Sex differences in the functional organization of the brain for language*, Nature, 1995; 16; 373 (6515): 607–9.

Shors, T. J., Millon, E. M., Chang, H. Y., Olson, R. L., und Alderman, B. L.: *Do sex differences in rumination explain sex differences in depression?*, J. Neurosci. Res., 2017; 95 (1–2): 711–718.

Sigusch, V.: N*eosexualitäten: Über den kulturellen Wandel von Liebe und Perversion*, Frankfurt/Main 2005.

Sigusch, V.: Sexualitäten: *Eine kritische Theorie in 99 Fragmenten*, Frankfurt/Main 2013.

Silventoinen, K., Kaprio, J., Lahelma, E., Viken, R. J., und Rose, R. J.: *Assortative mating by body height and BMI: Finnish twins and their spouses*, Am. J. Hum. Biol., 2003; 15 (5): 620–627.

Singh, D.: *Body shape and women's attractiveness. The critical role of waist-to-hip ratio*, Human Nature, 1993, 4 (3): 297–321.

Sohrabji, F., Park, M. J., und Mahnke, A. H.: *Sex differences in stroke therapies*, J. Neurosci. Res., 2017; 95 (1–2): 681–691.

Solomon, M. B.: *Evaluating social defeat as a model for psychopathology in adult female rodents*, J. Neurosci. Res., 2017; 95(1–2): 763–776.

Spychala, M. S., Honarpisheh, P., McCullough, L. D. *Sex differences in neuroinflammation and neuroprotection in ischemic stroke*, J. Neurosci. Res., 2017; 95 (1–2): 462–471.

Stephan, C.: *Der postheroische Mann*, https://www.nzz.ch/meinung/debatte/der-postheroische-mann-1.18687259, abgerufen am 28.05.2018.

Stiehler, M.: *Väterlos. Eine Gesellschaft in der Krise*, Gütersloh 2012

Storch, M.: *Die Sehnsucht der starken Frau nach dem starken Mann*, München 2010.

Stulp, G., Simons, M. J., Grasman, S., und Pollet, T. V.: *Assortative mating for human height: A meta-analysis*, Am. J. Hum. Biol., 2017;29(1). doi: 10.1002/ajhb.2291.

Su, R., Rounds, J., und Armstrong, P. I.: *Men and things, women and people: A meta-analysis of sex differences in interests*, Psychological Bulletin, 2009; 135, 859–884.

Sundström Poromaa, I., Comasco, E., Georgakis, M. K., und Skalkidou, A.: *Sex differences in depression during pregnancy and the postpartum period*, J. Neurosci. Res., 2017; 95 (1–2): 719–730.

Szalkai, B., Varga, B., und Grolmusz, V.: *Graph theoretical analysis reveals: women's brain are better connected than men's*, PLoS ONE, 10:e0130045, 2015.

Tangney, J. P.: *Perfectionism and the self-conscious emotions: shame, guilt, embarrassment, and pride*, in: Flett G. L., und Hewitt P. L. (Hg.): *Perfectionism*. 199–216, 2002.

Tannen, D.: *Du kannst mich einfach nicht verstehen: Warum Männer und Frauen aneinander vorbeireden*, München 1993

Tomasi, D., und Volkow, N. D.: *Gender differences in brain functional connectivity density*, Hum. Brain Mapp., 2012; 33: 849–860.

Troje, N. F.: *Decomposing biological motion: a framework for analysis and synthesis of human gait patterns*, J. Vis., 2002: 2; 371–385.

Tronson, N. C, und Collette, K. M.: *(Putative) sex differences in neuroimmune modulation of memory*, J. Neurosci. Res., 2017; 95 (1–2): 472–486.

Twenge, J. M., Sherman, R. A., und Wells, B. E.: *Declines in Sexual Frequency among American Adults, 1989-2014*, Arch. Sex. Behav., 2017; 46 (8): 2389–2401.

Twenge, J.: *Generation Me – Revised and Updated: Why Today's Young Americans Are More Confident, Assertive, Entitled – and More Miserable Than Ever Before*, New York 2014.

Twenge, J.: *Generation Me – Why Today's Young Americans Are More Confident, Assertive, Entitled – and More Miserable Than Ever Before*, New York 2007.

Utsch, M., Bonelli, R. M., und Pfeifer, S.: *Psychotherapie und Spiritualität: Mit existenziellen Konflikten und Transzendenzfragen professionell umgehen*, Wien 2018.

Van der Linden, D., Dunkel, C. S., und Madison, G: *Sex differences in brain size and general intelligence (g)*, Intelligence, 2017; 63: 78–88.

Van de Velde, S., Bracke, P., und Levecque, K.: *Gender differences in depression in 23 European countries. Cross-national variation in the gender gap in depression*, Social Science & Medicine, 2010; 71: 305–313.

Vanston, J. E., und Strother, L.: *Sex differences in the human visual system*, J. Neurosci. Res., 2017; 95 (1–2): 617–625.

Victor, T. A., Drevets, W. C., Misaki, M., Bodurka, J., und Savitz, J.: *Sex differences in neural responses to subliminal sad and happy faces in healthy individuals: Implications for depression*, J. Neurosci. Res., 2017; 95(1–2): 703–710.

Vilar, E.: *Der dressierte Mann*, München 1971.
Vukadinović, V. S.: *Butler erhebt »Rassismus«-Vorwurf*, in: *Emma* 28. Juni 2017.
Walter, N.: *Living Dolls. Warum junge Frauen heute lieber schön als schlau sein wollen*, Frankfurt/Main 2011.
Wardetzki, B.: *Weiblicher Narzissmus: Der Hunger nach Anerkennung*, München 2007.
Warrier ,V., Grasby, K .L., Uzefovsky, F., Toro, R., Smith, P., Chakrabarti, B., Khadake, J., Mawbey-Adamson, E., Litterman, N., Hottenga, J. J., Lubke, G., Boomsma, D. I., Martin, N. G., Hatemi, P. K., Medland, S. E., Hinds, D. A., Bourgeron, T., und Baron-Cohen, S.: *Genome-wide meta-analysis of cognitive empathy: heritability, and correlates with sex, neuropsychiatric conditions and cognition*, Mol. Psychiatry, 2017 doi: 10.1038/mp.2017.122.
Wei, Y. C., Wang, S. R., und Xu, X. H.: *Sex differences in brain-derived neurotrophic factor signaling: Functions and implications*, J. Neurosci. Res., 2017; 95 (1–2): 336–344.
Weiss, E. M., Kemmler, G., Deisenhammer, E. A., Fleischhacker, W. W., und Delazer, M.:. *Sex differences in cognitive functions*, Personality and Individual Differences, 2003; 35 (4): 863-875.
Whiting, B., und Edwards, C.: *Children of Different Worlds: The Formation of Social Behavior*, Harvard 1988.
Willi, J.: *Die Zweierbeziehung. Das unbewusste Zusammenspiel von Partnern als Kollusion*. Reinbek 2011.
Williams, F.: *Der Busen. Meisterwerk der Evolution*, München 2013.
Willingham, W. W., und Cole, N. S.: *Gender and Fair Assessment*, Routledge 1997.
Windt, K.: *Social Media aus Genderperspektive – Frauen und soziale Netzwerke*, in: Keller, B., Knippelmeyer, M., Wagner, F. und Kampmann, B.: *Die Frauen und das Netz. Angebote und Nutzung aus Genderperspektive*, S. 121-134, Wiesbaden 2013.
Witelson, S. F., Glezer, I. I., und Kigar, D. L.: *Women have greater density of neurons in posterior temporal cortex*, J. Neurosci., 1995; 15: 3418–3428.
Wizemann, T. M., und Pardu, M. L.: *Exploring the Biological Contributions to Human Health. Does Sex Matter?*, National Academies, Washington 2001.
Yang, C. Y., Decety, J., Lee, S., Chen, C., und Cheng, Y.: *Gender differences in the mu rhythm during empathy for pain: an electroencephalographic study*, Brain Res., 2009; 1251: 176–84.
Yang, C. Y., und Lin, C. P.: *Magnetoencephalography study of different relationships among low- and high-frequency-band neural activities during the induction of peaceful and fearful audiovisual modalities among males and females*, J. Neurosci. Res., 2017; 95 (1–2): 176–188.

Zagni, E., Simoni, L., und Colombo, D.: *Sex and Gender Differences in Central Nervous System-Related Disorders*, Neurosci. J., 2016; 2016: 2827090.

Zahn-Waxler, C., Radke-Yarrow, M., Wagner, E., und Chapman, M.: *Development of Concern for Others*, Developmental Psychology, 1992; 28: 126–36.

Zietsch, B. P., Verweij, K. J., Heath, A. C., und Martin, N. G.: *Variation in human mate choice: simultaneously investigating heritability, parental influence, sexual imprinting, and assortative mating*, Am. Nat., 2011; 177 (5): 605–16.